中医历代名家学术研究丛书

主编 潘桂娟

Academic Research Series of Famous
Doctors of Traditional Chinese
Medicine through the Ages

"十三五"国家重点图书出版规划项目

李海玉 编著

刘完素

U0334952

中国中医药出版社
· 北 京 ·

图书在版编目（CIP）数据

中医历代名家学术研究丛书.刘完素/潘桂娟主编；李海玉编著.
—北京：中国中医药出版社，2017.9
ISBN 978-7-5132-3687-4

Ⅰ.①中… Ⅱ.①潘… ②李… Ⅲ.①中医临床—经验—中
国—辽宋金元时代 Ⅳ.① R249.1

中国版本图书馆 CIP 数据核字（2016）第 250320 号

中国中医药出版社出版

北京市朝阳区北三环东路 28 号易亨大厦 16 层
邮政编码　100013
传真　010 64405750
河北新华第二印刷有限责任公司印刷
各地新华书店经销

开本 880×1230　1/32　印张 9.25　字数 237 千字
2017 年 9 月第 1 版　2017 年 9 月第 1 次印刷
书号　ISBN 978－7－5132－3687－4

定价　45.00 元
网址　www.cptcm.com

社 长 热 线　010-64405720
购 书 热 线　010-89535836
侵 权 打 假　010-64405753

微信服务号　zgzyycbs
微商城网址　https://kdt.im/LIdUGr
官 方 微 博　http://e.weibo.com/cptcm
天猫旗舰店网址　https://zgzyycbs.tmall.com

如有印装质量问题请与本社出版部联系（010 64405510）

项目来源及国家重点图书出版计划

2005 年度国家"973"计划课题"中医理论体系框架结构与内涵研究"（编号：2005CB532503）

2009 年度科技部基础性工作专项重点项目"中医药古籍与方志的文献整理"（编号：2009FY120300）子课题"古代医家学术思想与诊疗经验研究"

2013 年度国家"973"计划项目"中医理论体系框架结构研究"（编号：2013CB532000）

国家中医药管理局重点研究室"中医理论体系结构与内涵研究室"建设规划

"十三五"国家重点图书、音像、电子出版物出版规划（医药卫生）

前言

中医理论肇始于《黄帝内经》《难经》，本草学探源于《神农本草经》，辨证论治及方剂学发轫于《伤寒杂病论》。在此基础上，历代医家结合自身的思考与实践，提出独具特色的真知灼见，不断革故鼎新，充实完善，使得中医药学具有系统的知识体系结构、丰富的原创理论内涵、显著的临床诊治疗效、深邃的中国哲学背景和特有的话语表达方式。历代医家本身就是"活"的学术载体，他们刻意研精，探微索隐，华叶递荣，日新其用。因此，中医药学发展的历史进程，始终呈现出一派继承不泥古、发扬不离宗的繁荣景象。

中国中医科学院中医基础理论研究所，自 2008 年起相继依托 2005 年度国家 "973" 计划课题 "中医学理论体系框架结构与内涵研究"、2009 年度科技部基础性工作专项重点项目 "中医药古籍与方志的文献整理" 子课题 "古代医家学术思想与诊疗经验研究"、2013 年度国家 "973" 计划项目 "中医理论体系框架结构研究"，以及国家中医药管理局重点研究室 "中医理论体系结构与内涵研究室" 建设规划，联合北京中医药大学等 16 所高等院校及科研和医疗机构的专家、学者，选取历代具有代表性或学术特色突出的医家，系统地阐释与解析其代表性学术思想和诊疗经验，旨在发掘与传承、丰富与完善中医理论体系，为提升中医师理论水平和临床实践能力和水平提供参考和借鉴。本套丛书即是此系列研究阶段性成果总结而成。

综观历史，凡能称之为 "大医" 者，大都博览群书，学问淹博赅洽，集百家之言，成一家之长。因此，我们以每位医家独立成书，尽可能尊重原著，进行总结、提炼和阐发。此外，本丛书的另一个特点是，将医家特色学术观点与临床实践相印证，尽可能选择一些典型医案，用以说明理论的实践价值，便于临床施用。本丛书现已列入《"十三五"国家重点图书、音像、电子出版物出版规划》中的"医药卫生"重点图书出版计划，并将于"十三五"期间完成此项出版计划，拟收载历代102名中医名家，总字数约1600万。

丛书各分册作者，有中医基础学科和临床学科的资深专家、国家及行业重点学科带头人，也有中青年教师、科研人员和临床医师中的学术骨干，分别来自全国高等中医院校、科研机构和临床单位。从学科分布来看，涉及中医基础理论、中医各家学说、中医医史文献、中医经典及中医临床基础、中医临床各学科。全体作者以对中医药事业的拳拳之心，共同努力和无私奉献，历经数年成就了这份艰巨的工作，以实际行动切实履行了传承、运用、发展中医药学术的重大使命。

在完成上述科研项目及丛书撰写、统稿与审订的过程中，研究团队暨编委会和审订委员会全体成员，精益求精之心始终如一。在上述科研项目负责人、丛书总主编、中国中医科学院中医基础理论研究所潘桂娟研究员主持下，由常务副主编张宇鹏副研究员、陈曦副研究员及各分题负责人——翟双庆教授、刘桂荣教授、郑洪新教授、邢玉瑞教授、钱会南教授、马淑然教授、文颖娟教授、陆翔教授、杨卫彬研究员、崔为教授、柳亚平副教授、江泳副教授、王静波博士等，以及医史文献专家张效霞副教授，分别承担或参与了团队的组织和协调，课题任务书和丛书编写体例的起草、修订和具体组织实施，各单位课题研究任务的落实和分册文稿编写和审订等工作。编委会还多次组织工作会议和继续教育项目培训，组织审订委员会专家复审和修订；最终由总主编逐册复审、修订、统稿并组织作者再次修订各分册文稿。自2015年6月开始，编委会将丛书各分册文稿陆续提交中国中医药出版社，拟于2019年12月之前按计划完成本套丛书的出版。

2016年3月，国家中医药管理局颁布了《关于加强中医理论传承创新的若干意见》，指出"加强对传承脉络清晰、理论特色鲜明的古代医家的学术思想研究，深入研究中医对生命、健康与疾病认知理论，系统总结中医养生保健、防病治病理论精华，提升中医理论指导临床实践和产品研发的能力，切实传承中医生命观、健康观、疾病观和预防治疗观"。上述项目研究及丛书的编写，是研究团队对国家层面"加强中医理论传承与创新"号召的积极响应，体现了当代中医学人敢于担当的勇气和矢志不渝的追求！通过此项全国协作的系统工程，凝聚了中医医史、文献、理论、临床研究的专门人才，培育了一支专业化的学术队伍。

在此衷心感谢中国中医科学院及其所属中医基础理论

研究所、中医药信息研究所、研究生院，以及北京中医药大学、陕西中医药大学、山东中医药大学、云南中医学院、安徽中医药大学、辽宁中医药大学、浙江中医药大学、成都中医药大学、湖南中医药大学、长春中医药大学、黑龙江中医药大学、南京中医药大学、河北中医学院、贵阳中医药大学、中日友好医院等16家科研、教学、医疗单位，对此项工作的大力支持！衷心感谢中国中医药出版社有关领导及华中健编审、伊丽萦博士及全体编校人员对丛书编写及出版的大力支持！

本丛书即将付梓之际，百余名作者感慨万千！希望广大读者透过本丛书，能够概要纵览中医药学术发展之历史脉络，撷取中医理论之精华，传承千载临床之经验，为中医药学术的振兴和人类卫生保健事业做出应有的贡献！

由于种种原因，书中难免有疏漏之处，敬请读者不吝批评指正，以促进本丛书不断修订和完善，共同推进中医药学术的继承与发扬！

《中医历代名家学术研究丛书》编委会

2016年9月

凡例

一、本套丛书选取的医家，均为历代具有代表性或特色学术思想与临床经验的名家，包括汉代至晋唐医家 6 名、宋金元医家 18 名、明代医家 25 名、清代医家 46 名、民国医家 7 名，总计 102 名。每位医家独立成册，旨在对医家学术思想与诊疗经验等内容进行较为详尽的总结阐发，并进行精要论述。

二、丛书的编写，本着历史、文献、理论研究有机结合的原则，全面解读、系统梳理和深入研究医家原著，适当参考古今有关该医家的各类文献资料，对医家学术思想和诊疗经验，加以发掘、梳理、提炼、升华、概括，将其中具有理论意义、实践价值的独特内容阐发出来。

三、丛书在总体框架上，要求结构合理、层次清晰；在内容阐述上，要求概念正确、表述规范，持论公允、论证充分，观点明确、言之有据；在分册体量上，鉴于每个医家的具体情况不同，总体要求控制在 10 万～20 万字。

四、丛书每一分册的正文结构，分为"生平概述""著作简介""学术思想""临证经验"与"后世影响"五个独立的内容范畴。各分册将拟论述的内容按照逻辑与次序，分门别类地纳入以上五个内容范畴之中。

五、"生平概述"部分，主要包括医家姓名字号、生卒年代、籍贯等基本信息，时代背景、从医经历以及相关问题的考辨等。

六、"著作简介"部分，逐一介绍医家的著作名称（包括现存、已经亡佚又经后人辑复的著作）、卷数、成书年代、主要内容、学术价值等。

七、"学术思想"部分，分为"学术渊源"与"学术特色"两部分进行论述。前者重在阐述医家之家传、师承、私淑（中医经典或前代医家思想对其影响）关系，重点发掘医家学术思想的历史传承与学术渊源；后者主要从独特的学术见解、学术成就、学术特点等方面，总结医家的主要学术思想特色。

八、"临证经验"部分，重点考察和论述医家学术著作中的医案、医论、医话，并有选择地收集历代杂文笔记、地方志等材料，从中提炼整理医家临床诊疗的思路与特色，发掘、总结其独到的诊治方法。此外，还根据医家不同情况，以适当方式选录部分反映医家学术思想与临证特色的医案。

九、"后世影响"部分，主要包括"学术影响与历代评价""学派传承（学术传承）""后世发挥"和"国外流传"等内容。其中，对医家的总体评价，重视和体现学术界共识和主流观点，在此基础上，有理有据地阐明新见解。

十、附以"参考文献"，标示引用著作名称及版本。同时，分册编写过程中涉及的期刊与学位论文，以及未经引用但能体现一定研究水准的期刊与学位论文也一并列出，以充分体现对该医家研究的整体状况。

十一、附以丛书全部医家名录，依照年代时间先后排列，以便查检。

十二、丛书正文标点符号使用，依据《中华人民共和国国家标准标点符号用法》（GB/T 15834–2011）。医家原书中出现的俗字、异体字等一律改为简化正体字，个别不能对应简化字的繁体字酌予保留。

《中医历代名家学术研究丛书》编委会

2016 年 9 月

内容提要

　　刘完素，字守真，别号守真子，自号通玄处士；约生于北宋宣和二年（1120），卒于金承安五年（1200）；金河间（今河北省河间市）人，"金元四大家"之一。刘完素一生致力于医学研究并勤于实践，著有《素问玄机原病式》《黄帝素问宣明论方》《素问病机气宜保命集》《三消论》等，提出火热论、运气学说、阳气怫郁论、玄府气液通畅论、燥气论等学术创见；进而开创了金元时期一个重要的学术流派——河间学派，其学术思想在后世产生了深远的影响。本书内容包括刘完素的生平概述、著作简介、学术思想、临证经验、后世影响等。

　　刘完素，字守真，别号守真子，自号通玄处士；约生于北宋宣和二年（1120），卒于金承安五年（1200）；金河间（今河北省河间市）人，"金元四大家"之一。刘完素一生致力于医学研究并勤于实践，著作主要有：《素问玄机原病式》《黄帝素问宣明论方》《素问病机气宜保命集》《素问要旨论》《伤寒直格》《伤寒标本心法类萃》《三消论》等。在学术上有创新精神，提出火热论、运气学说、阳气怫郁论、玄府气液通畅论、燥气论等学术创见，开创了金元时期一个重要的学术流派——河间学派。后人对其历史功绩给予很高评价，其学术思想在后世产生了深远的影响。

　　新中国成立以来，有不少有关刘完素学术研究的论文发表。经中国知网（CNKI）检索，截至 2014 年 10 月，相关论文共有 331 篇。其中，以"刘完素""刘河间""刘守真"为主题词进行检索共有 166 篇，以刘完素著作名称进行检索共 35 篇，以"金元四大家"进行检索共 130 篇。其中，硕士论文有 7 篇。相关专著有《倡火热论的刘完素》，由徐岩春、傅景华编著，中国科学技术出版社 1989 年出版。另外，各版《中医各家学说》、金元四大家研究著作、各版中国历史人物志等，均有刘完素学术思想相关内容。在河北省保定市，曾于 1988 年、2006 年，举办两届全国刘完素学术研讨会。总体上来看，有关刘完素的学术研讨，关注点相对集中，所论内容多有重复，整理和研究的广度和深度尚嫌不足，对其学术特色的阐发尚不够全面。因此，有必要对刘完素原著的内容，进行系统深入的挖掘、整理和提炼，同时参考相关研究进展，全面地阐明刘完素的学术思想和临证经验，使之更广泛地运用于现代中医理论研究和临床实践。

有鉴于此，笔者就刘完素的生平、著作、学术思想、临证经验、后世影响等，进行了系统、深入的整理与研究。希望通过本书，能为中医药专业人员比较全面地了解刘完素的学术特色和学术成就提供有益参考；对中医临床医生实践自修，开阔中医理论视野，提升中医诊疗能力，有一定的借鉴作用。

本次整理研究，以刘完素现存著作为基础，所用版本为：《素问玄机原病式》（人民卫生出版社，1956年）、《素问病机气宜保命集》（人民卫生出版社，2005年）、《伤寒直格》（人民卫生出版社，1982年）、《伤寒标本心法类萃》（人民卫生出版社，1982年）、《三消论》（即《儒门事亲卷十三·刘河间先生三消论》，上海卫生出版社，1958年）、《保童秘要》（上海中医药大学出版社，1996年）、《刘完素医学全书》（宋乃光主编，中国中医药出版社，2006年）。研究中充分参考了现代有关刘完素学术研究的文献，体现了当代研究的最新进展。

在此对参考文献的作者以及支持本项研究的各位同仁，表示衷心的感谢！

中国中医科学院中医基础理论研究所　李海玉

2015年6月

目录

生平概述 001

一、时代背景 002

（一）朝廷重视医学发展 002

（二）战乱频繁，疫病盛行 005

（三）文化进步，高度繁荣 006

（四）北方之人，多火热证 009

（五）局方盛行，喜温好补 009

二、生平纪略 010

（一）生卒年考证 010

（二）从医经历 012

（三）民间传说 014

著作简介 017

一、《素问要旨论》 018

二、《黄帝素问宣明论方》 020

三、《伤寒直格》 022

四、《伤寒标本心法类萃》 025

五、《三消论》 026

六、《素问玄机原病式》 027

七、《素问病机气宜保命集》 030

八、《保童秘要》 034

学术思想 037

一、学术渊源 038

（一）以《内经》为本，阐发玄机　　038

（二）论伤寒本于《素问·热论》　　040

（三）三因制宜，理论联系实际　　042

（四）善用取象比类　　044

（五）熔儒道之学于一炉　　046

二、学术特点　　049

（一）以火热论为主线　　049

（二）发挥《内经》运气学说　　063

（三）阐发伤寒学说　　077

（四）补充病机理论　　087

（五）以升降理论阐发脏腑功能　　104

（六）发展治则理论　　119

（七）创辛凉苦寒治法　　121

（八）药性方剂理论　　125

临证经验　　129

一、内科病诊疗经验　　130

（一）中风　　130

（二）消渴　　137

（三）呕吐　　144

（四）痢疾　　146

（五）水肿　　150

（六）咳嗽　　156

（七）霍乱　　158

（八）血证　　161

（九）疮疡 165

二、妇科病诊疗经验 169

  （一）倡火热，反温补 169

  （二）三期分治，重肾肝脾 170

  （三）活用四物，养血清热 171

  （四）汗下利法，胎产三禁 172

三、儿科病诊疗经验 173

  （一）小儿纯阳，热多冷少 173

  （二）清热降火，通便益阴 174

  （三）分病论治，侧重标本 175

  （四）乳下婴儿，调和脏腑 182

四、五官科疾病诊疗经验 183

  （一）眼病 183

  （二）耳病 186

  （三）咽喉病 188

  （四）鼻病 190

五、针灸学术特点 192

  （一）刺分经络，辨证选穴 192

  （二）清热泻火，大刺泻血 193

  （三）善用五输，灵用原穴 194

  （四）热证用灸，灸引其热 195

  （五）通经接气，畅通气血 196

六、方药应用特点 197

  （一）药善寒凉，不废温补 197

  （二）运用成方，加减活用 199

（三）运用药引，协同成方　　　　200

（四）剂型多样，药尽其用　　　　200

（五）一方效多，统治多病　　　　202

七、养生特点　　　　204

（一）顺应自然，运气流精　　　　204

（二）顺神养精，神气结合　　　　204

（三）少年即养，贯穿一生　　　　205

（四）自我调摄，药物辅助　　　　207

后世影响　　　　211

一、历代评价　　　　212

二、学派传承　　　　214

三、后世发挥　　　　218

（一）各学派的发挥　　　　218

（二）临床各科发挥　　　　223

四、国外流传　　　　249

参考文献　　　　253

刘完素

生平概述

刘完素，字守真，乳名天喜，号河间居士，别号守真子，自号通玄处士；约生于北宋宣和二年（1120），卒于金章宗承安五年（1200）；因其为金河间（今河北省河间市）人，故世人又称其"刘河间"或"河间先生"；金章宗（完颜璟）赐其号为"高尚先生"。著有《素问玄机原病式》《黄帝素问宣明论方》《素问病机气宜保命集》《三消论》等。刘完素在学术上有创新精神，提出火热论、运气学说、阳气怫郁论、玄府气液通畅论、燥气论等学术创见，进而开创了金元时期一个重要的学术流派——河间学派。后人对其开创金元医学发展新局面的历史功绩给予很高评价，誉其为"金元四大家"之一，其学术思想影响深远。

一、时代背景

（一）朝廷重视医学发展

宋金时期，朝廷比较重视医学事业，制定了一系列有利于医学发展的措施，为医学的创新发展提供了必要条件。

1. 完善机构设置，注重教育

北宋政府在继承唐朝的医学制度基础上，进一步完善机构设置，相继设置翰林医官院、尚药局、御药院、太医局、校正医书局、熟药所等医药管理与教学、研究机构，以加强对全国医药的有效管理。其中，太医局是专门的中医学校，改变了传统的师徒相授及自学为主的医学教育方式，培养了大批医药人才。宋代的医学教育，学科划分也更加精细。据《元丰备对》记载，宋元丰年间（1078～1085）太医局学科共分大方脉、小方脉、眼、喉、风、肿疡、针灸、产、金镞等九科，比唐代分为四科更细致，学习内容计有《内经》《难经》《伤寒论》《诸病源候论》等，亦远比唐代丰富，同时实行考试制度，成绩优良者加以鼓励，政府还授给医生"郎中"等官衔。

金朝政府亦重视中医学的发展。金贞元元年（1153），金海陵王改燕京为中都（今北京），并仿宋制，改革中医机构，在宣徽院下设立太医院，置提点、院使、副使、判官，掌管医药，领导太医院工作。又设管勾、正奉上太医、副奉上太医、长行太医寺职，还设太医教官。金朝太医院是我国历史上较早出现的专门为宫廷与政府官员服务的机构，并兼管教学工作。金朝政府将太医院院长官职定为五品，并广泛收罗医学人才到太医院任职。如金章宗数次邀请刘完素到太医院任职，著名医家张从正曾在金朝太医院任职。金大定年间（1161～1189），金政府将由宋朝组织编写尚未来得及出版的中医药学巨著《圣济总录》，在中都正式刊行。这些均说明金政府非常重视中医学的发展。

2. 着重文治，儒医增多

北宋政府实行中央集权制，大力提倡儒学，着重文治，重用儒臣，多令文人充任中央宰相、州郡长官，加强君主集权，避免军阀割据。因此积极推行科举制度，重视文仕的培养与选拔。韩愈《师说》曾记载说："巫、医、乐师、百工之人，君子不耻"，可知北宋以前医生地位普遍低下。然而，北宋政府设立"大夫""翰林"等医疗官职，同于文官，这明显提高了医家的社会地位。北宋末年，政府开始在国子监设立"医学"，与太学、武学和律学三学并列，使医学的社会地位得到进一步的提高。由于医学受到全社会的普遍重视，大批文人，除少数人入仕外，多数人进入医学领域，专门从事医学研究。加之忠孝两全、保健养生长寿的思想，或受医学世家的影响，或得名师的指点等，文人知医也成为风尚。文人或有先习举子业后习医业；或有两业并攻，后专医业者；或科举落第，便为医生；或者考中举业，虽被命官，仍兼行医业。如张元素"八岁试童子举，二十七试经义进士，犯庙讳下第，乃去学医"(《金史·列传第六十九·方伎》)。儒医的明显增多，使医学队伍文化素质及整体水平明显提高。在北宋大量的史书、类书、笔记等著作中，记载了丰富的医学内容；知医文仕不计其数，如著名文仕王安石、范仲淹、掌禹锡、高保衡、林亿、苏颂、苏轼、洪迈、沈括、司马光、欧阳修等人曾校注、编撰、收集大量的医书及医药知识，对医学的发展起到了促进作用。

3. 整理古籍，大量刊行

宋代活字印刷技术的进步与普及应用促使宋代出版业兴盛发达，结束了传统手工抄写的落后局面。全国四大刻书中心（四川成都与眉山、开封、浙江杭州、福建建阳与麻沙地区）及民间刻书作坊刻印了大量的经、史、子、集，医书及算书等，其中，医学书籍占了很大一部分，结束了过去医书流传靠手工辗转抄写的落后局面。

1057年，北宋政府设置"校正医书局"，这是我国出版史上首次由政府设立的专门的校正医书机构。在北宋167年的历史上，共有10次大规模的国家官刻医书出版发行。每次皆有一种或数种重要的医药专著行世，并成为医籍之精品，如《开宝新详定本草》《开宝重定本草》《太平圣惠方》《太平惠民和剂局方》《黄帝内经素问》《难经》《诸病源候论》《铜人腧穴针灸图经》《简要济众方》《嘉祐补注神农本草经》《图经本草》等，使许多濒临亡佚的重要医籍得以保存流传。北宋国子监大量出版发行校正医书局校勘的三十多部医学古典医籍，加之众多的官刻与私刻中医书籍，加快了医学传播与普及速度，从而使更多的医学家有机会阅读各种医学文献，提高研究水平，为医学创新奠定基础。

（二）战乱频繁，疫病盛行

宋金之际，战乱频繁，宋辽之间、宋与西夏之间、金辽之间、宋金之间战争不断，尤其是 1126 年金灭北宋之后，宋室南迁，大量的医药人才流向南方，医学中心也逐渐向南方转移，北方医药人才极度匮乏。宋金对峙期间，地域分割，严重地影响中医学的交流与传播。"大兵之后必有大疫"，北方疫病盛行。《金史》有大量的瘟疫流行之记载，最典型的是金朝末年，金元交战京城汴梁的悲剧。如贞祐元年（1213）"大元兵围汴，加以大疫，汴城之民，死者百余万，后皆目睹焉"（《金史·列传·后妃下》）。19 年后，汴京再次遭难，天兴元年（1232）"汴京大疫，凡五十日，诸门出死者九十余万人，贫不能葬者不在是数"（《金史·本纪·哀宗上》）。对 1232 年的事，李杲在其《内外伤辨惑论·卷上·辨阴证阳证》亦有记载："向者壬辰改元，京师戒严，迨三月下旬，受敌者凡半月，解围之后，都人之不受病者，万无一二……每日各门所送，多者二千，少者不下一千，似此者几三月。"而同时，大疫亦是战争的后遗症，它常与饥荒并行，更进一步造成灾难后果。比刘完素稍晚一些的医家张从正在其著作中云："余亲见泰和六年丙寅，征南师旅大举，至明年军回，是岁瘴疠杀人，莫知其数，昏瞀懊恼，十死八九，皆火之化也。"（《儒门事亲·卷四·疟》）在这种疫病大流行的情况下，一方面给医生提供了大量的医疗实践机会，使他们积累了丰富的临床经验；另一方面，对医生也提出了严峻的考验，迫切需要医家从实践中摸索出一套治疗热性病行之有效的方法。故刘完素指出："五运六气有所更，世态居民有所变；天以常火，人以常动；动则属阳，静则属阴，内外皆扰。"（《素问病机气宜保命集·卷上·伤寒论》）张元素更大声疾呼："运气不齐，古今异轨，古方新病，不相能也。"（《金史·列传第六十九·方伎》）

（三）文化进步，高度繁荣

宋金时期，尤其是北宋文化高度繁荣，无论在哲学思想、教育、文学、艺术、史学等方面，都取得了长足的进步，对医学发展产生了较大影响。

1. 宋儒注释重视义理

宋儒厌弃汉唐经学家支离烦琐的注疏之学，注释经典以发挥义理为宗旨，从宏观方面着眼，结合实际，理解经典的含义，达到通经目的。这种治学方法，使不同的学术观点得以阐发，新说涌现。此外，宋人对经典古籍进行重新编次，增补改错，校勘注释，在文献整理方面取得了超越前人的突出成就。医学文献研究方法亦发生重大转折，从对经典文献的文字注释研究，转向文献内容与临床实际相结合的理论阐发，注重理论的创新。受注重义理阐发的学风影响，刘完素深入研究《内经》和运气学说，结合自己的临床实践，独辟蹊径，着重探讨中医病机理论，并根据当时北方外感热病猖獗以及气候（运气）变化特点，创造性地提出六气皆能化火、五志化火、阳气怫郁等学术观点，而自成一家之说。

2. 运气学说盛行

运气学说自唐代王冰在次注《素问》时，以"旧藏之卷"将"运气七篇"补入《素问》并加以注解阐发后，才逐渐为世人所知，但在北宋前期尚未引起医家们的广泛重视。宋嘉祐、治平间（1057～1067），校正医书局校正并颁行王冰次注本《黄帝内经素问》，其中"运气七篇"约占全书三分之一篇幅，运气学说的学术影响由此而越来越大。元符二年（1099）刘温舒著《素问论奥》，专门论述五运六气，并绘图说明，上之朝廷；王安石变法之后，运气学说被作为太医局考试医生的科目之一。北宋末，宋徽宗大力提倡和推广运气学说，其主持编纂《圣济总录》，将运气学说置于突出地位，承认运气有常变之别，并颁布"运历"，推定一年四季的疾病，规定治法及用药，使运气学说进入鼎盛阶段。

刘完素在上述背景影响下，对运气学说产生了极大的兴趣。他的运气专著曾经门人马宗素重编，名为《图解素问要旨论》，分为彰释元机、五行司化、六化变用、抑怫郁发、互相胜复、六步气候、通明形气、法明标本、守正防危等九篇。从篇目即可看出，刘完素此书内容，主要是"编集运气要妙之说"。但在长年的医疗实践中，刘完素逐渐认识到运气学说中，存在着一些牵强附会、不切实际的内容，所以在他中年至晚年的学术著作中，将《素问》病机十九条与运气学说紧密联系，以五运六气阐发人体病机。经过刘完素的提倡，虽然河间、易水学派诸医家言运气者甚多，但与往时的推算流年发病已有显著不同。《中国医学源流论》指出："有刘温舒者（宋哲宗时太医），始撰《素问入式运气论奥》三卷，而以《内经·素问遗篇》附刊其后，是为言运气者之始，沈括之徒深信之。又有寇宗奭者，撰《本草衍义》二十卷，始论及运气，前此所未有也。及刘河间出，而新说大盛。"

3. 理学新兴，重于思辨

在中国学术史上，至宋代，孕育出一种新型的文化形态，它接续儒学而来，却多有创新，更具精密而完备的特点，被认为是儒学的复兴，所以称为"新儒学"；由于其精义乃为义理之学、性理之学，又称"理学"。从学术发展的历程看，理学是最具有思辨性、哲理性的学说，也是与现实社会联系最紧密的学说。理学的太极、理、气、心、性、命及存天理、灭人欲等思想方法，大规模渗透到医学领域，对医学发展产生了极为深刻的影响。受理学"格物致知"式顿悟、思辨的影响，中医理论中"取象比类""运用之妙，存乎一心"的思维趋势有了长足的发展。如北宋庞安时的《伤寒总病论》、朱肱的《南阳活人书》、钱乙的《小儿药证直诀》受理学思想的影响，推衍辨证论治方法。

理学建立之初，就存在着"北宋五子"思想上的差异。周敦颐的太极学说、张载关于"气"的学说、邵雍的象数学以及二程的"天理论"，都对中医理论发展有很大的推动作用。金元时期，以刘完素、张元素、李杲、朱丹溪等为代表的医学家，依据不同的理学家的学说自成体系，形成了不同的中医学术流派，出现了"医之门户分于金元"的大好局面，如以刘完素为代表研究外感火热为主的河间学派、以张元素为代表研究脏腑病机的易水学派、以李杲为代表研究脾胃内伤学说的补土派、以张从正为代表研究攻邪理论的攻邪派、以朱丹溪为代表研究内伤火热的滋阴派等。而河间、易水两派皆引理学思想论医，所不同的只是河间以太极动静发挥主火论，易水以太极理气阐述脏腑元气论。

4. 道教盛行

宋金时期，政府对道教发展多采取扶持政策，因而道教极其盛行。宋太祖和宋太宗对发展道教给予极大的关注，宋真宗续修《道藏》，宋徽宗崇奉道教、笃好养生，自封"教主道君皇帝"，提高道士的社会地位，设立道官道职，并主持编纂《圣济经》和《圣济总录》。刘完素深受道教学术思想的影响，他在撰写《原病式》及其他著作中，曾多次引用《仙经》及《清静经》等道教著作中的形气理论以解释病机，如引用《仙经》："大道不可以筹算，道不在数故也。可以筹算者，天地之数也。若得天地之数，则大道在其中矣"（《素问玄机原病式·自序》），将道家养生的合理成分灵活地应用于医疗实践。但是他对当时盛行的炼丹服石之风和以道之阴阳、《易》之阴阳、修养家之阴阳解释疾病的错误观点却持断然批评的态度。其说："《仙经》虽有服饵之说，非其人不可也。况乎齐于气味平和无毒之物，但以调其气尔。真修道者，以内事为功，外事为行，非服饵而望成于道也。故《仙经》又曰，服饵不备五味四气，而偏食之，久则脏腑偏倾，而生其病矣。"（《素问玄机原病式·火类》）这些富含批判思辨的理论，在今天仍有其现实意义。

（四）北方之人，多火热证

《四库全书总目提要·子部·医家类》记载："完素生于北地，其人秉赋多强，兼以饮食醇酿，久而蕴热……人情淳朴，习于勤苦，大抵充实刚劲，亦异乎南方之脆弱。"刘完素生活于北方，北方气候干燥，"夏则吞冰，冬则围火"；而北方人之体质多健壮，又饮食牛羊乳酪，醇液炙脍，加之战争频繁，风餐露宿，火热内蕴，使外感风寒亦往往容易化热生燥。而医者墨守仲景《伤寒论》成规，不问伤寒与温病，妄投辛温，或滥用《局方》的辛香燥药，或操古方治今病，这对于温热病人或阳盛阴虚患者，不但于事无益，反因滥用而成弊，造成热病丛生。同时，世人往往喜温而恶寒，甘受酷热之毒，虽死而无悔。因此，刘完素面对北方外感热病的流行，深入研究探讨火热病的病因、发病规律，提出风寒暑湿燥火皆可化热，并总结出相应治疗大法。

（五）局方盛行，喜温好补

唐代至北宋，中医学重视方剂的收集整理，大批方书相继问世，如《肘后方》《千金要方》《千金翼方》《外台秘要》《太平惠民和剂局方》《太平圣惠方》《圣济总录》等。其中，《太平惠民和剂局方》可以说是我国历史上由国家颁发的第一部方典，全书共10卷，收集方剂788个。这本书当时流行甚广，影响极大，特别在医生较少的广大偏僻地区多自取其方，配药治病。由于其使用方便，且具有一定疗效，很快风行全国，"官府守之以为法，医门传之以为业，病者恃之以立命，世人习之以为俗"（《局方发挥·序》）。然而，病方对应，崇尚集方，推行成药，使诊治思路僵化，临证处方墨守成规，辨证与用药之间也缺乏有机的联系，难以满足日益增多的内伤杂病及外感热病诊治需要。病家或医家按《局方》之说，寻觅现成之汤散膏丸，以治变动不居的疾病，最终误人误己时有发生。另外，《局方》用药多偏温燥。《局方》之好用香燥热药，固然受当时大量香药输入的影响，但基本上还是由于唐宋以来士大夫中，那些近妇人者，好服热药，因而影响了医治其他疾病的方法。当时士大夫阶级好服热药以济嗜欲，极其普遍，甚至将药物当礼物赠送朋友。清代陆以湉曾引用宋诗"馈温剂"，描述当时士大夫阶级那种疯狂而愚昧的情况："世人服暖药，皆云壮元阳，元阳本无亏，药石徒损伤……真元日渗漏，滓秽留空肠；四大忽分离，一物不得将……炉残箭镞砂，篋余鹿角霜……恃药恣声色，如人蓄豺狼。"（《冷庐医话·卷一·保生》）唐宋时人每撰一方书，其末一卷几乎都有此类"暖药"的方子。而一些人墨守张仲景《伤寒论》成规，不问伤寒与温病，治辄投以辛温，每每贻误病人。所以刘完素等金元四大家都面临"运气不齐，古今异轨，古方新病，不相能也"（《金史·列传第六十九·方伎》）的现实问题。因此，要使医学向前发展，必须抛弃旧说，创立新说。

刘完素认为学医一定要从根本入手，应深究理论源流，研习《素问》等经典著作，而不可做熟读几百个药方的汤头大夫。他认为当时的医生只学一些近代的方论，不过是"究其末，而不求其本"（《素问玄机原病式·自序》）。他也一再反对服热药以养阳、养寿之风："岂可误服热药，而求其益？"（《素问玄机原病式·火类》）因此，刘完素本着"改证世俗谬说"之旨，突破前人认识范围，提出了火热论。故《四库全书总目提要·子部·医家类》评价刘完素时说："其持论多以寒凉之剂攻其有余，皆能应手奏功，其作是书，亦因地因时各明一义，补前人所未及。"

二、生平纪略

（一）生卒年考证

刘完素确切生卒年，目前主要有以下几种说法：任应秋主编《中医各家学说》记载，约生于宋大观四年（1110），卒于金章宗承安期间或以后（1196 ～ 1200 或以后）。李经纬等《中国医学通史》、李聪甫等《金元四大医家学术思想之研究》，记载同上。陈梦赉《中国历代名医传》记载，约生于金天辅四年（1120）。《中医大辞典》记载，生于北宋宣和二年（1120），卒于金章宗承安五年（1200）。张志远等编《中国历代名医百家传》、姜春华等编《历代中医学家评析》，同《中医大辞典》。范行准《中国医学史略》记载，其生年为 1132 年。

刘完素著作中，有自序且写明作序时间，并提供大量年代、时间资料的，首推《素问病机气宜保命集》。其序曰："余二十有五，志在《内经》，日夜不辍，殆至六旬。得遇天人，授饮美酒，若橡斗许，面赤若醉。一醒之后，目至心灵，大有开悟，衍其功疗，左右逢源，百发百中……俗流未知……命曰大惑……仆见如斯，首述玄机，刊行于世者，已有《宣明》等三书……宣扬古圣之法则，普救后人之生命。今将余三十年间信如心手，亲用若神……治法方论，裁成三卷，三十二论，目之曰《素问病机气宜保命集》……时大定丙午（1186）闰七月元日，河间刘完素守真述。"按照这篇自序推算，很容易产生 1186 年时刘完素已年近 90 岁的印象，即 25 岁习医，"殆至六旬"开悟，后将三十年间治法方论著成《素问病机气宜保命集》。这样，从 1186 年上推 90 年，似应为 1096 年，则与任应秋的推算，尚有 14 年的出入。

从刘完素、张元素（洁古）的生年比较来看，张元素不仅曾为刘完素治病，还曾向李杲传授医术。如果，刘完素生年提前，必然要使张元素的生年同样提前。但李杲生于 1180 年是明确的，这就决定了二人的生年不可能再向前推。

而在程道济为《素问玄机原病式》写的序文中说："守真先生者……夙有聪慧，自幼年耽嗜医书。千经百论，往往过目无所取……因披玩《素问》

一经，朝勤夕思，手不释卷，三五年间，废寝忘食，参详其理。至于意义深远，研精覃思，期于必通。"

两篇序文相比较，刘完素"左右逢源"之际，当在30余岁。那么，到1186年完成《素问病机气宜保命集》时，恰好六十六七岁。这样算来，当以陈梦赉推定约生于1120年为近。

若《素问病机气宜保命集·序》，以"殆至六旬"为章，而与下文不属，则会与上一种结论相符。即"余二十有五，志在《内经》，日夜不辍，殆至六旬"。说自己从25岁开始学习《内经》，直到如今，年已六旬，尚未停止；下文"得遇天人"至"百发百中"自成一章，谈有些奇遇之后直到如今的业绩，亦未尝不可。这样，两篇序文的矛盾之处恰好得到了弥合，也为判定其生年找到了依据。

（二）从医经历

刘完素生于动乱的北宋末年，成长在宋金对峙的时代。他的原籍是河北省肃宁县洋边村（现河北省沧洲市肃宁县师素村）。其幼年家境贫寒，3岁时，家乡水灾泛滥，举家遂迁移至河间城南的十八里营（现河北省河间市西九吉乡刘守村）。

刘完素自幼聪明伶俐，好学不倦。6岁时，就和从事农耕的父亲学习诗文。当时的河间地区，正是金人进攻中原的主要战场之一，天灾横行，疫病蔓延。其母得病，家贫求医三次而不得治，终因延误治疗时机而身亡。自此，他含悲立志，刻苦学习医术。他25岁时开始学医，一生好学不倦。主要研读《内经》，一直到60余岁，从未间断。他边行医，边钻研，夜以继日，废寝忘食。

刘完素生活的时代，崇尚宋代《局方》，处于"官府守之以为法，医门传之以为业，病者持之以立命，世人习之以为俗"（《局方发挥·序》）的状况，凡诊病均不离《局方》，而《局方》之药又多偏温燥，因而当时温燥药应用十分广泛。但刘完素不拘于当时流行，而是根据《内经》理论，结合北方环境气候特点，及民众饮食醇厚、体质强悍的特性，提出降心火益肾水为中心的主火论，一反当时流行的善用温燥药的习惯，多以寒凉之剂抑阳泻火。随着刘完素的创新学说流传，师从者甚多，最终形成金元时期的一大学术流派——河间学派。朱㧑在元代李汤卿《心印绀珠经·序》中，盛赞刘完素说："轩岐之法，惟长沙太守一人焉。仲景没后，其法讹矣。寥寥千载之下，能续儒之道统者，程、朱二先生而已；能继医之源流者，刘、张二先生而已。程、朱既出，则周、孔之道焕然而明；刘、张既出，则轩岐之法截然而归正。……术医而不宗刘、张，非正之术也。"由此可见，刘完素之学说当时在医学界影响之大。刘完素在论述多种病症的病变及其转归时多强调"火热"，在治疗上主张用寒凉药，对后世温病学说的形成奠定了理论基础。故明代王纶指出"热病用河间"（《明医杂著·卷一·医论》）。

刘完素的一生，一方面从事临床诊治，一方面著书立说，为后世留下了宝贵的学术遗产。如《金史·列传第六十九·方伎》记载："金世，如武祯、武亢之信而不诬，刘完素、张元素之治疗通变，学其术者皆师尊之，不可不记云。"康熙二十一年（1682），《畿辅通志·卷三十三·艺学》记载："刘完素，河间人，字守真，早遇陈希夷……觉悟《素问》玄机，疗人多有异验，著《原病式》一卷，《宣明论》五卷。"乾隆二十五年（1760），《河间府新志·卷十三·人物志》记载："说者以完素《要旨论》《原病式》作，而《内经》之旨昭如日月；《直格书》《宣明论》作，而长沙之法，约如枢机，则河间为有功云。"刘完素之论著，皆发前人所未发。如《四库全书总目提要·子部·医家类》云："其作是书，亦因地、因时，各明一义，补前人所未及。"刘完素之医学思想，丰富了中医理论体系。特别是，其创制的方剂，如双解表里之"防风通圣散""双解散"，清热解毒之"黄连解毒汤""凉膈散"等，皆为传世名方，至今仍在临床广泛应用。

刘完素一生"活人甚广",以"神医"名扬一时。其云游四方,勤于实践,济世扶弱,不慕功名利禄。《心印绀珠经·卷一·原道统》记载:"章宗皇帝三聘不起,御赐高尚先生。"《河间府志》把其比作扁鹊,言"郑之有扁鹊,河间之有刘守真……皆精于岐黄者"。刘完素深知百姓疾苦,处方药简价廉,著书通俗易懂。时称其书,"农夫、工贩、缁衣、黄冠、儒宗,人人家置一本可也"(《素问病机气宜保命集·序》)。

刘完素辞世后,民众十分感念他的恩德,在现保定市、沧州市、河间市建立多所纪念庙宇;河间十八里营更名刘守村,肃宁洋边村更名师素村(取纪念刘完素之意)。明正德二年(1507),敕封刘完素为"刘守真君",圣名贯古。明万历年间(1600年前后),师素村刘守庙扩建为"刘守真君"庙。现存"重修妙道名医刘守真祠碑",为明代崇祯七年(1634)重新修建,其他历代也都有重修。在刘完素生长的河间市刘守村畔,还保存有刘完素的瓮葬坟墓,村中的"刘爷庙"陈列有部分与刘完素有关的文物和纪念性资料。当地民间世代都保持着祭祀刘完素的习俗,正月十五、三月十五庙会延续至今。保定市、肃宁师素村,分别于1984年、1993年重修"刘守真纪念堂"(刘守庙)和"刘守真君庙"。

(三)民间传说

刘完素大半生云游四方,在民间影响极深。关于刘完素成为一代名医的过程,有个颇具传奇色彩的故事。元朝丞相脱脱奉诏编撰的《金史·列传第六十九·方伎》记载:"刘完素字守真,河间人。尝遇异人陈先生,以酒饮守真,大醉,及寤,洞达医术,若有授之者。乃撰《运气要旨论》《精要宣明论》,虑庸医或出妄说,又著《素问玄机原病式》,特举二百八十八字,注两万余言。然好用凉剂,以降心火,益肾水为主,自号'通玄处士'。"在《素问病机气宜保命集·自序》中,刘完素亦有类似论述。其云:"得遇天人,授饮美酒,若橡斗许,面赤若醉,一醒之后,目至心灵,大有开悟，衍其功疗，左右逢源，百发百中。"安国军节度使开国侯程道济，为《素问玄机原病式》写的序中，亦有相似记载："一日，于静室中，澄神宴坐，沉然毕虑，探索难解之义。神识杳冥，似寤寐间，有二道士者，自门而入，授先生美酒一小盏，若橡碗许，咽而复有。如此三二十次，咽不能尽。二道者笑曰：如厌饮，反吐于盏中。复授道者，倒于小葫中。道者出，恍然一醒，觉面赤酒香，杳无所据。急于内外追之不见，而后因至心灵，大有开悟。"刘完素之弟子马宗素，于《素问要旨论》序中亦谓："曾遇陈先生，服仙酒醉觉，得悟《素问》玄机，如越人遇长桑君，饮上泉水，隔腹观病之说也。"

刘完素一心在民间行医，深受民众欢迎。其一针救二命的事例，流传至今。这天，刘完素来到河间西部的一个村庄，刚好碰上一家启灵枢出殡，从那口薄棺和棺盖上压着的魂幡，刘完素一眼就看出死者是个年轻人。他站在路旁仔细观看，见棺材底部直滴鲜血，一滴滴落在黄土道上。刘完素感到很奇怪，急忙向旁边的人们打听死者的情况。人们告诉他说：死者是位少妇，是难产死的。刘完素仔细观看路上的鲜血，然后把出殡的人拦住，从药囊里取出银针给少妇针刺。少妇好像经历了一场恶梦，睁开了眼睛，又过了一会儿，一个婴儿也落生了下来。从这以后，神医刘完素一针救二命的故事便传扬开来，刘完素的名气也越来越大。

又如，金章宗完颜璟的女儿得了重病，太医院如何诊治也不见好转，病情越发加重，于是传出让各地荐医的圣旨。州官、府官一呼百应，纷纷呈上荐医奏章。河间府的奏章中写道：河间府乡间名医刘完素医术高明，药到病除，能起死回生，乃神医也。金章宗看到这个奏章，当即就下了圣旨，召刘完素进宫。刘完素赶赴京城，公主吃了其三剂药疾病痊愈。刘完素为皇帝的女儿治好病以后，金章宗被刘完素的医术所感，欲封刘完素为太医，加封感恩院院主。刘完素认为，自己乃为汉人，不能做胡官，故坚辞不就。《心印绀珠经·卷一·原道统》中记载："章宗皇帝三聘不起。"因其高尚的民族气节，金章宗也就不再封官挽留，特赐号为"高尚先生"。

民间还有很多刘完素显灵治病的传说。康熙《河间县志》记载了刘完素显灵为明武宗（正德帝）和为狐妖治病疗伤的故事："明武宗圣躬违和，施药罔效，夜梦神医来治，问其姓名，自谓河间刘氏。比觉，博访所梦，百户吴锐河间人也，奏河间故有名医刘守真者，今祠祀之。武宗特旨遣官舍吴翔凤赍赐彩币、朱红袍服、幡幢以崇厥祀。英爽不昧，时显灵异，赖以全活者不可胜计。赵完璧曰：吾闻诸吴生，云刘守真曾卖药都市，一日有人求医，守真诊之，乃妖也。曰：'汝非猴则狐，不得为人。'其人长跪曰：'吾乃狐也，闻君之仁，今有微恙，愿为一疗，不敢忘德。'守真为医之，其人临去，出囊中一古镜谢曰：'吾无为报，今天子当起金陵，此中俱为奸孚，君不可久羁，持此镜往照人身首全处，方可居之。'守真依其言照人，皆无首。至河间，方有首也。后乱平，视其所与镜，乃骷髅焉，因投之河。"①

---

① （康熙)《河间县志》卷6《方伎·刘完素》.北京师范大学图书馆藏稀见方志丛刊

刘完素

著作简介

　　根据《中国医籍考》《中国医籍大辞典》《中国中医古籍总目》等记载，刘完素的著作，主要有：《素问玄机原病式》《黄帝素问宣明论方》《素问病机气宜保命集》《素问要旨论》《伤寒直格》《伤寒标本心法类萃》《三消论》《素问药注》（已佚）《治病心印》（已佚）《灵秘十八方》（已佚）《保童秘要》等。其他托名刘完素的著作，还有《伤寒医鉴》《伤寒心要》《伤寒心镜》《刘河间医案》《河间刘先生十八剂》（已佚）。后人多把刘完素的主要著作，编成丛书予以刊行。如《刘河间伤寒三书》《刘河间伤寒六书》《刘河间医学六书》《河间医集》等。其中，或有加入金元其他医家著作的情况。刘完素著作，多以浅显的语言，阐明《内经》深奥的医理并配以具体方药，还结合临床实践对运气学说有所发挥。

一、《素问要旨论》

　　《素问要旨论》，又名《内经运气要旨论》《图解素问要旨论》《运气要旨论》《素问要旨》《新刊图解素问要旨论》《要旨论》等，是最早的运气图解书。撰写此书之目的，如刘完素在《素问玄机原病式》自序中所云："本乎三坟之圣经，兼以众贤之妙论，编集运气要妙之说。"

　　此书原为三卷，现为八卷本，乃刘完素之弟子马宗素重编。清代阮元等所撰《四库未收书目提要》记载："《图解素问要旨论》八卷，金刘守真撰，马宗素重编。按守真名完素，事迹见《金史·方伎传》。所著《素问玄机原病式》……皆为《四库全书》所载，此从金版影写，钱大昕《元史·艺文志补》载《素问要旨》八卷，即此书也。"清代陆心源《皕宋楼藏书志》亦载："元刊元印本《图解素问要旨论》八卷，金刘守真撰，马宗素重编。"《四库未收书目提要》记载："其自序以为《内经》玄机奥妙，旨趣幽深，习者若无所悟，乃撮其枢要，集成斯文，以分三卷，叙为九篇，绘图释音，以彰明之。其徒马宗素又为之序，重为编定，分作八卷云。"

《素问要旨论》有刘完素与马宗素两人之序，对此书的著作与流传情况有所说明。刘完素"自序"云："完素愚诚，则考圣经，撮其枢要，积而岁久，集就斯文，以分三卷，叙为九篇，勒成一部，乃号《内经运气要旨论》尔。"其说与《素问玄机原病式》自序之意相近。马宗素之序，也谈到其师刘完素著《素问要旨论》三卷。其云："《要旨论》者，《素问》以为天地六气，人身通应，变化殊途，其理简易，其趣深幽，为此《经》视为龟镜者也。"还谈道，九篇三卷犹后学者尚难明义，言"宗素自幼习医术，酷好《素问》《内经》《玉册》灵文。以师先生门下，粗得其意趣，释《要旨》九篇，分作八卷，入式运气，载设图轮，明五运六气、主客胜复、太过不及、淫邪反正"。序后附文云："今求刘河间守真先生亲传的本，仍请明医之士精加校定，中间并无讹舛，重加编类，镌新绣木，以广其传。"《静嘉堂秘籍志》记载："新刊图解素问要旨论八卷，题曰刘守真编，马宗素重编。……守真原本三卷，宗素编为八卷，故曰重编。"（见《宋以前医籍考》）由此可以推断，《素问要旨论》确为刘完素所著，但经马宗素整理后由三卷增为八卷，其后得以付梓流传。

此书乃刘完素的早期著作，为全面发挥运气精义之作，亦是其第一部理论著作。此书基于《素问》七篇大论，阐发了运气学说的概念、原理、推演方法、变化规律，及其与疾病发生发展的关系等。全书分彰释元机、五行司化、六化变用、抑怫郁发、元相胜复、六步气候、通明形气、法明标本、守正防危，共九篇。此书对《素问》及《天元玉册》运气之说阐发颇精。此书贵在设图彰显运气学说之蕴奥，共载有五行生成数图、五运主图、五运客图、太少宫图等运气推算图，以及十余幅人体外形部位说明图、人体经气运行图等，共36幅图。书中，"凡《内经》《素问》所有者，注曰旧经，凡守真所撰者注新添"。在论述运气学说的同时，刘完素进一步结合临床，"以病气归于五运六气之化"；基于《素问》五运六气理论及病机学说，通过取象比类，推演归纳，建立了"五运主病""六气为病"这一认识病证特性的分类模式，并从"火热论"角度予以系统阐发，进而发挥"亢害承制"之理。此书不仅使运气学说的临床运用有了新的发展，而且促使相关学术研究得以深化。此书尚存大运、客气之说，然而传世极少。《静嘉堂秘籍志》记载："各家书目罕见著录，四库亦未收，医书中秘笈也。"宋乃光等"以现存唯一刻本清抄本为底本"，收入《刘完素医学全书》，名《新刊图解素问要旨论》。

现存主要版本有：清抄本（《图解素问要旨论》），藏于国家图书馆。

二、《黄帝素问宣明论方》

《黄帝素问宣明论方》，简称《宣明论方》，又名《医方精要宣明论》《素问精要宣明论方》《精要宣明论》《宣明论》，共十五卷。《金史·列传第六十九·方伎》曰："乃撰《运气要旨论》《精要宣明论》，虑庸医或出妄说，又著《素问玄机原病式》。"又《四库全书总目提要·子部·医家类》曰："《宣明论方》十五卷，金刘完素撰。"

此书成书于《素问要旨论》之后，《素问玄机原病式》之前，是发挥《内经》杂病论的最早的一部著作，后世因此视刘完素为发挥《内经》杂病论之第一人。关于其具体成书年代，清代吴骞《拜经楼藏书题跋记》云："《宣明论方》七卷。每页二十八行，行二十五字。有大定十二年守真自序。"大定十二年，即1172年。此守真自序，现已无从得见。若其说可信，则《黄帝素问宣明论方》的成书时间，大体可判定为 1172 年。

据刘完素《素问玄机原病式》自序所言，此书应为三卷。其曰："以其妙道，乃为对病临时处方之法，犹恐后学未精贯者，或难施用。复宗仲景之书，率参众贤之说，推夫运气造化自然之理，以集伤寒杂病脉证方论之文，一部三卷，十万余言，目曰《医方精要宣明论》。"但从历代书目著录看，多为十五卷，如明代焦竑《国史经籍志》记载："《宣明论方》十五卷，刘完素"；清代倪璨《补辽金元艺文志》记载："又《宣明论方》十五卷"。另有七卷说。如清代吴骞《拜经楼藏书题跋记》记载："《宣明论方》七卷。……纸墨古雅，当是明以前刻本……先君子书《河间三书》前云：河间《宣明论方》，原刻七卷，后人翻刻，妄分为十五卷，而行款亦多改换。余家旧本，有大定己亥古唐马□□序。……旸按：《四库目录》亦十五卷……此本前题《校正素问精要宣明论方》，盖亦经后人点勘矣。"《四库全书总目提要·子部·医家类》记载："《宣明论方》十五卷。金刘完素撰……考《原病式》自序云：作《医方精要宣明论》一部，三卷，十万余言。今刊入《河间六书》者，乃有十五卷。其二卷之菊叶法、薄荷白檀汤……皆注新增字。而七卷之信香十方青金膏，不注新增字者，据其方下小序，称灌顶法王子所传，并有偈咒。金时安有灌顶法王，显为元明以后之方，则窜入而不注者，不知其几矣。卷增于旧，殆以是欤。"由此可见，此书原为三卷，七卷与十五卷俱为后人的增校本。

此书内容论述伤寒、杂病、妇儿、眼目等病的证治，补充了《素问》所记病候、缺乏方药之不足，同时也体现了作者所倡导的重视寒凉治法的特点。现存《黄帝素问宣明论方》，全书分十五卷，据病证分为十八门，皆论述对病证处方之法。卷一至卷二列诸证门，汇集了《黄帝内经素问》及《灵枢经》所述煎厥、薄厥、飧泄、风消、诸痹、心疝等 62 个病证。在综合其原文的基础上，逐证补充相关病因、病机、诊断、治则并拟定各证主治方药，计载方69首。此书所论，使《内经》杂病理论更加具体，且更加切合临床实际。卷三至卷十五，分列风门、热门、伤寒门、积聚门、水湿门、痰饮门、劳门、燥门、泄痢门、妇人门、补养门、诸痛门、痔瘘门、眼目门、小儿门和杂病门等，凡十七门，载方292首。各病证门，首列总论，据《内经》之旨，参以诸家之说，阐发五运六气怫郁化火，玄府闭塞、气液不通等病机理论。后列方论，偏重于寒凉清泄、降火益阴治法。刘完素之书，以发明火热病机、力倡寒凉治法著称，然全书361方并非专主寒凉。书中的证治理论，对张从正、李东垣、朱丹溪及后世医家皆有深刻影响。《四库全书总目提要·子部·医家类》指出，此书"于轩岐奥旨实多阐发，而多用凉剂。偏主其说者不无流弊，在善用者消息之耳"。

现存主要版本有：①元刻本（残存卷一，卷二，卷六至卷十）；②明宣德六年（1431）刻本；③明正统熊宗立校刻本；④明万历十三年（1585）金陵吴谏刻本；⑤明万历二十九年（1601）吴勉学校刻本；⑥明刻本；⑦日本元文五年（1740）皇都书铺植村藤右卫门刻本；⑧清光绪三十三年（1907）京师医局刻《古今医统正脉全书》本；⑨清光绪石印本；⑩清宣统元年（1909）上海千顷堂书局石印本（即《刘河间伤寒三书》本）。

三、《伤寒直格》

《伤寒直格》，亦名《伤寒直格方》《伤寒直格论方》《刘河间直格论方》《刘河间伤寒直格论方》。全书共上、中、下三卷。普遍认为，约成书于金大定二十六年（1186）。此书主论伤寒。其观点在理论、识证、立法、用药等方面均较前世有所创新，受到后世医家的重视，成为研究伤寒不可或缺的重要文献。上卷，近于医学通论性质，论述了十干、十二支的脏腑配合，又内外八邪、内外病生四类、九气、五邪、运气有余不足为病，及七表、八里、脉候等生理、病机、诊断等诸内容；中卷，有伤寒总评并分析伤寒表证、伤风表证、俱中风寒、诸可下证、瘀血下证、发黄、结胸、痞等病症及其治法；下卷，集录麻黄汤、桂枝汤等法，复载益元散、凉膈散、苓桂甘露饮、黄连解毒汤等共34方，泛论伤寒机转及伤寒传染论。卷终，有"伤寒传染论"一则，明确提出"秽气""秽毒"致病的观点。书中认为，伤寒即热病，六经三阳三阴之证，自浅至深，皆是热证，非为阴寒之病，故反对宋代朱肱《南阳活人书》将三阴证和三阳证分别释为寒证和热证的论点。既是热证，因而主张治用寒凉。此书有关热病诊治的论述，对后世温病学说的形成有一定的启发。书中把五运六气学说和脏腑经络学说结合在一起，用以解释伤寒的病变规律，有别于以往论伤寒者。故清代汪琥在《伤寒论辨证广注》曰："是书之作，实为大变仲景之法者也。"

《四库全书总目提要·子部·医家类》指出，此书为依托之作。其云："《伤寒直格方》三卷，《伤寒标本心法类萃》二卷，旧本皆题金刘完素撰。《伤寒直格方》大旨，出于《原病式》，而于伤寒证治议论较详……今检《宣明论》中已有《伤寒》二卷。则完素治伤寒法，已在《宣明论》中，不别为书，二书恐出于依托。然流传已久，姑存之以备参考焉。"因《伤寒直格》所述与《素问玄机原病式》的见解有不合之处，又因《黄帝素问宣明论方》中已有关于伤寒的论述，故认为《伤寒直格》不能确定为刘完素所作。然而，"已在《宣明论》中，不别为书，二书恐出依托"之说，只不过是推论，仅凭此论不足为证。如《素问病机气宜保命集》杨威序曰："言幼年已有《直格》《宣明》《原病式》三书，虽义理精确，犹有不尽圣理处，今是书也复出，与前三书相为表里。"此说与刘完素《素问病机气宜保命集》自序一致。其云："刊行于世者，已有《宣明》等三书。"虽前有论，而后还可著论，使之互相弥补、相互表里，也是刘完素的观点。所以，先有《黄帝素问宣明论方》，后有《伤寒直格》，也是在情理之中。

更多证据表明，此书确实为刘完素著作。如马宗素《伤寒医鉴》翟氏序曰："习医要用《直格》，乃河间高尚先生刘守真所述也。……守真刘先生注伤寒六经传授《直格》一部，计一万七千零九字。"《素问玄机原病式》程道济序云："因著医书《内经运气要旨论》《医方精要宣明论》二部，总一十七万余言，精微浩瀚，造化详悉，而又述习医要用《直格》，并药方，已版行于世，外又作《素问玄机原病式》并注二万余言。"清代钱曾《读书敏求记》记载："刘守真《伤寒直格》三卷。后集一卷，续集一卷，别集一卷。（以上四书统为一目）"。上述记载皆说明，可以认定《伤寒直格》是刘完素的著作。

同时，据程道济序，《伤寒直格》当出于《素问要旨论》与《黄帝素问宣明论方》两书之后；再据杨威序，当出于《素问玄机原病式》之前。《素问病机气宜保命集》则出于《素问玄机原病式》之后。另据翟序和程序之言，又可说明"习医要用《直格》"即指《伤寒直格》。又《中国医籍考》引钱曾观点说："仲景《伤寒》书，金河间刘守真深究其旨，著为《直格》，便于习医者要用。临川葛雍仲穆校刊之，附以馏洪《伤寒心要》为后集，马宗素《伤寒医鉴》为续集，张子和《心镜》为别集。于是河间之书，架然可观矣。"可见"习医要用"并非书名，而《中医人物词典》载有《伤寒直格》，同时又有《习医要用直格并药方》之书名，查非两者。

现存主要版本有：①元天历元年戊辰（1328）建安翠岩精舍刻本，藏于北京大学图书馆；②明洪武六年癸丑（1373）陈氏刻本（书后附：元代馏洪撰后集《伤寒心要论》，金代马宗素撰续集《伤寒医鉴》一卷，金代张从正别集《张子和心镜》一卷）；③明宣德六年（1431）刻本；④明万历三十七年（1609）书林张斐刻本（附：后集一卷，续集一卷，别集一卷，附集一卷）；⑤日本享保十一年（1726）武城玄赏斋刻本；⑥清光绪十年（1884）王锦梧抄本。

四、《伤寒标本心法类萃》

《伤寒标本心法类萃》，简称《伤寒标本》，共二卷，是刘完素论述伤寒病证方治的专著，与《伤寒直格》互为羽翼、互相发明。上卷，叙述病证，自伤风、伤寒、中暑、中湿、风寒俱中、内外伤寒，至食复、劳复，共四十六则。主要叙述病状、证候、治法，对其表里缓急、标本虚实，进行细致入微的分析。其中，有传染一则，以示伤寒与疫疠的区别。下卷，完全记载药方，选载张仲景及刘完素所创制的麻黄汤、桂枝汤等六十余首方；后附伤寒加减赋一篇，将病证及方药写成韵语。此书处方特点是，将解热药和泻下药制成复方。如通圣散中加大黄、芒硝，外加麻黄、黄芩以发汗。在传染一条中，用双解散、益元散等方，以补充张仲景治法之未备。

关于此书的原作者，《中国医籍考》引清代汪琥所论曰："此亦刘守真编集也，书凡二卷。其上卷，则以伤风、伤寒、中暑、中湿四证为始，至劳复食复，共四十六条。其下卷，则集麻、桂等五十二汤，又无忧丸等，治食积、虫积，及外科之方。至其治两感证，则用大小柴胡汤、凉膈、五苓、天水、通圣、双解等散；热势甚可下者，用三一承气汤，或解毒合承气汤。其言实超出乎朱奉议之上，然亦大变仲景之法者也"。后世诸家大凡从之。但《四库全书总目提要·子部·医家类》提出，此书非刘完素原著而出于托名。如其云："《伤寒标本心法类萃》上卷，分别表里，辨其缓急；下卷则载所用之方。其中，传染一条，称双解散、益元散皆为神方，二方即完素所制，不应自誉至此。"清代周中孚《郑堂读书记·补逸》记载："《伤寒标本心法类萃》旧题金刘完素撰……与《伤寒直格方》所载互相发明。然于传染一则，称所自制之二方为神方，恐非出于守真，疑为传其学者所作也。"古代书籍在历代传习与刊刻过程中，往往会出现文字讹误和内容增减。如该书中所出现的"双解散、益元散，皆为神方"之类的语句，有可能是后世传习者的批注混入。当然，也不能完全排除该书为"传其学者所作"之可能，但是，像《四库全书总目提要》这样，仅据某句话来推断该书出于依托，恐不足为凭。此外，"刘完素治伤寒法，已在《宣明论》中，不别为书"之说，亦不能成立（前已辨明）。所以，将此书归入刘完素的著述中。

现存主要版本有：①明万历二十九年（1601）吴勉学校刻本；②清光绪三十三年丁未（1907），京师医局刻《古今医统正脉全书》1923年补刻本；③明万历吴勉学校刻《刘河间医学六书》本；④民国千顷堂书局石印本《刘河间医学六书》本。

五、《三消论》

《三消论》，一卷，已佚。所幸其内容收在明刻《儒门事亲》第十三卷，才得以广为流传。《中国医籍考》引线溪野老跋曰："三消之论，刘河间之所作也。因麻征君寓汴梁，暇日访先生后裔，或举教医学者，即其人矣。征君亲诣其家，求先生平昔所著遗书，乃出《三消论》。《气宜》《病机》二书，未传于世者。又多不全，止取《三消论》。于卷首增写六位藏象三图，其余未遑润色，即付友人穆子昭。"

此书约成书于金大定、承安年间（1180～1200）。书中广征博引《内经》及先贤之论，阐论"热气怫郁，玄府闭塞"，并对消渴病之病因、辨证、治疗论述甚详，为论述消渴之专著。关于三消的病因，刘完素云："三消渴者，皆由久嗜咸物，恣食炙煿，饮酒过度；亦有年少服金石丸散，积久石热结于胸中，下焦虚热，血气不能制石热，燥甚于胃，故渴而引饮。若饮水多而小便多者，名曰消渴；若饮食多而不甚饥，小便数而渐瘦者，名曰消中；若渴而饮水不绝，腿消瘦而小便脂液者，名曰肾消。如此三消者，燥热一也。"确认燥热是三消之病因。关于三消的病机，刘完素云："盖燥太甚，而三焦肠胃之腠理，怫郁结滞，致密壅塞，而水液不能渗泄浸润于外，荣养百骸，故肠胃之外，燥热太甚，虽复饮于中，终不能浸润于外。故渴而不止，小便多出者，如其多饮，不能渗泄肠胃之外，故数溲也。"强调消渴诸证，皆由湿寒之阴气极衰，燥热之阳气太甚所致。即热气怫郁，玄府闭塞，气液不得宣通，津液血脉、荣卫清气不能升降出入。三消之治，刘完素主张，补肾水阴寒之虚，泻心火阳热之实，除肠胃燥热之甚，济人身津液之衰，使道路散而不结，津液生而不枯，血气利而不涩。其书末载有治疗消渴的神白散、猪肚丸、葛根丸、胡粉散、三黄丸、人参白术散、人参散等7首方剂；共计36味药，以大黄、黄连、瓜蒌根、黄芩、石膏、甘草、知母、泽泻、滑石为主，体现出刘完素偏重于寒凉宣通的证治特色。此外，书中对"肺本清，虚则温；心本热，虚则寒；肝本温，虚则清；脾本湿，虚则燥；肾本寒，虚则热"等脏腑六气病机说，以及六气标本病传、五味补泻治法等亦有阐发，对研究刘完素三消学说及其临证经验，均有重要参考价值。该书还强调"消渴之人，其药与食皆宜淡剂"，认为淡剂为五味之本，极能润燥，缓其急结，可令气通行而致津液渗泄。可见当时已注意到饮食与消渴病的关系，颇有临床价值。综观全书，刘完素的学术思想，主要源于《内经》和张仲景学术，该书宗旨亦和刘完素主张的"火热论"相一致。

此书现存《儒门事亲》及《周氏医学全书》等多种刻本。

六、《素问玄机原病式》

《素问玄机原病式》，简称《原病式》，刊于金大定二十六年（1186）。

　　此书专言病证病机气化之理，少涉方药。刘完素在自序中阐明撰写该书的目的是："观夫医者，唯以别阴阳虚实，最为枢要。识病之法，以其病气归于五运六气之化，明可见矣。谨率经之所言，二百余字，兼以语辞二百七十七言，绪归五运六气而已。凡明病阴阳虚实，每越此法，虽已并载前二，复虑世俗多出妄说，有违古圣之意，今特举二百七十七字，独为一本，名曰《素问玄机原病式》。"此书晚出于《黄帝素问宣明论方》《素问要旨论》《伤寒直格》，是刘完素医学理论成熟的体现，是"主火论"思想的集中阐释，也是其代表作之一。

　　此书共一卷，分为序言、五运主病、六气为病三部分，对《素问·至真要大论》病机十九条以运气学说加以分析阐发。刘完素认为，人之病气归于五运六气，并归纳为"五运主病"和"六气为病"，凡十一类，以为"明病阴阳虚实，无越此法"。其在各部类之下，逐条分证注疏。其以天地运气造化自然之理，举揭病机气宜盛衰胜复之机，并总述其识病别证主治之法。刘完素将生理、病机之变化与运气学说紧密结合，创立了颇具特色的脏腑六气生理、病机学说，并据其临床实践，阐发"六气皆从火化""五志过极皆为热甚"及"玄府闭塞"诸论，将《内经》病机十九条原文 176 字，深入阐发达 2 万余字。在病机认识上，刘完素依据《内经》原文及王冰注文，扩充了病机十九条中六气病机的内容，将其由原来的五条 20 证扩大为 82 证，同时得出"火热病机"为多的结论。另外，增加"诸涩枯涸，干劲皴揭，皆属于燥"之燥气病机以补其缺。脏腑六气病机理论，阐释了风、寒、暑、湿、燥、火六气外淫的发病机理，并结合《内经》"亢害承制"等论，进一步阐发了脏腑本气兴衰变动而内生六气，及其兴衰胜克而致病的机制。在揭示外感、内伤诸病一般发病规律的同时，还剖析了六气"亢过极则反兼胜己之化"所产生的"火极似水""木极似金"等疾病本质与证候相反的特殊现象，介绍了鉴别其阴阳虚实、标本真假之辨证纲要。

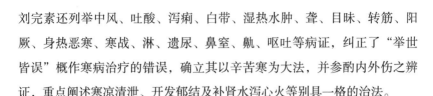

刘完素还列举中风、吐酸、泻痢、白带、湿热水肿、聋、目昧、转筋、阳厥、身热恶寒、寒战、淋、遗尿、鼻窒、衄、呕吐等病证，纠正了"举世皆误"概作寒病治疗的错误，确立其以辛苦寒为大法，并参酌内外伤之辨证，重点阐述寒凉清泄、开发郁结及补肾水泻心火等别具一格的治法。

此书问世之后，影响日益扩大，成为金元医学创新理论兴起的重要开端。此书不仅纠正时医轻视医学理论、不讲究辨证和滥用《局方》等陋习，亦为中医病机理论的深化、临床诊断与治疗的发展，以及明清温病学的崛起做出了重要的贡献。刘完素此书，虽围绕火热病机论说，但仍强调"凡治病必求所在……病气热则除其热，寒则退其寒，六气同法，泻实补虚，除邪养正，平则守常，医之道也"（《素问玄机原病式·火类》）。后世医家，对此书大凡持肯定的态度。唯张介宾在《景岳全书·卷三·传忠论下》"辨河间"篇曰："继自《原病式》出，而丹溪得之定城，遂目为至宝……此后如王节斋、戴原礼辈，则祖述相传，遍及海内。凡今之医流，则无非刘朱之徒，动辄言火，莫可解救，多致伐人生气，败人元阳，杀人于冥冥之中，而莫之觉也，诚可悲矣。"又曰："既入其门，则如梦不醒，更可畏也。医道之坏，莫此为甚，误谬之源不可不察。"张景岳之言，叶天士《景岳全书发挥·卷一·辨河间》辨之曰："河间因病机属热属火者多，故阐发阴阳之理，恐后人误用热药耳。观其立方处治，仍有桂、附、参、术等补剂，非谓无寒症，而概用寒凉。景岳独以一偏之见，专以温补为主，助阳为本，深罪刘、李、朱三大家，惟张仲景为医中之圣，不敢斥言，然尚有滋阴发汗之谬言，以补仲景之未及，真医中之贼也。"《四库全书总目提要·子部·医家类》亦曰："其作是书，亦因地因时，各明一义，补前人所未及耳。"又曰："介宾愤疾力排，尽归其罪于刘完素，然则参桂误用，亦可杀人，又将以是而废介宾书哉。张机《伤寒论》有曰，桂枝下咽，阳盛乃毙，承气入胃，阴盛以亡，明药务审证，不执一也，故今仍录刘完素之书，并著偏主之弊，以持其平焉。"

关于《素问玄机原病式》成书年代，多有分歧。如《中国历代名医评介》谓"公元 1186 年"，《中医人物词典》则谓"1182 年"等，但均不示考据，难加可否。但依前文引《素问病机气宜保命集》自序中有"集三十年间经验所著"之语，可推知至少在其 55 岁始撰该书（25 岁学医，又 30 年经验），应在 1186 年。

现存主要版本有：①明宣德六年（1431）刻本；②明嘉靖元年（1522）刻；③日本宽永七年（1630）梅寿刻本；④日本元宝五年（1677）武村新兵卫刻本；⑤清宣统元年（1909）千顷堂书局石印本（即《刘河间医书六种》本）。

七、《素问病机气宜保命集》

《素问病机气宜保命集》，简称《保命集》，共三卷，成书于金大定二十六年（1186）。天兴末年（1234），杨威得其遗稿，精校数年，于宪宗元年（1251）付梓。后板毁于兵燹，明宁献王朱权重刊于宣德六年（1431），传为今之通行本。

此书是刘完素论述运气病机和杂病证治的又一著作。上卷分原道、原脉、摄生、阴阳、察色、伤寒、病机、气宜、本草等医论 9 篇，全面阐述其原病诊察之法、保命全形之方；并在宣扬古圣法则之基础上，发明脏腑六气病机理论。中、下两卷，论述临证各科疾病证治，包括中风、疠风、破伤风、解利伤寒、热、内伤、疟、吐、霍乱、泻痢、心痛、咳嗽、虚损、消渴、肿胀等杂病 15 篇；眼目、疮疡、瘰疬、痔疾等外科病症 4 篇；妇人胎产、大头、小儿斑疹、药略针法各一篇，共 23 篇。诸篇均先剖辨病源，据证立法，随法出方，或间附针灸之法，详述其方药加减治例。全书共载刘完素自拟方及诸家经验方 250 余首。

此书立论宗旨，与《黄帝素问宣明论方》《素问玄机原病式》一以贯之，互为表里，反映其学术见解更加精纯、临证方技尤为老到。其论道摄生，强调"修短寿夭，皆自人为"，主张顺应自然，抱元守一，使水火相济而土金相养，则神气相合而形精不弊。其论脏腑病机及其证治规范，本于《内经》亢害承制、标本气化诸说，将外感、内伤诸病"皆归于五运六气胜复盛衰之道"。在详述各脏腑本气属性及其太过不及、胜复承制诸病机的同时，列举本气兴衰变动所致的虚实病证的辨治方法；剖析"木极似金，金极似火，火极似水，水极似土，土极似木"诸证标本兼化之别；提示"己亢过极则反似胜己之化"的病机特征；强调当从其本以泻亢极之气，而不可随兼化之虚象妄为遣治。刘完素以为，"五运六气有所更，世态居民有所变；天有常火，人以常动"，发明六气皆从火化、热气怫郁玄府闭塞诸说，倡立寒凉清泄、开通郁结及泻心火益肾水诸法。其论辨之透彻，较前撰诸书尤能曲尽其蕴。书中论伤寒时病之治，以六经标本气化为规矩，变张仲景辛温发表、先表后里之例，为辛凉宣泄、表里双解诸法。在杂病论治方面，尤多卓见佳方。例如：论泻痢之治，侧重于风湿热毒，提出"行血则便脓自愈，调气则后重自除"的卓见，立芍药汤等法以调气行血、推陈致新；论心痛，有"久痛无寒而暴痛非热"之说；论治妇人病，则有四物汤气宜增损诸例等。体现了其独到的临证经验，为后世医家之典范。杨威有"虽轩岐复生，不废此书"之赞，《四库全书总目提要·子部·医家类》亦称其"于医理精蕴，阐发极为深至"。

关于此书著者，历代学者多有争议。部分学者认为，此书乃刘完素所著；另有学者认为，此书乃张元素所著。主张此书为张元素所撰者，首推明代李时珍。其在《本草纲目·卷一·历代诸家本草》中云："张元素《病机气宜保命集》四卷，一名《活法机要》，后人误作河间刘完素所著，伪撰序文词调于卷首，以附会之。"此后，《四库全书总目提要》《补辽金元艺文志》等并从李时珍之说，俱题张元素所著。如《千顷堂书目·卷十四·医家类》记载："《病机气宜保命集》四卷，一名《活法机要》，张元素洁古著。"周中孚《郑堂读书记》记载："谓金末杨威刊此书，嫁名刘守真所著，从此刊本俱沿其误，至李东璧始为订正……李时珍有何佐证，以为张元素之书，元素所著，虽佚不可见，李明之（东垣）尝从受其法，则读明之诸书，以溯源委，其理趣判然与是书不同……"究李时珍等的论据大要有三：其一，《素问病机气宜保命集》，与张元素的《洁古家珍》、李东垣的《活法机要》，不但理趣相同，而且文字及所用方药也基本无异。其二，《素问病机气宜保命集》与《黄帝素问宣明论方》中的医方出入较大，不可能同出于刘完素。其三，《素问病机气宜保命集》，与易水学派的著作多有雷同之处。据此得出结论：《素问病机气宜保命集》乃刘完素之后学，抄自《洁古家珍》或《活法机要》，并揉进刘完素之说之一二而成，且托名刘完素撰著。

对此观点，丹波元胤在《中国医籍考》中提出明确的辩驳。其曰："按线溪野老刘守真《三消论》跋云：麻征君寓汴梁日，访先生后裔，就其家，得《三消论》《气宜病机》之书。又杜思敬《济生拔萃》，称东垣《活法机要》与《洁古家珍》及刘守真《保命》，大同小异。考征君则麻九畴，为张子和友，乃在当时，其言若此。与杨序所谓先生卒，书不世传，屏翳于茆茨荆棘中者符。杜思敬编书，在于元延祐二年，时八十一岁，其生距守真之时，未为辽阔，则是书之出自守真，断可知矣。且其所述方论，与《宣明论》《原病式》相出入。"此段话，提出两大论据：一是刘完素《三消论》跋中，明确指出麻征君即麻九畴，在刘完素家亲自得到《三消论》《病机气宜》之书，麻九畴所见与杨威序所说的"先生卒，书不世传"的情况相同；二是杜思敬《济生拔萃》称"东垣《活法机要》与《洁古家珍》及刘守真

《保命》大同小异"。杜思敬编书是在 1315 年，时年 81 岁，距刘完素之时不远，其将《素问病机气宜保命集》归于刘完素名下，其言当为可信。

从此书内容来看，中、下两卷诸证论 22 篇，其中 19 节与《济生拔萃》本的《洁古家珍》或《活法机要》基本相同。这是因为后两书已经《济生拔萃》编者杜思敬的删节。以中风为例，《洁古家珍》7 方全在该书 10 方之内。相反，在刘完素的《黄帝素问宣明论方·风论》24 方中（新增二方未计），除防风通圣散外，与此书全异。但仍须指出，《黄帝素问宣明论方·风论》所论，并非全是中风一病，即使《黄帝素问宣明论方》作为刘完素早期著作，此书作为晚期著作，那么早晚年用方之差异应不致如此之大。刘完素自叙云："余自制双解、通圣辛凉之剂，不遵仲景，法桂枝、麻黄发表之药，非余自炫，理在其中矣；故此一时彼一时，奈五运六气有所更，世态居民有所变。"（《素问病机气宜保命集·卷上·伤寒论》）这些论点，可与《素问玄机原病式》相印证。《素问病机气宜保命集》中，如"原道""阴阳""本草""摄生"等，皆取材于《内经》。其中，又有"病机十九条"，多引王冰注，理论与《素问玄机原病式》相同。可见此书把刘、张二家方论混杂一起，亦并不奇怪。刘完素与张元素生当同时，两人又有交往。据《金史·列传第六十九·方伎》记载，刘完素病"伤寒"，张元素曾前往探病，并为其诊脉处方。张元素能够取得刘完素的信任和赞誉，可知两人在医学方面有过互相交流的过程。张元素的医学思想，在一定程度上受刘完素的影响。如张元素自制新方以及对热性病的处理，大都取法于刘完素；张元素《医学启源·卷中》的一部分，全属《素问玄机原病式》的内容节录，明显地接受了刘完素的学术思想。

张元素的代表作为《医学启源》《珍珠囊》《脏腑标本药式》《洁古家珍》等。李时珍在《本草纲目·卷一·历代诸家本草》中曾极力推崇说："《珍珠囊》，大扬医理，灵素之下，一人而已。"其著作内容，主要是对药物理论的阐述和创制新方的贡献，与刘完素之学说毕竟有同中之异。《素问病机气宜保命集》，具有浓厚的刘完素学术特色。特别是，卷首"原道"篇中，所言"精神生于道者也"，"夫道者能却老而全形"；"修真之士，法于阴阳，和于术数"，"专气抱一，以神为车，以气为马，神气相合，可以长生"；"平气定息，握固凝想，神宫内视，五脏昭彻，所以守其气也"；"淘炼五精，可以固形，可以全生，此皆修真之要道也"；"故修真之要者，水火欲其相济，土金欲其相养，是以全生之术"；"唯静专然后可以内守，故昧者不知于此，欲拂自然之理，谬为求补之术，是以伪胜真，以人助天，其可得乎"等，纯属道家思想的反映，其立论根据与刘完素平生信仰是分不开的。其"却老而全形"之说，与《素问玄机原病式》"老年病论"亦相呼应。

由此可见，该书的主要论述是出自刘完素，而丹波元胤等的意见不无为据，应该加以肯定。

本书现存主要版本有：①明嘉靖二十五年（1546）刻本；②明万历二十九年（1601）吴勉学校刻本，藏于北京图书馆。③明万历王来贤、钱楷等刻本；④明刻本；⑤清怀德堂刻本；⑥清宣统元年（1909）千顷堂书局石印本（即《刘河间医学六书》本）。此外，此书见于各版本《刘河间伤寒三书》《刘河间伤寒六书》。

八、《保童秘要》

《保童秘要》二卷，早佚，不见有传世本。《中国医籍考》著录："刘氏（完素），《保童秘要》二卷存。"《宋以前医籍考》引《跻寿馆医籍备考》："《保童秘要》，二卷二册，金刘完素撰。《医方类聚》采辑本。"天津科技出版社1994年出版的《金元四大家医学全书》收录《保童秘要》，高文铸等辑校说明指出："日本《跻寿馆医籍备考》著录，有从《医方类聚》中辑佚本，亦未得见。今东日本文化元年（1861），江户学训堂仿朝鲜铅印本中辑出，并进行点校。所辑医方条目，仍依旧贯，目录据正文内容而补。"此书据此还收录于中国中医药出版社 2006 年出版的《刘完素医学全书》。另有李仁述自《医方类聚》辑校的单行本，1996 年由上海中医药大学出版社出版。

此书为儿科专著。分为初生、脐病、口舌、头面、耳、鼻、咽喉、龟背（附龟胸）、手脚、语迟、心腹痛、霍乱、吐衄、咳嗽（附痰饮、喘急）、疟、黄疸、宿食、积聚、腹胀、痈疽（附癣疮等）、丹毒、瘾疹、大小便、诸淋、癫疝、诸虫、诸疳、惊痫、夜啼、骨节风、伤寒、诸热、杂病等 30余个部分，分别收录了相应病证的方药。

除以上传世著作外，根据历史文献记载，刘完素的著作还有以下数种：

《河间刘先生十八剂》，一卷，佚。《补辽金元艺文志》记载："刘完素又《河间刘先生十八剂》一卷。"《补元史艺文志》《千顷堂书目》记载，同。

《素问药注》，已佚。《中国医籍通考》引熊均《医学源流论》曰："刘完素，名刘完素，字守真，大金河间人。因号河间居士。作《伤寒直格》《素问玄机原病式》及《医方精要》《素问药注》《宣明论》等。"

《治病心印》，一卷，佚。《补辽金元艺文志》《补元史艺文志》《万卷堂书目》《千顷堂书目》，均提及刘完素《治病心印》一卷。

《刘河间医学》，已佚。《宋以前医籍考》引《浙江藏书楼甲编书目》曰："刘河间医学，□卷，金刘完素，明刻本。"

此外，尚有一些著作，乃刘完素门人及私淑者，据其学术思想发挥而成。如马宗素的《伤寒医鉴》、馏洪《伤寒心要》及常德《伤寒心镜》，因不属刘完素所著，兹不赘述。另外，《金元四大家医学全书》中，"刘完素医学文集"尚收录有《加减灵秘十八方》。此书是否为《河间刘先生十八剂》之异名之作，还是刘完素的其他作品，抑或是托名之作等，都无确切依据，有待详考，在此亦不赘述。

　　总而言之，刘完素的著作大体可分为三大类：第一类为发挥《素问》原旨者，有《素问玄机原病式》《黄帝素问宣明论方》《素问病机气宜保命集》《素问要旨论》《素问药注》（已佚）；第二类为阐述《伤寒论》精要者，有《伤寒直格》《伤寒标本心法类萃》等；第三类为其他，如《三消论》《保童秘要》等。

刘完素

学术思想

一、学术渊源

（一）以《内经》为本，阐发玄机

金元以前，已有各家对《内经》加以注释和阐发。如隋代全元起训解，唐代王冰次注，宋代孙奇、高保衡、林亿等校正，孙兆改误，至金元已有《内经》范本而更具普及性。正如刘完素所云："虽今之经与注皆有舛讹，比之旧者，则亦易为学矣。"（《素问玄机原病式·序》）由于《内经》理论的阐发、《内经》读本的普及，使《内经》更易于被广大医家所接受，并奉之为经典。

刘完素十分强调医之"法之与术，悉出《内经》之玄机"（《素问病机气宜保命集·自序》），认为《内经》"奥藏金丹宝典，深隐生化玄文，为修行之径路，作达道之天梯。得其理者，用如神圣；失其埋者，似隔水山。其法玄妙，其功深远，非小智所能窥测也"（《素问病机气宜保命集·自序》）。刘完素殚精竭虑、孜孜不倦地研究《内经》35年，精通其中之玄机，自谓"目至心灵，大有开悟，衍其功疗，左右逢源，百发百中"（《素问病机气宜保命集·自序》）。此或是刘完素自号"通玄处士"之缘由。从刘完素所著《素问要旨论》《素问玄机原病式》《素问病机气宜保命集》等书的命名来看，其研究《内经》，主要是以《素问》为主。对《素问·至真要大论》病机十九条的发挥，成为他学术思想的主导。其中，对火热病诸证的论述，明显地比其余四气详尽和深刻得多。火热病诸证，起病急骤、症情凶险、传变迅速、预后不良。所以，在"病机十九条"中，有二分之一的篇幅是描述火热病机的。刘完素对《内经》中火热病机深有感悟，因而"撮其枢要，自成一家"（《素问玄机原病式·序》），撰《素问玄机原病式》阐发火热论。故张景岳云："刘河间《原病式》所列病机，原出自《内经》至真要大论。"(《景岳全书·卷三·传忠录下》) 后人由是推测，这就是刘完素所以名"刘完素"，字"守真"的缘故。守真，乃守"至真要大论"之旨。

对于《内经》运气学说，刘完素十分推崇。以六十甲子周期为特色，以大运、小运、客气、主气纵横胜复为主要内容的"运气学说"，至北宋时已很盛行。如刘温舒撰《素问入式运气论奥》，凡三卷，三十一论，二十九图，十干起运、十二支司天、五行生死顺逆等，主要论述五运六气枢要、六十年纪运。寇宗奭《本草衍义》，则以运气学说研究本草。但当时主要的运气书籍，却多为"钤图"一类初浅内容，而且还有墨守成规、按图索骥的倾向，致使患者深受其害。所以刘完素说："夫别医之得失者，但以类推运气造化之理，而明可知矣。观夫世传运气之书多矣。盖举大纲，乃学之门户，皆歌颂钤图而已，终未备其体用，及互有得失，而惑人志者也。况非其人，百未得于经之一二，而妄撰运气之书，传于世者，是以矜己惑人，而莫能彰验，致使学人不知其美，俾圣经妙典，日远日疏，而习之者鲜矣。"(《素问玄机原病式·自序》) 他认为，"医教要乎五运六气"(《素问玄机原病式·自序》)，吸收了以五运六气为基础的古今不同的观念。其云："余自制双解、通圣辛凉之剂，不遵仲景，法桂枝、麻黄发表之药，非余自炫，理在其中矣；故此一时彼一时，奈五运六气有所更，世态居民有所变。"(《素问病机气宜保命集·卷上·伤寒论》) 他对运气学说，从大运、小运都做了详尽的考证与阐发。《素问要旨论》，主要体现其对大运的认识。但其主要学术贡献，还是以五运六气来概括《素问·至真要大论》的病机十九条，倡导"六气皆能化火"之说。刘完素经过长期的临床观察，提出"天以常火，人以常动，动则属阳，静则属阴，内外皆扰"(《素问病机气宜保命集·卷上·伤寒论》)，人常处于一种阳热火旺的状态。

刘完素还根据自己多年的临床实践体会，汇集了《素问》及《灵枢》

22 篇中的 62 个病证，运用中医理论分别进行辨证分析并予以处方遣药，使其简略的内容得到了充实，从而将《内经》的杂病理论与临床实践紧密结合起来。刘完素对《内经》杂病证治的研究成果，主要反映在《黄帝素问宣明论方》第一、二卷中。刘完素对证处方，充分地阐发《内经》精义，且 62 个病证无一遗漏。这种理论联系实际的研究方法，使《内经》简约深奥的医理更具体化，更便于指导临床应用，也为研究《内经》开辟了新的途径。

刘完素信古而不泥古，尊经而不墨守。刘完素在"病机十九条""五运六气""亢害承制"等方面，都有独到的见解。其云："若专执旧本，以为往古圣贤之书，而不可改易者，信则信矣，终未免泥于一隅。"（《素问玄机原病式·自序》）因其"信而不泥"，使其学术多有发挥和创见。

（二）论伤寒本于《素问·热论》

刘完素对《伤寒论》及张仲景推崇备至，认为《伤寒论》是对医疗实践有指导意义的一部著作。其云："余之医教，自黄帝之后，二千五百有余年。汉末之魏，有南阳太守张机仲景，恤于生民多被伤寒之疾，损害夭横，因而辄考古经，以述《伤寒杂病方论》一十六卷，使后之学者，有可依据。"（《素问玄机原病式·自序》）对于张仲景，刘完素则尊称其为"亚圣"。其云："仲景者，亚圣也。虽仲景之书，未备圣人之教，亦几于圣人。"（《素问玄机原病式·自序》）

同时，刘完素指出："况仲景之书，复经太医王叔和撰次遗方，宋开宝中，节度使高继冲编集进上。虽二公操心用智，自出心意，广其法术，杂于旧说，亦有可取；其间或失仲景本意，未符古圣之经，愈令后人学之难也。"（《素问玄机原病式·自序》）他还指出，在当时有很大影响的朱肱的《活人书》，也未尽张仲景本意，仅相肖而已。其云："惟近世朱奉议多得其意，遂以本仲景之论，而兼诸书之说，编集作《活人书》二十卷……然而

其间亦有未合圣人之意者。"(《素问玄机原病式·自序》)

刘完素认为，"仲景直言伤寒者，言外伤之寒邪也，以分风、寒、暑、湿之所伤，主疗不同，故只言伤寒，而不通言热病也"(《伤寒直格·卷中·伤寒总评》)。他论伤寒，秉承《素问·热论》："伤寒一日，巨阳受之，故头项痛，腰脊强……六日厥阴受之，厥阴脉循阴器，而络于肝，故烦满而囊缩。"他认为："伤寒汗病，经直言热病，而不言其有寒"(《伤寒直格·卷中·伤寒总评》)，并将《素问·热论》所论六经病治法，作为伤寒主疗之大法，写于《伤寒直格·卷中·伤寒六经传受篇》。他在治疗上亦承《素问·热论》，言"前三日汗之，后三日下之"。此不仅是刘完素立足于火热论伤寒的理论渊源，而且从根本上影响其伤寒学术思想的形成。

此外，刘完素的伤寒学术思想，与此前某些著作所论也有契合之处。如《诸病源候论》论伤寒、时病、温病、热病诸候，多从六经传受皆为热证立论，六经传受证候，俱同于《内经》。《备急千金要方》中，麻黄、葛根，与石膏、寒水石同用，实开后世表里双解之法门。对伤寒病因病机的认识方面，王冰在《黄帝内经素问·水热穴论》"寒盛则生热"注中曰："寒气外凝，阳气内郁，腠理坚致，玄府闭封……寒盛热生，故人伤于寒，转而为热，汗之而愈。"韩祗和提出伤寒病之本源，云："始自阳气内郁结，而后为热病矣。"(《伤寒微旨论·伤寒源篇》)这种"内伏郁阳"的学说，与刘完素"阳热火旺"的状态说基本一致，为刘完素的火热论提供了论据，直接启迪了刘完素"阳热怫郁"病机的形成。在用药方面，庞安时在《伤寒总病论·叙论》中指出治疗外感病在用麻黄汤、桂枝汤时多数情况须加凉药："如桂枝汤，自西北二方居人，四时行之无不应验。自江淮间地偏暖处，唯冬及春可行之，自春末及夏至以前，桂枝、麻黄、青龙内宜黄芩也。自夏之后，桂枝内又需随证增知母、大青、石膏、升麻辈取汗也。"这可认为是对外感病的治疗由重辛温转为重辛凉的萌芽。此说在宋代颇为流行，一则当时已意识到单纯应用辛温之剂治疗外感病有很大的局限；二则加凉药后不仅临床效果大增，且避免表热证误用热药之害。朱肱《南阳活人书》中，也提倡使用辛凉方药治疗伤寒病。如应用阳旦汤（桂枝汤内加黄芩）、桂枝石膏汤（桂枝汤内加石膏、黄芩、栀子、干葛）等辛凉寒药治疗伤寒。正是由于这种背景，才直接影响了刘完素伤寒学术思想的形成。

任应秋教授指出："河间所用的三阳三阴辨证，正是'热论'的旨意，仅用以分辨表里而已，不能与《伤寒论》强合，但是在河间仍然叫作伤寒，不透过这一关，亦是学不好河间书的。"(《我的治学门径和方法》)

（三）三因制宜，理论联系实际

刘完素研读经典，"详参其理"，重在应用。他强调"察元气，观五行，分南北，定夭寿，则攻守有方，调养有法，不妄药人"(《素问病机气宜保命集·卷下·附素问元气五行稽考》)，且将因时、因人、因地制宜的思想贯穿其中。

《灵枢·岁露论》云："人与天地相参也，与日月相应也。"天地阴阳的变化，产生了四时昼夜的节律以及气候冷暖的变化，而人体阴阳是与此相应的，故需要根据时间节律的变化，而采用适宜的方法养生与防治，即因时制宜。刘完素对此非常重视，在《素问玄机原病式·热类》中，指出不同节气间气候的属性和特点。其云："自大寒至春分属木，故温和而多风也。春分至小满属君火，故暄暖也。小满至大暑属相火，故炎热也。大暑至秋分属土，故多湿阴云雨也。秋分至小雪属金，故凉而物燥也。小雪至大寒属水，故寒冷也。"此为一年气候节令转换之规律，医家在治疗用药上则应该认识并运用这种节律。刘完素重视因时制宜，还体现在方剂的因时加减上。其在《素问病机气宜保命集·卷下·妇人胎产论》中，提出四物汤的四时增损法。其云："春倍川芎……夏倍芍药……秋倍地黄……冬倍当归……此常服顺四时之气。春防风四物……夏黄芩四物……秋天门冬四物……冬桂枝四物……此四时常服随证用之也。"其在《素问病机气宜保命集·卷中·泻痢论》中，对于四时下痢，还指出了应"于芍药、白术内，春加防风，夏加黄芩，秋加厚朴，冬加桂附"。可见刘完素在遣方用药时，很重视季节因素，会因四季的不同而有所加减。

《素问·异法方宜论》中，叙述了东南西北中五方的地理环境、生活特点、体质状况、易感疾病、治疗方法等，这是因地制宜思想的渊源。刘完素对地理因素也十分重视。其云："东南方阳也，阳气降于下，故地下而热也。西北方阴也，阴气盛于上，故地高而寒也。"（《素问要旨论·卷二·推天符岁会太一天符法》）

刘完素有着广博的天文地理知识，对人体和自然界的千变万化有深刻的认识。如其所言："四方之民，均受元气，一也，及其生焉，各类五行，形体殊异。"（《素问病机气宜保命集·卷下·附素问元气五行稽考》）其治疗疾病时，灵活达变，分肥人、瘦人、长人、短人、大人、小人、南人、北人，因人而异。如其云："血实气虚则肥，气实血虚则瘦。所以肥者能寒不能热，瘦者能热不能寒。"（《素问玄机原病式·火类》）"长人脉长，短人脉短；肥人脉沉，瘦人脉浮；大人脉壮，小人脉弱；若长人短，短人长；肥人浮，瘦人沉；大人弱，小人壮，夫如此者，皆不中理而为病。"（《素问病机气宜保命集·卷上·原脉论》）他对于南北之人的认识更为细致。其云："西北之民金水象，金方水肥，人方正肥厚；东南之民木火象，木瘦火尖，人多瘦长尖小。北人肥，南人瘦，理宜然也。北人赋性沉厚，体貌肥重，上长下短，头骨大，腰骨小，此本体也。若光明磊落，见机疾速，腰背丰隆者，元气固藏，富贵寿考，坎中藏真火升真水而为雨露也。南人赋性急暴，体貌尖瘦，上短下长，头骨扁，腰骨软，此本体也。若宽大度，机谋详缓，脑额圆耸，元气固藏，富贵寿考，离中藏真水，降真火而为利

气也。又有南人似北人，北人似南人，不富则贵。"（《素问病机气宜保命集·卷下·附素问元气五行稽考》）

所谓"夫善言天者，必验于人；善言古者，必合于今"（《黄帝素问宣明论方·诸证总论》转引《内经》），刘完素治学信古而不迷古，理论必验于实践。他对运气学说的阐发，亦是三因制宜思想联系临床实践使然。运气之学流行之时，许多医家言必称运气，但"终未备其体用"。刘完素论运气，着重探讨自然界与疾病发生的关系和规律，把疾病按五运主病、六气为病的方法归类，旨在增强其临床指导意义。后世赞之曰："其作是书（指《素问玄机原病式》），亦因地、因时，各明一义，补前人所未及耳。"（《四库全书总目提要·子部·医家类》）

（四）善用取象比类

刘完素善用取象比类的分析方法，阐述深奥玄妙的自然之理和复杂多变的人体病机。其云："大道之浑沦，莫知其源。然至道无言，非立言无以明其理；大象无形，非立象无以测其奥；道象之妙，非言不明。"（《素问病机气宜保命集·卷上·原脉论》）他对于"象"非常重视，言"天地赋形，不离阴阳。形色自然，皆有法象"（《素问病机气宜保命集·卷上·本草论》）。鉴于以往医家对造化玄奥之理，未有取象比类以详说，故其"独为一本，名曰《素问玄机原病式》，逐以比物立象，详论天地造化自然之理二万余言，仍以改正世俗谬说"（《素问玄机原病式·自序》）。《素问病机气宜保命集》，是刘完素"远取诸物，近取诸身，比物立象，重明真理，治法方论，裁成三卷三十二论"（《素问病机气宜保命集·自序》）而成。他用日常生活中所熟知的事物和现象，推论尚不能明确解释的病机，既富于想象力，又形象生动，深入浅出，使人易于接受。

刘完素对"取象比类"的依据做了细致的阐明。他引《内经》之论，言"夫五运阴阳者，天地之道也，万物之纲纪，变化之父母，生杀之本始，神明之府也。可不通乎"(《素问玄机原病式·自序》)。五运阴阳，是天地变化的规律，万事万物的纲领，人体生、长、壮、老、已的过程，疾病发生、发展、痊愈的过程，都离不开这一规律。所以然者，如刘完素引《仙经》之言："大道不可以筹算，道不在数故也。可以筹算者，天地之数也。若得天地之数，则大道在其中矣。"(《素问玄机原病式·自序》)"大道"是不能以数字来计算的，但天地间自然变化的规律是可以推算的，这就是"天地之数"。太极元气为一，两仪阴阳为二，五运阴阳为五，三阴三阳为六，五运六气中包含了太极阴阳。所以刘完素说："易教体乎五行八卦，儒教存乎三纲五常，医教要乎五运六气。其门三，其道一，故相须以用，而无相失，盖本教一而已矣。若忘其根本，而求其华实之茂者，未之有也。"(《素问玄机原病式·自序》)他强调："治病必明六化分治，五味、五色所主，五脏所宜，五行之运行数，六气之临御化，然后明阴阳三才之数……终始之六气所司之高下，在泉浅深之胜复，左右之间同与不同，三纪太过不及之理，故可分天地之化产，民病之气宜矣。"(《素问病机气宜保命集·卷上·气宜论》)这里既论述五运、六气作为"天地之数"而给医学以指导，又涉及天地气候变化与人体疾病的关系。二者均融于刘完素学术思想体系之中。

在刘完素的著作中，尤其是《素问玄机原病式》中，对"取象比类"法应用得淋漓尽致。如他论述疮疡化脓的病机时，以食物因热而腐烂流水的现象，来阐明疮疡流脓水为热所致。如其云："或疑疮疡皆属火热，而反腐烂出脓水者，何也？犹谷肉果菜，至于热极，则腐烂而溃为污水也。"(《素问玄机原病式·五运主病》)在解释寒热"性异而兼化"的道理时，他用以火炼金来比喻。其云："以火炼金，热极反化为水。虽化为水，止为热极而为金汁，实非寒水也。"(《素问玄机原病式·寒类》)指出这种兼化只是一种假象，金化为液仍为金属之汁。此外，还以同法说明"五行之理，过极则胜己者制之"等，这种例子比比皆是。

《周易·系辞上》云："子曰:'书不尽言,言不尽意。'然则圣人之意,其不可见乎? 子曰:'圣人立象以尽意,设卦以尽情伪。'"刘完素在《素问玄机原病式》序言中,也提到"书不尽言,言不尽意",并认为其"取象比类","虽未备论诸疾,以此推之,则识病六气、阴阳、虚实,几乎备矣。盖求运气言象之意,而得其自然神妙之情理"。因此,还引用了《老子》"不出户,知天下;不窥牖,见天道"(《素问玄机原病式·自序》)之说,强调"取象比类"的重要性。

(五)熔儒道之学于一炉

刘完素精于儒道之学,视老子和孔子为道教和儒教之发端。其云:"老氏以精大道,专为道教;孔子以精常道,专为儒教。由是儒、道二门之教著矣。"(《素问玄机原病式·自序》)其称赞儒、道二家之书,"比之三坟之经,则言象义理,昭然可据,而各得其一意也"(《素问玄机原病式·自序》)。此外,刘完素还指出《易经》本于五行八卦,儒教恪守三纲五常,医教要在五运六气,虽然属于不同学术类别,但基本思想是一致的。如果能够很好地把易、儒、医三者结合在一起,医学也就成了有根之木,势必枝繁叶茂。

天人相应之说源于儒家,是儒家文化、中国哲学的基本精神和最有代表性的文化特征之一。儒家天人相应理论被引用到医学领域,是中医学整体观念形成的重要理论依据。《内经》人与天地相参的思想,见于《灵枢》的《邪客》《海论》《岁露》《经水》,及《素问》的《八正神明论》等篇。刘完素的学术思想,体现了其天人相应的宇宙观。他说:"万物之生也,人之最灵;四时有变兮,百疾兆生。欲辨阴阳之证,必明天地之情"(《伤寒标本心法类萃·卷下·伤寒用药加减赋》),认为人与自然界是一个统一的整体,人的生命过程与宇宙万物的生化之理相对应。比如,五脏与其五行的自然属性保持一致,"胃属土,土为万物之母,故胃为一身之本"(《素问玄机原病式·热类》）。即使是人体之汗孔，作为机体与外界的气机门户，也与自然界的普遍规律相对应。其云："然皮肤之汗孔者……一名玄府者……无物不有，人之脏腑、皮毛、肌肉、筋膜、骨髓、爪牙，至于世之万物，尽皆有之，乃气出入升降之道路门户也。"（《素问玄机原病式·火类》）至于疾病的产生，刘完素指出："一身之气，皆随四时五运六气兴衰，而无相反矣。"（《素问玄机原病式·热类》）"凡受诸病者，皆归于五运六气胜复盛衰之道矣。"（《素问病机气宜保命集·病机论》认为人体的正气随着自然界的相应规律变化而产生，疾病亦因此产生或发展。比如，人患水肿，"如六月湿热太甚，而庶物隆盛，水肿之象，明可见矣"（《素问玄机原病式·热类》）。夏天气候炎热，多生热疾。"夏月心火生而热，则其脉滑数洪大而长，烦热多渴。"（《素问玄机原病式·热类》）据"天人相应"理论，自然界有风、寒、暑、湿、燥、火六种不同的气候变化，是自然界一切生物生长壮老已的条件。若六气太过或不及均可影响人体的生理功能（但不一定发病），在其致人发病时，即为"六淫"。同理，人身中当有正常的六气与之相应。刘完素依据"天人相应"说，提出人体内不但有正常的六气，而且同自然界六气一样有着很重要的生理功能。其在病理情况下，成为化生"内风、内火、内湿、内燥、内寒"的物质基础，可产生"内生五邪"的病变。因此，刘完素在治疗上强调，应把握天人相应的整体观，顺应自然规律，适合四时变更，"必先岁气，无伐天和……化不可代，时不可违"（《素问玄机原病式·六气为病》转引《内经》）。

刘完素偏爱道家学术，他在《素问玄机原病式》和其他著作中，曾多次引用《仙经》《清静经》等道家著作中的形气理论以解释病机，特别是吸收了道家养生思想，将其灵活地应用于医疗实践。

刘完素提出的"六气化火"，除渊源于天人同构、天人相应宇宙观外，还有一个思想渊源就是他的"水善火恶"的自然观。刘完素在《素问玄机原病式·骂詈》中说："夫水数一，道近而善；火数二，道远而恶。水者，内清明而外不彰，器之方圆，物之气味，五臭五色，从而不违，静顺信平，润下而善利万物，涤洗浊秽，以为清静，故上善若水。水火相反，则下愚如火也。火者，外明耀而内烦浊，燔炳万物，为赤为热，为苦为焦，以从其己，躁乱参差，炎上而烈，害万物，熏燎鲜明，以为昏昧。水生于金，而复润母燥，火生于木，而反害母形，故《易》曰：润万物者莫润乎水。又言，离火为戈兵，故火上有水制之，则为既济；水在火下不能制火，为未济也。是知水善火恶。"古人常把自然万物在其发展过程中所表现出来的对立倾向，用水、火来概括。"水数一""火数二"源于《尚书·洪范》。水火是万物生成的起始，水生成在先，其次为火，故言"水数一""火数二"。《道德经》云："上善若水，水善利万物而不争，处众人之所恶，故几于道。居善地，心善渊，与善仁，言善信，正善治，事善能，动善时，夫唯不争，故无尤。"刘完素引用《道德经》的"上善若水"，以及周易的"既济""未济"，并且结合医理说明了水之"上善"、火之"下愚"，明确指出"水善火恶"。刘完素对火的认识，主要继承了周敦颐、张载及二程的一些观点。张载《正蒙·卷一·参两》论火，谓"火者亦阴质，为阳萃焉"；朱熹《太极图说注》论火，谓"火质阳而性本阴……火外明而内暗，以基根于阴也"。刘完素把凡是符合常规，利于事物自身有序发展的过程称为"水"；而把违背常规、使事物自身的有序性遭到破坏的过程称为"火"。在"狂越"一症中，也有"夫外清而内浊，动乱参差，火之体也；静顺清朗，准则信平，水之体也"（《素问玄机原病式·火类》）的论述。刘完素又根据理学家论述动静的观点来阐述其火热论的基本观点。如周敦颐说"太极动而生阳"，二程说"动极则阳形也，是故钻木戛竹皆可以得火。夫二物者，未尝有火也，以动而取之故也"。刘完素强调"动"是主要病机，"诸所动乱劳伤，乃为阳火之化，神狂气乱而为热病者多矣"（《素问玄机原病式·火类》）。他认为，火的征象是外部明亮而内部昏浊，动乱参差而没有规律；水的征象是安静柔顺，清澈明朗，稳定持平。这里的"水""火"，不应该理解为具体的物质，而应该看作是抽象为"善""恶"性质不同的两个过程。可认为，"水"代表人体正常的生命活动，即健康状态；"火"代表邪气侵犯人体的过程，即疾病状态。由于火有"躁乱参差，炎上而烈，害万物"（《素问玄机原病式·骂詈》）的特点，又不顺应机体固有的规律性，而"以从其己"，致使人体失去常态，而出现一系列以"火"为特征的疾病状态。通过刘完素对火热为病的广泛性及火热病症特点的论述来看，其在病机学上的唯火论是与其"水善火恶"的自然观一脉相承的。

二、学术特点

（一）以火热论为主线

火热论是刘完素学术思想的主线，它贯穿在刘完素的多部著作之中。刘完素提出，"天以常火，人以常动，动则属阳，静则属阴，内外皆扰"，指出六气多火，人多病火热，故应当重视火热。刘完素的火热论，主要反映在以下几个方面。

1. 火热为病的广泛性

刘完素受《素问》"病机十九条"中火热居其九条的启示，认识到火热病证的广泛存在。于是在《素问玄机原病式》里，对《素问》"病机十九条"中的火热病机加以发挥，将其所属的病症范围予以扩大。

《素问·至真要大论》所论病机中，属于火病者（诸热瞀瘛，皆属于火；诸禁鼓栗，如丧神守，皆属于火；诸逆冲上，皆属于火；诸躁狂越，皆属于火；诸病胕肿，疼酸惊骇，皆属于火）5条，有瞀冒、口噤、瘛疭、鼓栗、胕肿、疼酸、惊骇、冲逆、躁、狂10种病症。论述热者（诸胀腹大，皆属于热；诸病有声，鼓之如鼓，皆属于热；诸转反戾，水液浑浊，皆属于热；诸呕吐酸，暴注下迫，皆属于热）4条，有胀满、呕吐、吐酸、泄泻、下迫、转戾、水液混浊等7种病症；论述风、寒、湿（诸痉项强，皆属于湿；诸暴强直，皆属于风；诸病水液，澄澈清冷，皆属于寒）仅有3条。刘完素在《素问玄机原病式》中，将属于火的病症由10种扩大至包括瞀、瘛、暴喑、冒昧、躁扰、狂越、骂詈、惊骇、胕肿、疼酸、气逆冲上、禁栗如丧神守、嚏、呕、疮疡、喉痹、耳鸣、聋、呕涌溢食不下、目昧不明、暴注、瞤瘛、暴病暴死在内计23种；将属于热的病症由7种扩大至包括喘、呕、吐酸、暴注、下迫、转筋、小便混浊、腹胀大如鼓、痈、疽、疡、疹、瘤气（赤瘤、丹熛）、结核、吐下霍乱、瞀、郁、肿胀、鼻窒、衄、衊、血溢、血泄、淋、闷、身热恶寒、战栗、惊、惑、悲、笑、谵、妄、衄衊血汗在内计34种。

《素问·至真要大论》论述风、寒、湿病机者（诸痉项强，皆属于湿；诸暴强直，皆属于风；诸病水液，澄澈清冷，皆属于寒）3条，有痉、项强、强直、澄澈清冷4种病症。刘完素在《素问玄机原病式》中，将属于风、寒、湿可以从火热推论的病症，由4种扩大至包括痉强直、积饮、痞、隔、中满、霍乱吐下、体重、胕肿肉如泥按之不起、支痛软戾、里急筋缩、强直、澄澈清冷、癥、瘕、癫疝、坚痞腹满急痛、下利清白、食已不饥、吐利腥秽、屈伸不便与厥逆禁固在内计21种病症。

从以上可以看出，加上由燥所致3种病证（涩、枯涸、皴揭），风、湿、燥、寒、火、暑六气病机所致病症共计81种，其中属于火热病症就有57种，占70.37％；在《黄帝内经》所论19条病机中，火热为病者有9条，刘完素将属心病症改称为心火证，若再加上刘完素补充的燥证病机及风、寒、湿3条可以间接化热的病机，占70％。另外，刘完素认为，可将病机上属于肺的气喘、气郁，属于脾或属于上的肿满、呕吐，也悉归于火热。其就此解释说："火气甚为夏热……病热则气甚而息粗……热火为阳，主乎急数……热则息数气粗而为喘也"（《素问玄机原病式·热类》）；"胃膈热甚则为呕，火气炎上之象也"（《素问玄机原病式·热类》），充分论述了火热为病的广泛性。

2. 六气皆能化火

《内经》中论寒、暑、燥、湿、风、火，是六化分治的，可以有盈虚之变，但未说可偏从一气之化。为了说明火热病机的广泛性，刘完素提出"六气不必一气独为病"，因为"脏腑经络，不必本气兴衰，而能为其病，六气互相干而为病也"（《素问玄机原病式·火类》），亦即六气有同化、兼化的关系。从而说明了风、湿、燥、寒诸气，在病理变化过程中皆能化热生火，而火热也往往是产生风、湿、燥、寒的原因之一。后世医家将刘完素这一理论，归纳为"六气皆能化火"或"六气皆从火化"学说。兹就其主要观点简述如下。

（1）风与火热（风火互化）

刘完素认为，风属木，而木能生火，故"火本不燔，遇风冽乃焰"。此即风可以化火。反之，风又往往因火热过甚而生。其云："风本生于热，以热为本，以风为标，凡言风者，热也。……热则风动。"（《素问病机气宜保命集·卷中·中风论》）风与火热在病变过程中，不仅可以相互化生，即风能化热、热极生风，而且多有相兼为病（又称兼化）的关系。其云："风火皆属阳，多为兼化。"（《素问玄机原病式·五运主病》）如头目眩晕，刘完素解释病机曰："所谓风气甚而头目眩晕者，由风木旺，必是金衰不能制木而木复生火。风火皆属阳，阳主乎动，两动相搏，则为之旋转"（《素问玄机原病式·五运主病》），说明风与火热多兼化。鉴于风与火热的关系十分密切，因此刘完素主张治疗时使用清凉之剂，此即《素问·至真要大论》

所谓"风淫于内，治以辛凉"的原则。

（2）湿与火热（湿热互化）

刘完素认为，湿邪郁滞，不得布化，营卫受阻，容易化热生火，即所谓"积湿成热"。反之，火热也能化生土湿。其云："湿为土气，火热能生土湿也，故夏热则万物湿润，秋凉则湿物燥干也。湿病本不自生，因于火热怫郁，水液不能宣通，即停滞而生水湿也。"（《黄帝素问宣明论方·卷八·水湿门》）湿与火热既可相互化生，又可相兼为病，临床上常见的水肿、痢疾、带下等即属此种情况。如刘完素分析水肿病机时指出："诸水肿者，湿热之相兼也"（《素问玄机原病式·热类》）；"湿热相搏，则怫郁痞隔，小便不利而水肿也"（《素问玄机原病式·热类》）。由于湿与火热的关系极为密切，因此，刘完素强调治疗时"以辛苦寒药制之，盖以辛散结，而苦燥湿，以寒除热"（《素问玄机原病式·热类》），使湿去结散，热退气和而病愈。

（3）燥与火热（燥热互化）

刘完素认为，燥病的形成，或由于寒凉收敛，气血不通所致；或由于中寒吐泻，津液亡失所致；但更为多见的，乃是风能胜湿，热能耗液的结果。如火热耗损血液，气行壅滞，不得滑泽通利，则皮肤燥裂，肢体麻木不仁；如"大便干涩，乃大肠受热，化成燥涩"（《黄帝素问宣明论方·卷十·燥门》）。正如《易传·系辞》所说："燥万物者，莫熯乎火。"反之，燥邪亦可以化热生火，此乃"燥胜则干"，易伤津液，阴虚热盛之故。因此，刘完素指出："金燥虽属秋阴，而其性异于寒湿，反同于风火热也。"（《黄帝素问宣明论方·卷十·燥门》）燥与火热之间不止有互化的关系，尚且有兼化的关系，诚如刘完素所说："燥渴之为病也，多兼于热。"（《素问玄机原病式·燥类》）根据上述关系，在治疗上，刘完素提出"宜开通道路，养阴退阳，凉药调之，慎毋服乌、附之药"。

（4）寒与火热（寒热互化）

刘完素认为，"寒能收敛"，若感冒寒邪，或内伤生冷，"冷热相并"，均能使阳气怫郁，不能宣散，而化热生火；反之，火热亦可生寒，若热甚而成阳厥者，乃因"阳气怫郁，阴阳偏倾而不能宣行，则阳气蓄聚于内，而不能营运于四肢"（《素问玄机原病式·寒类》）所致，实为假寒之象，不可反以为病寒。至于治疗，寒化火者，仍宜以"温药散之"，使寒去而阳气宣散则热愈也；火生寒者，则宜以"寒药下之"，使热退而阳气宣通则厥愈也。

总之，他强调风、湿、燥、寒诸气在病理变化中，皆能化热生火：风本生于热，以热为本，以风为标，热则风动；湿病本不自生，因于火热怫郁，水液不能宣通，即停滞而生水湿；热极生寒则战栗而恶寒；至于燥气，则风能胜湿成燥，热能耗液成燥，燥与风热又同属阳邪。六气之中，火热就成为中心，这就是刘完素"六气皆能化火"说的基本观点。

3. 五志过极皆为热甚

刘完素不只重视外感火热病机，同时亦重视内伤火热病机，他在论述火热与情志的关系时，提出"五志过极皆为热甚"的观点。所谓五志，即怒、喜、悲、思、恐，为五脏之志。情志致病，历代论述颇多，但情志所伤皆为火热，则为刘完素所独创。《素问玄机原病式·热类》谓："五脏之志者，怒、喜、悲、思、恐也。……若志过度则劳，劳则伤本脏。凡五志所伤皆热也……情之所伤则皆属火热。所谓阳动阴静，故形神劳则躁不宁，静则清平也。是故上善若水，下愚如火。先圣曰：六欲七情，为道之患，属火故也。……故经曰：战栗、惊惑、悲笑、谵妄歌唱、骂詈癫狂，皆为热也。故热甚癫狂者，皆此证也。"刘完素认为，若喜怒无常，思虑太过，悲恐至极，势必精神烦劳，既可损伤肝、心、脾、肺、肾本脏，影响脏腑功能，又能躁扰阳气致气血郁滞，化生火热，此即五志化火影响脏腑功能。他指出五志化火，各伤本脏，各有主病，但强调五志化火更易影响心，而心火热甚，又与肾水虚衰有关。这从其论中风偏枯便可看出。如其在《素问玄机原病式·热类》云："中风偏枯者，由心火暴甚而水衰不能制之，则火能克金，金不能克木，则肝木自甚而兼于火热。则卒暴僵仆，多因五志七情过度，而卒病也。"反之，心火热甚亦可导致情志异常。其云："惊惑、悲笑、谵妄歌唱、骂詈癫狂，皆为热也。"所谓惊者，指惊悸，"心卒动而不宁"，因"火主乎动，故心火热甚"。惑者，指疑惑、犹豫、精神不专一，因为"火实则水衰，失志而惑乱也。志者，肾水之神也"。悲为肺之志，因为心火能令肺燥，故"悲痛苦恼者，心神烦热躁乱"。而笑为心之志，喜极而笑者，是因为火甚之故。谵妄者，即谵语、虚妄，是因心火热所致。"心火热甚肾水虚衰"则神志散乱，自言自语，妄见妄闻，如见鬼神。骂詈者，即恶言恶语。他认为言语为心之声，心火盛肾水虚，金被火克不能平木，肝旺而多怒，故失去理智，恶语伤人，以致骂詈不避亲疏。癫狂者，多喜为癫，多怒为狂，喜为心志，心热甚则多喜而为癫；怒为肝志，火实制金不能平木，故肝实则多怒而为狂。

因此，在治疗上，刘完素主张以泻心火为主。此如张从正所说："今代刘河间治五志，独得言外之意，谓五志所发，皆从心造，故凡见喜、怒、悲、惊、思之证，皆以平心火为主。"（《儒门事亲·卷三·九气感疾更相为治衍》）即治疗五志化火当以泻心火为主。此外，针对心火热甚又往往与肾水虚衰、水不制火、水火未济有关，刘完素还提出"泻实补衰"的治疗原则，即"养水泻火"，益肾水、降心火，以达水火既济，火热平息之目的。后世朱丹溪由此提出"五志之动，各有火起"之说。其云："大怒则火起于肝，醉饱则火起于胃，房劳则火起于肾，悲哀动中则火起于肺；心为君主，自焚则死矣。"（《金匮钩玄·附录·火岂君相五志俱有论》）然张景岳则持不同意见，认为五志之伤主要伤气败阳，"但伤气者十之九，动火者十之一"（《景岳全书·卷十五·火证》）。

4. 六经传受皆为热证

刘完素继承《素问·热论》之旨，深入研究《伤寒论》，著《伤寒标本心法类萃》，提出"六经传受皆是热证"之说。《伤寒论》详于外感风寒，略于外感温热。刘完素本于《素问·热论》，在《黄帝素问宣明论方·卷四·热门》中提出："夫热病者，伤寒之类也。人之伤于寒，则为病热。寒毒藏于肌肤，阳气不行散发，而内为怫结，故伤寒者，反病为热，热虽甚不死。"《素问病机气宜保命集·卷上·伤寒论》亦云："夫热病者，皆伤寒之类也。"《黄帝素问宣明论方·卷五·伤寒门》谓："伤寒身热，为热在表；引饮，或小便黄赤，热在里；身热、渴，或小便黄赤，为表里俱有热。"其门人马宗素的《伤寒医鉴》、葛雍的《伤寒直格》、镏洪的《伤寒心要》等也反映了刘完素研究伤寒的心得。马宗素说："守真曰：人之伤寒则为热病，古今一同，通谓之伤寒……六经传受，由浅至深，皆是热证，非阴寒之证。古圣训阴阳为表里，惟仲景深得其意，厥后朱肱奉议做《活人书》，尚失仲景本意，将阴阳二字，释作寒热，此差之毫厘，失之千里。"（《伤寒直格·序》）说明了刘完素认为伤寒三阴三阳是热传表里之别，而非寒热之异。

刘完素在《素问玄机原病式·寒类》论述"阳厥""阴厥"时说："或热甚而成阳厥者，不可反以为病寒也。然阴厥者，元病脉候，皆为阴证，身凉不渴，脉迟细而微；其阳厥者，元病脉证，皆为阳证。热极而反厥，时复反温，虽厥，而亦烦渴谵妄，身热而脉数也。若阳厥极深，而至于身冷，反见阴脉，微欲绝者，此为热极而欲死也。"当然，刘完素也看到热病误治的阳虚变证。其云："或病热而寒攻过极，阳气损虚，阴气暴甚，而反为寒者，虽亦有之，因用药过度而致之，非自然寒热之反变也。"（《素问玄机原病式·寒类》）由于时代变迁，火热病明显增多，若仍按图索骥难以满足临床需要。因此刘完素继承经旨，深入探讨其发病规律，寻找新的治疗方法，尤其是治疗风热表证的有效方药。正如其在《素问病机气宜保命集·卷上·伤寒论》中所云："《内经》所谓：其未满三日者，可汗而已，其满三日者，可泄而已。故仲景曰：太阳病，脉浮紧，无汗，身疼痛，八九日不解，表证仍在，当发其汗，宜麻黄汤主之。少阴病得之二三日，口燥咽干者，急下之，宜大承气汤。孰敢执于三四日汗泄之定法也。是以圣人书不尽言，言不尽意，说其大概，此之谓也。经所谓：发表不远热，攻里不远寒。余自制双解、通圣辛凉之剂，不遵仲景，法桂枝、麻黄发表之药，非余自炫，理在其中矣；故此一时彼一时，奈五运六气有所更，世态居民有所变，天以常火，人以常动，动则属阳，静则属阴，内外皆扰，故不可峻用辛温大热之剂，纵获一效，其祸数作，岂晓辛凉之剂，以葱白盐豉大能开发郁结，不惟中病，令汗而愈，免致辛热之药，攻表不中，其病转甚，发惊狂、衄血、斑出，皆属热药所致。故善用药者，须知寒凉之味，况兼应三才造化通塞之理也。"

显而易见，刘完素所论之伤寒，由于受火热病机思想的影响，侧重的是外感温热一类。

5. 火热证病机解释

刘完素把许多疾病现象归之为火、热，有下列几种解释：

（1）火、热的本性如此。

（2）火气亢极，反兼胜己之化。

（3）风、火、燥相兼同病。

（4）心火易旺而肾水亏，或肾水衰导致心火旺。

如下表：

火热病证病机表

	病证	病机
火热的本性	呕	胃膈热甚则为呕，火气炎上之象
	暴注	胃热甚而传化失常，火性疾速之故
	喘	热火为阳，主乎急数。故寒则息迟气微，热则息数气粗而为喘
	躁扰	躁动烦热，扰乱不宁，为火之本性
	血溢上出	热甚迫血妄行
	郁	热甚则腠理闭密而郁结
火热亢极，反兼胜己之化	战栗动摇	由于心火热甚亢极而战，反兼水化，故作寒栗
风火燥相兼而病	吐酸	酸者肝木之味，火盛制金不能平木，肝木自甚故为酸（风火同病）
	悲	为肺志，属燥金，火能燥万物，悲痛苦恼之病，由于心神烦热躁乱所致（燥火同病）
心火旺肾水亏	狂越	肾水主志，而水火相反，心火旺则肾水衰，乃失志而狂越
	妄	心火热甚则肾水衰，而志不精一，虚妄见闻，而自为问答，则神志失常，如见鬼神
	耳聋	水衰火实，热郁于上而使听户壅塞，神气不得通泄所致

6. 火热证治疗特色

刘完素在火热理论指导下，根据火热病的发病特点及其阳气怫郁病机，将火热病分为表证与里证，主张用宣、清、通三法和辛苦寒药开发郁结，宣通气液，发明并总结出辛凉或甘寒解表、表里双解、攻下里热、清热解毒、养阴退阳等治疗实热证的大法，对后世产生了深远的影响。虽然其对虚热证论述较少，但却为后世李杲、朱丹溪、王肯堂深入研究虚热证病因病机提供了思路与方法。

（1）表证

刘完素认为，表证虽可用麻黄汤汗解，或用桂枝汤解肌，但因外感初期，多是内热郁结，这时用辛甘热药，虽能发散，但若发之不开，会使热病转甚，甚至可见发黄、惊狂诸变证，唯有用辛凉或甘寒以解表，才是正治，明确提出辛凉解表的方法，并根据具体情况而随证应用。治疗表证常用石膏、滑石、甘草、葱白、豆豉等，以辛凉或甘寒解表，宣散郁结，体现了应用宣法治疗阳气怫郁的思路。

对于夏月感冒，发热烦渴者，用五苓散、桂苓甘露饮、黄连香薷饮或双解散；或里热甚、腹满，而脉沉可下者，用大承气汤下之，或用三一承气汤。（《伤寒标本心法类萃·卷上·中暑》）"中暑身热头痛，背寒面垢，自汗烦躁，大渴口干，倦怠而身不痛，或时恶寒，或畏日气，脉虚而弱，无问表里。通宜白虎"（《伤寒标本心法类萃·卷上·中暑》）。夏暑季节应因时制宜，若必须使用麻黄、桂枝等辛温解表，可加入黄芩、石膏、知母、柴胡、地黄、芍药、栀子、茵陈等。反之，若用辛热之药，虽能开发郁结，使气液宣通，气和而已，"然病微者可愈，甚者郁结不开，其病转加而死矣"。

对于表证依法应用汗法，且"汗后不解，其证前后别无异证者，通宜凉膈散调之，以退其热，无使热甚危极也。除此之外，远胜小柴胡汤。两感至此而已，汗后余热用益元散或小柴胡汤、崔宣武人参石膏汤。伤寒大发汗，汗出不解，反无汗，脉尚浮者，苍术白虎汤解之。伤寒用桂枝汤发汗后，半日后许复热烦，脉浮者，再宜桂枝汤。汗后不解，下证未全者，白虎汤。汗后烦躁不得眠，微热而渴，五苓散，汗后不解，里外有热，口干烦渴，柴胡饮子。解表之后尚未愈者，解毒、凉膈、天水散，能调顺阴阳，洗涤脏腑"（《伤寒标本心法类萃·卷上·汗后不解》）。

表证兼内热的，一般用表里双解，如防风通圣散、双解散，即为两解表里之剂，或用天水一凉膈半，或用天水凉膈各半，以散风壅，开结滞，使气血宣通，郁热便可自然解除。

阳热郁遏于表，虽亦见恶寒战栗诸证，实为阳热郁极而产生的假象，不能用辛热解表以助其热，而应以石膏、滑石、甘草、葱、豉等以发其郁结，但必须从脉证上细心分辨。

故刘完素指出："善用药者，须知寒凉之味，况兼应三才造化通塞之理也。故经所谓：不知年之所加，气之盛衰，虚实之所起，不可以为工矣。"（《素问病机气宜保命集·卷上·伤寒论》）

（2）里证

对里证的治疗，刘完素认为，凡里证，表证已解，仅有里热郁结，当用大承气汤或三一承气汤攻下里热。刘完素更创立了三一承气汤，而广泛用于多种里证。他指出："凡里证脉实而不浮，不恶寒及恶风，身不疼，自汗谵语，不大便，或咽干腹满者，可下之，不可汗也。以上之证宜小承气汤、大承气汤、调胃承气汤，选而用之。一法不问风寒暑湿，或表、里两证俱不见，但无表证而有可下者，通用三一承气汤下之。此药发峻效，使无表热入里，而无结胸及痞之众疾也。或热结极深而诸药数下，毕竟不能利，不救成死者，大承气汤加甘遂一钱匕下之。病在里，脉沉细者，无问风寒暑湿，或表里证俱不见，或内外诸邪所伤，有汗、无汗、心腹痛满、谵妄烦躁、蓄热内盛、但是脉沉者，宜三一承气汤合解毒汤下之，解毒、调胃承气汤，能泻大热。"（《伤寒标本心法类萃·卷上·里证》）

若热毒极深，波及血分，以致烦躁干呕，口燥咽干，喘满，甚至阳厥极深，蓄热内甚，症见遍身清冷疼痛、咽干或痛、腹满实痛、闷乱喘息、脉沉细等，或用汗、吐、下后而热不退者，用黄连解毒汤清热解毒，或与承气汤配合应用。并根据情况可反复应用4～5次，以使热毒退去。

对于里证依法应用下法后，其病不解，热势尚甚而不退者，他强调是"本气虚损而不能实，拟更下之，恐下晚而立死，不下之则热极而死"（《伤寒标本心法类萃·卷上·下后不解》）。对于"寒凉诸药不能退其热势之甚者；或湿热内余，下利不止，热不退者；或因大下后，湿热利不止而热不退，脉弱气虚不可更下者；或诸湿热内余，小便赤涩，大便溏泻频并，少腹而急痛者"（《伤寒标本心法类萃·卷上·下后不解》），刘完素认为是"必欲作痢"，指出可用黄连解毒汤清解余热，或配伍养血益阴药。

若热极失下，残阴欲绝，以黄连解毒汤合凉膈散，或白虎汤合凉膈散，养阴退阳。

对于伤寒下之太过，胃中无热，饮水无力者，指出用白术散。又有大下之后，其热不退，再三下之热愈甚，下利不止，其人脉微气虚，气弱无力者，刘完素认为"法无可生之理。至此下之亦死，不下亦死"（《伤寒标本心法类萃·卷上·下后不解》），但用凉膈合解毒汤调之，则会"阳热退除，阴脉渐生"（《伤寒标本心法类萃·卷上·下后不解》）。他还指出，"下之前后无问日数，余热不解，小柴胡汤。汗下后胃虚，大橘皮汤。汗下后胸膈满闷，赤茯苓汤"（《伤寒标本心法类萃·卷上·下后不解》）。

刘完素治疗里证的方法，充分体现了应用清法与通法治疗阳气怫郁之病的思路。

（3）热邪在半表半里

对于热邪在表里之间，表里俱见之证，刘完素认为法当和解。伤风者，用白虎汤，伤寒、中风或两感者，用小柴胡汤。他还指出一种方法，即不问风寒暑湿，用凉膈散、天水散二药合一服。如果表热多、里热少，天水一凉膈半；或里热多、表热少，凉膈一天水半；表热极，里有微热，身疼头痛，或眩或呕，不可汗吐下者，天水、凉膈散合和解之；解之又不能退其热者，用黄连解毒汤。表里之热俱微者，用五苓散；表里之热俱盛者，大柴胡汤微下之，更甚者大柴胡合大承气汤下之，双除表里之热。如果服用双解散之后，热仍不解，说明病已传变入里，常法当下之。但是，他指出若下之太早，则表热乘虚而入里，遂成结胸、虚痞、懊憹、发黄之证，轻者必危，危者必死，因此宜用平和之药，宣散其表，和解其里，病势会或有汗而愈，或无汗气和而愈。药用小柴胡、凉膈、天水合和主之。病在半表半里，用小柴胡、凉膈散合而解之，或小柴胡合解毒汤。如服用后，热势未退者，用大柴胡合三一承气汤。表实俱微，半表半里，若里微者宜用大柴胡合黄连解毒汤合服。诸小柴胡汤证后病不解，表里热势更甚，而心下急郁微烦；或发热汗出不解，心下痞硬、呕吐不利；或阳明病多汗；或少阴病下利清水，心下痛而口干；或太阴病腹满而痛；或无表里证但发热七八日，虽脉浮而数，而脉在肌肉实数而滑者，并宜大柴胡汤。病至七八日，里热已甚，表渐微，脉虽浮数。用三一承气汤合解毒下之。下证未全，不可下者，用白虎汤或人参石膏汤。脉洪躁，里有微热，不可汗者，用黄连解毒汤。

（4）阴虚发热

对于病久憔悴，发热盗汗，瘦弱虚烦，此谓五脏齐损，热劳骨蒸，宜养血益阴，热自能退，用当归、生地黄或钱氏地黄丸。刘完素指出："地黄丸治久新憔悴、寝汗发热，五脏齐损，瘦弱虚烦，肠澼下血，骨蒸。"（《素问病机气宜保命集·卷中·热论》）

（5）阳厥似阴

对于阳厥似阴，身冷脉微而欲绝，唯心胸微暖，昏冒不知人事而不能言者，刘完素在《素问玄机原病式·寒类》中指出，这是热病误以热药治疗，病势转甚的表现，是热极失下，反又温补所致。他指出此时阳实阴虚，不宜下之，否则会阴阳俱绝而立死。应当"缓而救之"，当以寒药养阴退阳，但不令转泻。宜用凉膈散，使阴气渐生。若用药以后，其心胸温暖渐多，脉渐渐有力，说明阴气得复。若用药后，患者脉生至沉数而实，身表复暖，而唯厥逆，善饮水，有时应人之问，谵妄而舌强难言，这时方用调胃承气汤下之，则会获汗而愈。

在《伤寒标本心法类萃·卷上·发厥》中，刘完素指出："发热极甚，而恐承气不能退者；或已下后而热不退者；或蓄热内甚，阳厥极深，以阳气怫郁不能营运于身表四肢，以致通身清冷，痛甚不堪，项背拘急，目青睛疼，昏眩恍惚，咽干或痛，燥渴虚汗，呕吐下利，腹满实痛，烦冤闷乱，喘急郑声，脉虽疾数，以其蓄热极深而脉道不利，反致脉沉细而欲绝，俗未明其造化之理，而反谓其伤寒极阴毒者；或始得之，阳热暴甚而便有此证候者；或两感热势甚者"，当用解毒加大承气汤下之。下之后，热不退者，宜再下之。下后热少退而未愈者，用黄连解毒汤调之。失下而热极，以致身冷，脉微而昏冒将死者，刘完素认为若急下，则会"残阴暴绝而死"，宜用凉膈散或黄连解毒汤，或二药和服；或白虎合凉膈散，养阴退阳，积热渐以宣散，则心胸温暖，脉渐以生。待脉复有力时，方用三一承气汤下之，或解毒加六一散调之。愈后宜服退热之药，忌发热诸物。对于里热脉厥者，用白虎汤；热极厥深而诸药下毕，竟不能利者，不救必死，用黄连解毒汤更加甘遂末一钱匕下之。

总之，刘完素治疗火热病，积累了丰富的经验，可说在宋金以前言火热病的治疗者，无出其右。"主火论"是刘完素学术理论的核心，"六气皆从火化""五志过极皆为热甚""六经传受皆为火热"为其主要观点，说明了火热病证的多发性及普遍性。但刘完素并不是唯寒凉攻邪论者，他还是强调辨证施治的中医诊治法则。对虚寒病证，刘完素亦常用温补之剂。如《黄帝素问宣明论方·补养门》中，就有如双芝丸、内固丹、大补丸、水中金丹、丁香附子散，尤其创立了地黄饮子，以治喑痱，为后世医家所习用，亦属温补之剂。

（二）发挥《内经》运气学说

运气学说是《内经》的重要内容，最早见于唐代王冰注释《素问》（又称《重广补注黄帝内经素问》）时补入的七篇大论（天元纪大论、五运行大论、六微旨大论、气交变大论、五常政大论、六元正纪大论、至真要大论）。

北宋时代，由于社会风尚提倡理学，运气学说已在医学领域盛行。所谓五运六气，就是指天有六气，即风、寒、暑、湿、燥、火；地有五运，即木、火、土、金、水；用十干即甲、乙、丙、丁、戊、己、庚、辛、壬、癸配五运，用十二支即子、丑、寅、卯、辰、巳、午、未、申、酉、戌、亥对六气。沈括最先明确提出运气有常有变，所谓"常"是指经常性的、规律性的变化，"变"为异常的、特异性的变化。沈括认为，气候及其病候的出现有常有变，运气所决定的是规律性的气候病候，而在其之外还有特异性的变化；因此在应用运气学说时就不能胶执于定法，不知变通，而应结合其时其地的具体气候病候来加以判断。刘温舒《素问入式运气论奥》（1099）是第一本运气学说专书，阐述运气学说的基本概念和原理，以天干地支与五运六气相配，从干支纪年推定"岁气"，预测气候变化，推断所能发生的疾病和确定治疗原则。

北宋末年，徽宗皇帝赵佶召集全国名医编撰《圣济总录》，书中强调运气和疾病治疗的关系，所谓"六气司岁，五运统岁，五六相合……六十年再周……而天地之气数备焉，终而后始……如环无端，守其数，稽其化……可谓悉矣"（《圣济总录·卷一·运气》）。亦即在60年之间，只要算定岁气以后，自始至终，循环不休，可以预测每年的气候变化，从而断定所能发生的疾病。

而在刘完素行医的时期，运气学说虽很盛行，但是对其认识并不完全一致，以致有些人不能掌握其精神实质，甚至用其来推断社会之盛衰兴亡，论述人之命运等。刘完素认为研究《内经》运气之理应掌握其精髓，结合实际，以阐明医理。他说："世传运气之书多矣，盖举大纲乃学之门户，皆歌诵钤图而已，终未备其体用……俾圣经妙典，日远日疏，而习之者鲜矣"（《素问玄机原病式·自序》）。刘完素更感到当时医籍残缺不齐，时医所习仅限于方剂，不讲究医学理论。他认为"医家之要，在于五运六气"，因而发奋于运气学说的研究。刘完素对这一学说的研究，反映在他的著作中，相关著作按内容可划分如下：

其一，全面发挥运气精义的，以《素问要旨论》为代表作。该书与《素问》七篇大论和《天元玉册》相互发挥，是运气方面的杰作。

其二，以"取象比类"之法，发挥运气亢害承制论，论述识病六气阴阳虚实之理的，以《素问玄机原病式》《黄帝素问宣明论方》《伤寒直格》为代表作。

其三，是依据宋人理学言五运六气，以《素问病机气宜保命集》为代表。

1. 医教要乎五运六气

刘完素称医为"医教"，在《素问玄机原病式·序》中指出"医教要乎五运六气"。他认为："夫医教者，源自伏羲，流于神农，注于黄帝，行于万世，合于无穷，本乎大道，法乎自然之理。"伏羲、神农、黄帝三皇之书，即三坟，是"言大道"的，但以大道为体，常道为用。他指出"医之妙用，尚在三坟"（《素问玄机原病式·序》），但三坟之书"玄机奥妙，圣意幽微，浩浩乎不可测，使之习者，虽贤智明哲之士，亦非轻易可得而悟"（《素问玄机原病式·序》）。因此，他强调医教与儒、道二教结合，以阐释玄机奥妙。因为三坟之书"法象天地，理合自然，本乎大道"，"老氏以精大道，专为道教；孔子以精常道，专为儒教"（《素问玄机原病式·序》），儒、道二教之书，比之三坟之经，"言象义理，昭然可据而各得其一意"（《素问玄机原病式·序》）。他认为"由乎言本求其象，象本求其意，意必合其道"（《素问玄机原病式·序》）。他进而指出："易教体乎五行八卦，儒教存乎三纲五常，医教要乎五运六气"（《素问玄机原病式·序》），医、儒、道虽别为三门，但其道一，可相须以用而无相失。

刘完素认为医教源于三坟大道，"以大道为体，常道为用"（《素问玄机原病式·序》），欲悟大道、明常道，必于五运六气之中探求。他引用《内经》原文曰："夫五运阴阳者，天地之道也，万物之纲纪，变化之父母，生杀之本始，神明之府也。可不通乎？"（《素问玄机原病式·序》）他还引用《仙经》指出："大道不可以筹算，道不在数故也。可以筹算者，天地之数也。若得天地之数，则大道在其中矣。"而"运气者得于道同，盖明大道之一也"（《素问玄机原病式·序》）。因此，刘完素强调"类推运气造化之理"以明医之得失，又云："治不法天之纪，地之理，则灾害至矣。不知年之所加，气之兴衰，虚实之所起，不可以为工矣。由是观之，则不知运气而求医无失者，鲜矣！"（《素问玄机原病式·序》）

刘完素进而强调说："观乎医者，唯以别阴阳虚实，最为枢要。识病之法，以其病气归于五运六气之化，明可见矣"（《素问玄机原病式·序》），指出医家之要在于辨别患者阴阳虚实，而识病之法，分析病气，只有通过运气之化方可了解。因为"天地之气运升降不以，阴阳相感，化生万物矣。其在天者，则气结成象，以为日月星辰也；在地则气化为形，以生人、为万物也"（《素问要旨论·刘序》）。人为万物之灵，人体之奥秘玄机无不符合天地运气造化自然之理，故要准确辨别人体之奥秘，就要知道"天理"，所谓"非天垂象而莫能测也"（《素问要旨论·刘序》）。而运气理论是"祖圣伏羲占天望气，及视龙马灵龟，察其形象而密解玄机……乃以始为文字"(《素问要旨论·刘序》),首先记载于《太史天元册》,后结合医理记载于《内经》,"无不符其天理"。但是,由于"经之所论,玄机奥妙,旨趣幽深,习者卒无所悟,而悟得其意者鲜"(《素问要旨论·刘序》)。因此,刘完素"本乎三坟之圣经,兼以众贤之妙论,编集运气要妙之说",著成《素问要旨论》。"复宗仲景之书,率参圣贤之说,推夫运气造化自然之理,以集伤寒杂病脉证方论之文",著成《黄帝素问宣明论方》。率《内经》所言277字(病机十九条),"绪归五运六气而已","遂以取象比类,详论天地运气造化自然之理",著《素问玄机原病式》以明其意,"虽未备论诸疾,以此推之则识病六气阴阳虚实,几于备矣"。

2. 人与天地运气相应

刘完素认为人体通过脏腑、经脉运行气血,以应天地之五运六气之化。《素问要旨论·卷六·通明形气》曰:"夫天有五运,人有五脏。五脏者,应五行,乃金木水火土,五运者,乃风火燥湿寒,皆应阴阳,天地之道也,万物之纲纪,变化之父母,生杀之本始,神明之府也。"又云:"凡脏腑各主一脉,以为手足三阴三阳十二经脉也,通行荣卫,纵贯百骸,周流而无已矣。"(《素问要旨论·卷六·通明形气》)书中以命门(右肾)为心包络之脏,应于手厥阴之经,主相火而相行君命,合为六脏六腑,以应三阴三阳六气之数。

在疾病发生方面,他指出天地阴阳运行以平为期,无胜衰则无胜复、淫治、灾眚之变;人体脏腑、经脉亦以和平顺畅为要,和则无疾病,不和则生病。《素问要旨论·卷七·法明标本》曰:"夫五行之道,正则和平,而递元相生相济,否则邪生,元相克伐。"而五运六气格局推演的目的是明自然之理、造化物之由、三才之道,以判断自然、生命及疾病变化规律,便于采用有针对性的有效医疗干预措施而保持中正和平的健康状态。

在《素问要旨论》中,刘完素尊《内经》大论之旨,详列五运太过不及、六气司天司地等对应的自然及人体变化，包括五脏本病、十二经脉本病、五运本病、六气本病及六气化为病等。如上下加临，"岁火太过，上临少阳、少阴，火燔爇，水泉涸，物焦槁，病反谵妄狂越，咳喘息鸣，下甚血溢，泄不已，太渊绝者，死不治"（《素问要旨论·卷二·推天符岁会太一天符法》），又提出：虽平气运之年，其用各异，亦有病变可能，病势多较缓和。刘完素认为天地之气上升下降，运气常先，无所不胜，归所同合，"虽云归从而生其病，病生者非其位则变生病矣"（《素问要旨论·卷二·推天符岁会太一天符法》）。故大温发于辰巳，大热发于申未，大凉发于戌亥，大寒发于丑寅，本发于春夏秋冬正位；郁极乃发，待时而作，大纪暴急，其病危，七十五日而发。微者徐，其病相持，一百十五日而发。刘完素强调病之寒热温凉、徐微急暴与天地之气变化的密切联系。

刘完素强调诊病之法合于五运六气之理，医者"必凭闻望问切知其病，总而与天地时日阴阳相合，推其生克而为法"（《素问要旨论·卷七·法明标本》）。诊脉可反映脏腑、经脉之气盛衰，而"凡天之六气所至，则人脉亦应之而至也"（《素问要旨论·卷五·六步气候变用》），故有"天和六脉所至之状"（随六部主客气所至而应见之脉），"地之六脉"（如厥阴风主肝其脉弦），司天不应脉（皆随君火所在乃脉沉不应也），六气六位之脉（左尺阳气之始，太阳寒水之位，肾与膀胱之脉见之；次生木，左关厥阴风木之位，肝胆脉见；次生君火，少阴暑火之位，心与小肠脉见；次生相火，右尺阴气之始，命门与三焦；此生土，右关，太阴湿土之位，脾胃脉见；次生金，右寸阳明燥金之位，肺与大肠脉见，次生水于左尺，周而复始），岁中六步主位之脉（如初之气分，其脉大小长短不等）等。刘完素申明，"大凡脉候神明"，应"天地相参，审其同异，察其胜衰，适气之用，可以切脉之盈虚，断病之祸福矣"（《素问要旨论·卷五·六步气候变用》）。五运六气所应脉法，较之四时之平和脉更为细致，反映了脉以候神、脉以候气之变化的日益深化。

由于人与天地运气相应，刘完素指出："五行造化之理，养生之道也，正则和平，互相济养；变则失常，而克伐戕生"；"密符天机，预防祸患。勿使受邪而生其疾，乃得身安而满其天寿"；"养生之要，内功外行，衣饮药食，诸所动止，应其时候，各有宜否，宜者为之，禁者避之，盛者制之，衰者益之，使气血和平，精神清利，内无邪辟，外没冤嫉，安得有祸患夭枉而至于己矣！"（《素问要旨论·卷八·守正防危》）认为调动各种修行方法，顺应天时所行之体内外变化，以趋利避害、补虚泻实，是保健养生的基本法则，具体实施有药食、针刺及导引之术。

药食方面，刘完素指出当体察药之温热寒凉、升降浮沉，辛散、酸收、甘缓、苦坚、咸软，"适其病之标本，腑脏寒热虚实，微其缓急，而以将其药之气味，随正所宜，而以制其方"（《素问要旨论·卷七·法明标本》）。他在《素问要旨论·卷八·守正防危》"其药食者之法"篇中列出各岁所宜药食性味，以纠正四时之偏。如"上下徵火，宜以咸寒"，"上羽宜苦温，下羽宜苦热"；或以运气加临而论，"必明岁中运气同异、多少而以制之也"；或称"假令风木之胜，多食辛凉制其肝木之胜，少食酸温勿佐木强，多食甘物佐其土衰，以平为期，余皆仿此。五运六气之用，有胜至则以制其胜而益其衰，无胜衰则当明主客异同而以为其法"。客气同宜服主气不相得之化，客气异则可小犯其主之化，邪气反胜其主则可犯其主化，故冬气寒时需厚衣、暖居、饮食宜温，余时同理。又食入五味以养五脏，如"酸先入肝"，五脏得其五味，随其本化，便为五气，"酸化为温，苦化为热，甘化重阴，辛化为凉，咸化为寒"，故气味不可偏食，偏食过久则五脏偏颇而生疾病。

刘完素称："用针者，明脏腑阴阳，调和逆顺，补泻迎随"（《素问要旨论·卷七·通明形气》），认为针刺可治神、养身。他在《素问要旨论·卷八·守正防危》"补泻生脉法"篇中强调"适其气岁，先取化源而以刺之，郁者取而折之，衰者资而益之，强者抑而制之，弱者扶而补之，以平为期，勿使盛衰而生其病矣"。取其化源之法，"是谓先与五常气位未主之前，适其运气胜复之甚兆已张，方可取其化源，而用针补泻也"，如风木将胜，则"苍埃乃见，于林木乃由声，东风数举，雨湿不行，岁星明大，镇星光芒，彰其兆召"，于年前十二月（常位之前）先取其化源，用针泻其木而补其土（抑强扶弱），余者类推。又言六化之源即中封（肝木之源）、通里（君火真心之源）、内关（相火少阳心包络之源）、公孙（脾土之源）、列缺（金肺之源）、涌泉（肾水之源），取化源者，谨候其时，而行针刺补泻之法。"凡取化源者，其气欲旺之前，迎而取之，泻其盛气，勿使行盛而生其疾；补衰之源，勿令受邪而生其疾。"亦可偏取一脏之背俞，"捻定其穴，先以六字气法调和阴阳"，再诊脉知气至而行补泻，且"甲子日子时，乙丑日丑时，丙寅日寅时，丁卯日卯时，补泻最验"。

刘完素认为"无为无事则为清净，乃习道之本，养生之要"（《素问要旨论·卷八·守正防危》），心火纵之则狂，制之则止，故书中主张"常以志意存想丹田，深视内定，则火入水乡，其火息矣"（《素问要旨论·卷八·守正防危》）。在导引养生方面，他认为先圣"自然胎息"乃"达摩胎息至理"，指出要"常降心火于丹田，外境不入，内景不出，泯绝狂虑，一气不散，委于气海"。又引扁鹊法，于冬至、夏至后，各以鼻引清气，闭口不出而炼就阴阳。或遇伤寒初觉，四肢小疾，五脏微疴，则静坐澄心定息，或运心气于所病之所，则病气自散。又以六字气法治五脏积滞，"春不可呼，夏不可呬，冬不可呵，秋不可吁，四时常唏"（《素问要旨论·卷八·守正防危》），"有余则引其子，不足则杀其鬼"（《素问要旨论·卷八·守正防危》）。

3. 详论运气格局推演

《素问要旨论》以歌诀解说和"假令"举例的形式，详细阐述了五运六气格局的推演模式，在遵《内经》运气七篇之旨的同时，对其他发明亦予记载。

《素问要旨论》从彰释玄机、五行司化、六化变用、抑怫郁发、元相胜复篇、六步气候变用、通明形气篇、法明标本篇、守正防危篇等9个篇目，五行生成数、求天运来时法、求五运所交日时法、求六气司天、求司天司地法、求司天司地法、六气司天司地、推大小差郁复、六气六位、六气正化对化、六气主交歌曰、求大寒交司日法、求司天司地日交司、求司天逐年客气、入宫法、四六天交时刻法、求癸丑年交次气法、求三之气少阳相火之分、求四之气太阴湿土之分、求五之气阳明燥金之分、求终之气太阳寒水之分、求六气交客气日辰法、求九宫分野、九宫分野、两感于寒者病、论标本、传病、传病法、五脏病证、推三阴三阳病证歌、七十二候图、求癸丑年七十二候、求月周天法、太阳早晚出入、五形旁通、不及五纪、善郁之甚者治之奈何、六气所胜用药、六气化为病、六气施用、所在旁通、司天之变者、司天之气补泻用药、司天之气、邪反胜天者、司地变者、诸气在泉、邪反胜地之旺、五脏补泻、五脏互换苦急、五脏所宜、司天不应脉、六气脉出现图、十二经本病、五邪生病、五运本病、六气本病、补泻生脉法、其药食者之法等59节，对五运六气的推演模式进行了细致深入的论述，并将疾病的发生与气运的太过和不及联系了起来。

《素问要旨论·卷一·彰释玄机》释夫运、客运、主运。其中"甲乃为夫，己乃为妇"，夫运即太过之运，遵"甲己土运，乙庚金运，丁壬木运，丙辛水运，戊癸火运"经旨，如甲子年土运承天，各主一年。"随乎一岁主一运而太少相次也"，又称"岁中天运"或"司运"。另举甲己为土运，"上半年为甲土运，下半年己土运"，余仿此。其交司之日在大寒前后，太过先至十三日，不及后至十三日。后世亦称"大运""岁运""中运"，但甲己各主半年之说较少见于其他书籍，"夫运"是否为"大运"之误文，亦未得考。

岁中五运各有主客。客运，甲子年为太宫土运，自大寒前十三日交初之运，则太宫土为初运，余依少商金、太羽水、少角木、太徵火次第。主运，逐年自大寒交司日，初木、二火、三土、四金、五水，相生而行。《素问要旨论·卷三·六化变用》载："以年干前二干为初运之客"，主运各随年前交初气日，与此略有区别。其五音太少者，阳年为太，阴年为少，但其寄干者所在之处太少相反，故己巳年反为太宫，丙戌年反为少羽，癸丑年反为太徵，丁未年反为太角，庚辰年反为少商。客运、主运各主七十三日五刻，与大运主治一年相区别，亦称为"小运"。

五运成岁，即察天运所至，确定灾变。阳干合阳支，用事疾速，太过而盛；阴干合阴支，用事徐迟，不及而衰。"阴年不及，遇所克所生者，同化也，乃邪气化度也。阳年太过，运只一化，乃正气化度也。"（《素问要旨论·卷一·客五运太少》）非太过、非不及者为平气运。《素问要旨论》对平气运解释颇详，总以"随运之经言病之寒热温凉，以运气推移上下，加临参合而取盛衰，则可以言其病之形势也"（《素问要旨论·卷二·推天符岁会太一天符法》）。

或以上下干支加临推之。如五运不及之年，胜己者来克之，己气衰而灾，若遇年前大寒时交气时，各月干德符，则各无胜克交灾之生，变为平岁。且天符、岁会、太一天符（太乙天符）、同天符、同岁会、支德符、干德符之类，"此皆是平运之岁也"，则"其运化行皆应期而至，万物生长收藏及人之脉候，皆顺天气而无先后之至也"。若遇太过之岁，虽得符合相助，则其气转盛，必有变矣。《素问要旨论·卷二·推天符岁会太一天符法》言：太过天刑运反平，虽岁运太过而气制之，其化减半，而运反平。

或以脉气及天气时位为判。《素问要旨论·卷五·六步气候变用》云："至春分之前……若得甲子以来，天气温和，是应至而至也。已得甲子，天气大寒者，是至而不至也。未得甲子，天气大寒者，是未至而至也。应至而天气大暄，是至而太过。应至而气反大寒者，是至而不及也。"

《素问要旨论》阐释的六气司天司地及主气客气之法，与《内经》相同，但以"司地"言"在泉"。书中强调甲子为天地阴阳之气之始，"甲应土运，故为五运之君主"（《素问要旨论·卷五·六步气候变用》），子为阳气之首，午为阴气之初，"子午之上，少阴火为六气之主，而为元气之标矣"（《素问要旨论·卷二·五行司化》）。

《素问要旨论·卷三·六化变用》传"马宗素述黄帝玉甲，金钥机要传病法"，运与支同的岁会"得病皆重，年月时同皆仿此"，运、气、支三同的太一天符"九死一生，年月日时并同"。可知，干支甲子实为天地之气运升降与阴阳相感化生的论理工具，故《素问要旨论》引入"年月日时同皆仿此"的观念，突破了仅以五运六气探讨全年或四时的天地阴阳及民病变化的限制，其开创性对后世产生影响。

《素问要旨论·卷五·六步气候变用》中亦阐明："凡天地淫胜，不必皆然。随气胜衰，变生其病。……推其至理，命其所在而可征矣"，格局推演仅为推算模式，具预测提示功用，重在透彻阴阳变化之理、观察天地与人体的变化征象，知其常而御其变。

此外，《素问要旨论》记载有求天运来时法、求五运交司日法、求大寒交司日法、求司天司地日交司等甲子推演算法，总以大唐麟德元年甲子岁（664）正月一日己酉朔为基准，至金代明昌四年癸丑岁（1193），按年月日及交司时刻计算其数，得其确切干支甲子。此计算方法虽显繁复，但易于理解，结果确切。书中癸丑岁记为大金明昌三年、四年不一，考《万年历谱》金章宗完颜璟明昌元年为公元 1190 年，癸丑当为明昌四年。

4. 发挥亢害承制论

亢害承制，是《素问·六微旨大论》所论"亢则害，承乃制，制则生化，外列盛衰，害则败乱，生化大病"思想的概括，属运气学说的主要内容，是指六气变化过程中所表现的一种内在的调节机制，即六气过亢，失制则害物，相互承制则生物。《素问·六微旨大论》从运气学说的角度，对六气相承的自然现象做了具体的论述，指出："相火之下，水气承之；水位之下，土气承之；土位之下，风气承之；风位之下，金气承之；金位之下，火气承之；君火之下，阴精承之"。

刘完素对运气中的亢害承制理论有精深的研究和独到的见解，并以此来解释人体病变中本质与现象的内在联系。他认为五运六气间的相互承制，是维持自然界各种事物正常运动的必要条件，所以他说："夫五行之理，甚而无以制之，则造化息矣"（《素问玄机原病式·寒类》）。在自然界中，"风木旺而多风，风大则反凉，是反兼金化，制其木也；大凉之下，天气反温，乃火化承于金也；夏火热极而体反出液，是反兼水化制其火也"（《素问玄机原病式·寒类》）。由于承制关系的存在，运气才能正常行令，气候才不致太过或不及，万物才能生化不息。他用"取象比类"的说理方法，从天气的承制，联系到人体脏腑的生理、病理变化，说明由于这一承制关系的存在，脏腑之间才能维持正常的生理功能。人体"皆备五行，递相济养，是谓和平；交互克伐，是谓衰盛，变乱失常，患害由行"（《三消论》）。即人体和自然界万物相同，都存在亢害承制的道理。"殊不知一身之内，寒、暑、燥、湿、风、火六气，浑而为一，两停则和平，一盛一衰，病以生也。"（《伤寒直格·卷中·伤寒总评》）内生六气失去承制关系所出现的盛衰变化，则是人体的基本病理机制。如心火过胜时可以影响肺金，而作为肺金之子的肾水，又能制约火的偏胜以资助肺金，这样互相依存、互相承制，才能维持脏腑之间的协调统一，从而维持正常的生理活动。如果这种关系一旦遭到破坏，也就是一气偏亢，而他气不能制约时，就将发生病变。如心火过亢而克制肺金，肺金不能生肾水，肾水不能制心火，火多水少，就会形成热病；相反，就会形成寒病。此即他所说："是以水少火多，为阳实阴虚而病热也；水多火少，为阴实阳虚而病寒也。"（《素问玄机原病式·火类》）正因如此，所以他在解释病机时，往往运用亢害承制的理论加以分析，如其论吐酸云："酸者，肝木之味也，由火盛制金，不能平木，则肝木自甚，故为酸也"（《素问玄机原病式·热类》）。这里，刘完素所言承乃指五行中的相克属正常的生理活动，制则是五行中相侮的异常变化，与《素问·六微旨大论》所言含义稍有区别。

刘完素多次提到"兼化"，其义有二：其一，"兼化"是一种自然之理，他说："然而兼化者，乃天机造化，抑高之道，虽在渺冥恍惚之间，而有自然之理，亦非显形而有气也。病虽为邪，而造化之道在其中矣"（《素问玄机原病式·寒类》）。其二，在人体内部，如果承制关系遭到破坏，就会产生病理变化。由于五运六气偏亢过极，破坏了它们之间的正常承制关系，往往会出现本质与现象不一致的情况，而呈"胜己之化"的假象，亦即"兼化"之象。刘完素称："五行之理，微则当其本化，甚则兼有鬼贼，故经曰亢则害，承乃制也。"（《素问玄机原病式·热类》）亢害为其本质，兼化乃其假象。"所谓木极似金，金极似火，火极似水，水极似土，土极似木者也。故经曰：亢则害，承乃制，谓己亢过极，则反似胜己之化也。俗未之知，认似作是，以阳为阴，失其意也。"（《素问病机气宜保命集·自序》）之所以出现假象，则是由于己亢过极，胜己一方承而制之所致。因此，假象的出现也就表现出相应的规律性，如湿气过极而见筋脉强直，即"土极似木"，《素问玄机原病式·湿类》曰："诸痉强直……亢则害，承乃制，故湿过极，则反兼风化制之。然兼化者，虚象，而实非风也"。风气过极而见津枯液燥，即木极似金，是风木为病，反见燥金之化；金气过极而见烦渴口疮等热象，即金极似火；水气过极而见坚痞腹痛等，即水极似土；"病热过极而反出五液，或为战栗恶寒，反兼水化制之"（《素问玄机原病式·寒类》），即火极似水。刘完素因此告诫人们对于这种"胜己之化"所致的假象，在诊断上要详加辨识，不能"认似作是，以阳为阴"。治疗上，他说："其为治者，但当泻其过甚之气以为病本，不可反误治其兼化也。"（《素问玄机原病式·寒类》）否则，就会危及生命，如其云："不治已极，反攻王气，是不明标本，但随兼化之虚象妄为其治，反助其病而害于生命多矣"《素问病机气宜保命集·卷上·病机》）。故而刘完素始终运用"亢害承制"理论阐释病机，对研究中医病机学有重要的参考价值。如解释诸痉强直属湿主，是因为"筋劲强直而不柔和也。土主安静故也。阴痉曰柔痉，阳痉曰刚痉，亢则害，承乃制，故湿过极，则反兼风化制之也。然兼化者虚象，而非实风也"（《素问玄机原病式·湿类》）。又如解释"或疑疮疡皆属火，而反腐烂出脓水者，何也？"（《素问玄机原病式·五运主病》）为"火热过极，则反兼于水化"（《素问玄机原病式·五运主病》），类似这样的例子还有很多。

　　李中梓《删补颐生微论·卷一·医宗论》说："刘完素撰述《六书》，发明亢制之理，洞如观火，然偏主于热，岂能尽六气之变乎。"近人姜春华说："河间提倡'亢则害，承乃制'，在治疗上作为预防措施，用药上考虑如何使之不要过亢，防止产生下一步的问题。薛时平注'亢者过极也，害者害物也，承犹随也，虽谓之随，而有防之之义也'。河间独立于心火之亢，而未及其他亢盛，虽然他经常提到'亢则害，承乃制'，可是实际上只有火亢，并无其他之亢。"必须指出，刘完素所讲的"亢害承制"，与《内经》所说的"亢则害，承乃制，制则生化"是有区别的，《内经》是说五行以更胜而相平，在正常情况下，假如一气偏亢为害，则所承者起而制之，承制的关系是起自然调节作用。有亢必有承，既然看到亢害的一面，必然也会看到承制的一面，如"热极生寒""寒极生热""重阴必阳""重阳必阴"之类。刘完素所讲的"亢害承制"，实际上只是指出六气病变在亢盛到一定程度时，虽然出现一种假象，但它的主因还是亢害，而不是亢害已经得到了承制。假如亢害已得到承制，病情应见好转，或则制之过甚，病变的性质已经转化到相反的一面，不会只是一种现象。所以刘完素在《内经》"亢则害，承乃制"的基础上，从现象中认识本质，抒发了自己的独特见解。总之，刘完素不仅对病理现象及病候的真假疑似做了深刻的论证，阐发了中医病机理论，而且在诊断学和治疗学上亦给予了重要的启示。

5. 取小运阐发医理

论及运气，五运有大有小，六气有主有客。大运统治一年，小运各治七十二日。主气位置固定不移，客气年年变换，并有客主加临之变。

刘完素早期著作中多言大运，在晚年著作中多言小运，并以此阐发医理，这完全是他经过长期临床观察，深思熟虑的结果。因此，一般学者认为刘完素不依《素问要旨论》大运为说，而从《素问玄机原病式》小运而言。

刘完素在中晚年论证发病时，未采取干支纪年与运气相配的方法，而是有取舍地汲取运气学说。其云："所谓四时天气者，皆随运气之兴衰也。然岁中五运之气者，风、暑、燥、湿、寒，各主七十三日五刻，合为期岁也。岁中六部之主位者，自大寒至春分属木，故温和而多风也；春分至小满属君火，故暄暖也；小满至大暑属相火，故炎热也；大暑至秋分属土，故多湿阴云雨也；秋分至小雪属金，故凉而物燥也；小雪至大寒属水，故寒冷也。"（《素问玄机原病式·热类》）所以元代医家薛时平在《注释素问病机原病式》时说："五运有大小，六气有主客……主气有定位之常，客气有加临之变。为民病者小运主气，断然可凭，不中亦不远，其人受客气，经虽有言，难于准用。守真所以独取小运主气，而不及大运客气者，诚有见乎此也。"这种一岁之内按季节，或节气论说发病规律的特征，正是《素问》除七篇大论之外的各篇中的主体思想。年复一年，四季的变化确实存在着基本不变的规律性，流行病、多发病也表现出一定的规律性。联系实际，小运主气基本按季节划分，反映一年二十四节气的气候变化对人体的影响，能够符合一般发病规律，比较明确可信。如麻疹、流脑多发生于冬春季节，白喉多在秋末春初发生，乙型脑炎、痢疾都在夏秋间盛行，其他疾病也有季节性的变化。然而小五运的本质仍旧是着眼于支配发病属性的自然因素，不是讨论个体的差异与个性。而刘完素的晚期著作虽然大量引用《素问》七篇大论的文字，也确有"司天""在泉"之说，同时一再强调："医教要乎五运六气……不知运气而求医无失者鲜矣"，但实际上他在论述疾病属性时，已经完全脱离了与时间坐标的固定联系，仅仅是将临床所见的千变万化的症状，归于五运与六气，这里的五运与六气都不过是各种症候群的抽象名词而已，其实质是病因、病理学。

（三）阐发伤寒学说

对"伤寒"的最早论述见于《内经》。《素问·热论》曰："夫热病者，皆伤寒之类也"，"人之伤于寒也，则为病热"，并创伤寒六经辨证纲领："伤寒一日，巨阳受之，故头项痛，腰脊强……六日厥阴受之，厥阴脉循阴器，而络于肝，故烦满而囊缩。"此后，《难经》、孙思邈《备急千金要方》、张仲景《伤寒杂病论》、王叔和《伤寒例》、庞安时《伤寒总病论》、朱肱《南阳活人书》、成无己《注解伤寒论》等医著中，对伤寒学说有不同角度的阐发。

刘完素对《内经》伤寒学说，在继承之中有发扬，形成了自己的特色。刘完素有关伤寒的专论，见于《黄帝素问宣明论方·伤寒门》《素问病机气宜保命集·卷上·伤寒论篇》《保童秘要·伤寒篇》《伤寒直格》《伤寒标本心法类萃》等。其特点如下：其一，以《内经》为宗，明确提出伤寒为热病，六经传受，都是热证。其二，对整个病程，都是从热证、实证论述。反复申述阴阳训表里，不训寒热。其三，以运气理论分析病情，贯穿着"六气皆从火化"的主张，尤其注意火极似水、亢害承制的变化。其四，指出热病传变，因病情发展迅速，往往出现合病、并病、表里同病；虽然前人以三日前后分表里，但不能拘执于此，应以病情的浅深缓急为准，尤注意一个"极"字，是符合急性传染性热病特点的。其五，治疗方面，初起即用辛凉方法，双解、通圣，表里兼治。或辛寒以开郁散表，发汗药避用温热；或苦寒以通结攻里，提倡下之宜早、宜急、宜多，为热病之治，以及后来温病学的发展，大开法门。虽然，亦提出了"养水泻火"的方法，但用药仍是以泻火为主，泻火即所以养水，与后世常用的甘寒或咸寒以养水者，不尽相同，重点还是着眼于热证实证，急病急攻。

1."伤寒"即"热病"

刘完素依据《内经》指出："夫热病者，皆伤寒之类也。"（《伤寒直格·卷中·伤寒总评》）认为"伤寒"是指热病，"伤寒"与"热病"名不同而实同。刘完素明确指出，之所以将热病称之为"伤寒"，在于"其寒邪为害至大，故一切内外所伤，俱为受汗之热病者，通谓之伤寒也。一名大病者，皆以为害之大也"（《伤寒直格·卷中·伤寒总评》）。他很尊重张仲景和《伤寒论》，称其为"亚圣""要道"，但认为仲景所论"伤寒"是指"外伤于寒邪"之病，为了与其他邪气致病相区分，仲景命此为"伤寒"。他说："以至仲景直言伤寒者，言外伤之寒邪也，以分风、寒、暑、湿之所伤，主疗不同，故只言伤寒，而不通言热病也。"（《伤寒直格·卷中·伤寒总评》）由此可知，刘完素所论伤寒与仲景所论伤寒在疾病范畴上完全不同，刘完素完全宗《内经》之意。

刘完素明确指出，四季都会发生伤寒，因在不同季节发病而有不同称谓，春曰温病，夏曰热病，秋曰湿病，冬曰伤寒。其云："伤寒者是随四时天气春温、夏热、秋湿、冬寒为名，以明四时病之微甚，及主疗消息，稍有不等，大而言之则一也，非为外伤及内病有此异耳。"(《伤寒直格·卷中·伤寒总评》)认为伤寒乃指一切热病，其四时之称谓不同，在于表明"四时病之微甚"，而并非特指外伤及内伤之别。

刘完素明确指出"伏寒致病"的机制，在于"内生怫热"后，在外界诱因之下，在不同季节发病。如春变为温病，夏变为热病，秋变为湿病，冬变为正伤寒病而已，并非寒气潜伏在体内，本身转化为热气。其云："或云冬伏寒邪于肌肤骨肉之间，至于春变为温病，夏变为热病，秋变为湿病，冬变为正伤寒病者，及名冒其寒，而内生怫热，热微而不即病者，以至将来阳热变动，或又感之而成热病，非谓伏其寒气，而反变寒为热也。"(《伤寒直格·卷中·伤寒总评》)

可知，刘完素所论为广义伤寒，其对伤寒的研究角度不同于仲景等前世医家，而是开拓了另一种思路，这对后世伤寒研究以及治疗有深远的影响。张从正十分推崇刘完素的伤寒学说，在《儒门事亲·卷二·攻里发表寒热殊途笺》中言："千古之下，得仲景之旨者，刘河间一人而已。"

2. 以运气理论阐释伤寒

刘完素非常重视运气理论，运用运气理论系统阐述了伤寒为热证之由。他认为："大凡治病，必先明标本……六气为本，三阴三阳为标，故病气为本，受病经络脏腑谓之标也"(《素问玄机原病式·火类》)，治病应以病气为本。关于"伤寒"，他依据《内经》指出："夫热病者，皆伤寒之类也。《内经》既直言热病者，言一身为病之热气也。"(《伤寒直格·卷中·伤寒总评》)热气为伤寒之本，因而"六经传受，自浅至深，皆是热证，非有阴寒之病"(《伤寒直格·序》)，并称为"热病"。

刘完素论广义伤寒，但在阐释伤寒为"热证"时，主要针对外感寒邪之热证进行阐发。外伤于寒邪，为何会形成热证？外伤于寒邪，为何会"病热气"？刘完素从"阳气怫郁"角度指出："寒主闭藏而腠理闭密，阳气怫郁不能通畅，怫然内作，故身热燥而无汗。"（《伤寒直格·卷中·伤寒总评》）寒邪袭表，导致腠理闭塞，阳气被郁不能外达，郁而化热。刘完素认为，伤寒病热的来源，主要由郁而致。他以自然界为喻指出："水本寒，寒极则水冰如地，而冰下之水反不寒也，冰厚则水温，即闭藏之道也。或大雪加冰，闭藏之甚，则水大温而鱼乃死也。"（《素问玄机原病式·热类》）寒邪侵袭人体而病热亦是这个道理，"盖寒伤皮毛，阳气怫郁不能通畅，则为热也"（《素问玄机原病式·热类》）。

如身热恶寒一证，《伤寒论》最早以表寒为病机进行论述和治疗。刘完素认为身热恶寒均属热证，对表寒证之说提出异议。其云："身热恶寒，此热在表也，邪热在表而浅，邪畏其正，故病热而反恶寒也。或言恶寒为寒在表，或言身热恶寒为热在皮肤，寒在骨髓者，皆误也。"（《素问玄机原病式·热类》）同时，他又引仲景治法曰："身热恶寒，麻黄汤汗之，汗泄热去，身凉即愈，然则岂有寒者欤？"（《素问玄机原病式·热类》）仲景麻黄汤证，宋前均认为是风寒之邪在表。刘完素则认为是表热证而非表寒证，应用麻黄汤的目的在于辛温开冲表之玄府，玄府一开，表热随汗而泄。

刘完素认为，"经言此六经传受，乃外伤于寒而为热病之大略，主疗之要法"（《伤寒直格·卷中·伤寒总评》），《内经》所言伤寒六经辨证纲领是针对外感寒邪之热证。他进一步分析六经病证，对其热证形成机制进行了详尽阐述。在阐述热证形成机制时，他多引用亢害承制论。指出亢害承制，乃造化自然之道。运气之间的相互承制，是维持人体动态平衡的必要条件。脏腑六气如果亢盛到一定程度而破坏了正常的承制关系，就会产生病理性变化，出现本质与现象不一致的情况。如病湿过极则为痉，是反兼风化制之；病风过极则反燥，筋脉劲急，是反兼金化制之；病燥过极则烦渴，是反兼火化制之；病热过极而反出五液，或为战栗恶寒，是反兼水化制之；病寒过极则血脉凝泣，坚痞腹满，是反兼土化制之。尤其病热过极，在伤寒病最为紧要。过极是邪气之过甚，是为病本；兼化则为虚象，或者假象，即真热假寒之变。其中，"火热过极，则反兼水化制之"是刘完素论证外感寒邪致热证的关键依据，在论述伤寒六经病的病机时时常运用。

如伤寒阳明病，热极则日晡潮热，甚则不识人，循衣摸床，独语如见鬼状，法当大承气汤下之；若大便不黑者易治，黑者难治。这是"火热过极，则反兼水化制之，故色黑也"（《素问玄机原病式·热类》）。这种阳明病大便色黑，确为危候，热甚迫血，每属伤寒坏病的见症，甚至有生命之险，但《伤寒论》没有交代。

如战汗，"伤寒病日深，表证已罢，而热入于里，若欲作大汗，则阳气必须出之于外，郁极乃发，而阳热大作于里，亢则害，承乃制，故为战栗。而后阳气出之于表，则热作而腠理开，大汗泄而病气已矣。"（《素问玄机原病式·热类》）这种战汗，是表之阳气与邪热并甚于里，热极而水化制之，所以寒战，而且汗出并非属于寒证。

如伤寒热极而发厥，亦是阳气怫郁，不能宣行，蓄聚于内，而不能营运于四肢，则手足厥冷，谓之阳厥。故仲景曰：热深则厥亦深，热微则厥亦微。又曰：厥应下之。（《伤寒论》335条）这种热甚则烦，并非热证变为寒病，而是一种亢害承制的现象，所谓"火极似水"。

3. 阴阳训表里，不训寒热

宋代朱肱精研伤寒，著《南阳活人书》，对伤寒学说颇多阐发。其论伤寒，宗《内经》而指热病，但从寒证（阴证）、热证（阳证）解释三阴三阳之证，并认为三阴三阳为足之三阴、三阳经络为病。刘完素以《内经》为据予以驳斥，他说："且《素问》伤寒直云热病，诚非寒也，其三篇名曰

《热论》《刺热篇》《评热病篇》及诸篇明言为热，竟无寒理，兼《素问》及《灵枢》诸篇运气造化之理推之，则明为热，诚非寒也"（《伤寒直格·卷中·伤寒总评》），说明伤寒无寒病。那么三阴病如何解释呢？刘完素在深刻理解作为对立双方的阴阳概念的基础上，指出划分阴阳不能以寒热属性而分，当以表里部位而分。其云："辨伤寒阴阳之异证者是以邪热在表，腑病为阳，邪热在里，而脏病为阴也。"（《伤寒直格·卷中·伤寒总评》）明确地对朱肱《南阳活人书》提出异议说："古圣训阴阳为表里，惟仲景深得其旨。厥后朱肱奉议作《活人书》，尚失仲景本意，将阴阳字释作寒热，此差之毫厘，失之千里。"（《伤寒直格·序》）这样一来，一反朱肱以寒热分阴阳而为表里分阴阳，认为火热在表为阳，火热在里为阴，为明确伤寒六经病机均属热，在理论上铺平了道路。不仅如此，他还进一步引证说："《甲乙·热论》云：有手足太阴热病，有手足少阴热病，有手足厥阴热病。《热论》其三阴三阳，五脏六腑皆受病，荣卫不行，五脏不通，则死矣。未尝则传足经不传手经。"（《黄帝素问宣明论方·卷五·伤寒门》）此既指出三阴有热病，又对朱肱的三阴三阳为足之三阴、三阳经络为病之说提出了质疑。

刘完素在《伤寒直格》中，系统阐述了对伤寒表、里证和六经传变的认识。马宗素在《伤寒直格》序中云："守真深明《素问》造化阴阳之理，比尝语予曰：伤寒谓之大病者，死生在六七日之间。经曰：人之伤于寒也，则为病热。古今亦通谓之伤寒热病。前三日，太阳、阳明、少阳受之，热壮于表，汗之则愈；后三日，太阴、少阴、厥阴受之，热传于里，下之则痊。六经传受，自浅至深，皆是热证，非有阴寒之病。"伤寒虽然其发病多端，但总应辨证论治。其云："亦有一时冒寒而便为热病者，或感四时不正乖戾之气，或随气运兴衰变动，或内外诸邪所伤，或因他病变成，或因他人传染皆能成之，但以分门随证治之耳。"（《伤寒直格·卷中·伤寒总评》）

其分门之法，即六经。太阳热证为头项痛，腰脊强；阳明热证为身热、目疼、鼻干，不得眠；少阳热证为胸胁痛、耳聋；太阴热证为腹满、咽干；少阴热证为目燥、舌干而渴；厥阴热证为烦满、囊缩。刘完素明确指出《内经》六经辨证纲领是针对热病的辨证方法，三阴三阳是热（内生之怫热）在表里之别，三阳为表热，三阴为里热。在治疗上，表热可汗而已，里热当下而愈。如此对六经一一列举阐发。这些观点完全源自《内经》，但与仲景《伤寒论》大相径庭。所以后人有"外感宗仲景，热病用河间"（《明医杂著·卷一·医论》）之说。

4. 详辨伤寒表里证

刘完素详细阐述了伤寒表里证的症状：热在表，表现为身热，此外浑身疼痛拘急，表热恶寒而脉浮；热在里，表现为引饮（烦渴）或小便黄赤；此外尚有引饮、谵妄、腹满实痛，发热而脉沉者；表里俱热者，表现为身热、饮水或小便黄赤；表里皆无热者身凉不渴，小便清白；热在半表半里者，表现为胸胁痞痛或呕，而寒热往来，脉在肌肉，不浮不沉，则邪热半在表、半在里也。

同时，刘完素还指出："经以热并于里之阴分，则为阴胜而发寒；热并于表之阳分，则为阳胜而发热也。俗未知其为表里之阴阳，而妄为寒热之阴阳，故皆失《内经》之本旨也。"（《伤寒直格·卷中·伤寒总评》）阐发了表里证症状产生的机理。如"伤寒之寒热者，恶寒为表热里和，故脉浮；发热为里，表气不虚，故发热而脉沉实也。气并、不并，故寒热相反而有微甚也，热并则甚，不并则微也。"（《伤寒直格·卷中·伤寒总评》）"夫邪热在表而浅，邪微而畏正，故病热而反憎寒也。寒则腠理益闭而怫热益加故也。邪热在里而深，邪甚则不畏于正，物盛其极，故不恶寒而反自恶热也。"（《伤寒直格·卷中·伤寒总评》）"半在表、半在里，进退无常，则寒热往来也。寒多，为表多，脉稍浮；热多，为里多，脉稍沉也。"（《伤寒直格·卷中·伤寒总评》)"诸病寒热并同,惟疟疾反此。由表之正气与邪热并之于里,表气虚而里热实,亢则害,承乃制,故里之火热极甚,而反兼寒水之化制之,故病热极而反寒战也。临汗而战及诸战皆然,寒战为里热表虚故也,饮水而脉微不见也。里之正气与邪气并出于表,则表热里虚,是以烦热汗出而脉浮也。"(《伤寒直格·卷中·伤寒总评》)

5. 阐发传染性伤寒

仲景之时,虽有疫气流行,然纵观《伤寒论》六经条文,未提及疫气,《伤寒例》中有"时行之气"的论述。隋唐之时,提出"乖戾之气",人感之则"多相染易"。在传染途径上,提出"食注"说。刘完素在前人基础上,将传染说向前推进了一步。在《伤寒直格》卷下"伤寒传染论"、《伤寒标本心法类萃》卷上"传染"中,明确指出:"夫伤寒传染之由者,因闻大汗秽毒,以致神狂气乱,邪热暴甚于内,作发于外而为病也,则如《西山记》曰:近秽气而触真气。"并述孙思邈、钱仲阳书有类似的记载,均为传染病的外在因素。他指出传染因子为"秽毒"。传染途径上,提出呼吸道传染和接触传染两途,前者主要是"因闻大汗秽毒",后者为"多染亲属、忧戚、侍奉之人",对接触传染有了比较确切的认识。这些认识在前人消化道传染的基础上,完善了传染病的传播途径,启发了吴有性戾气为病、传自口鼻之说。他亦十分注意传染的内在因素,即"劳役者,由其神气怯弱,易为变乱故也",强调"邪之所凑,其气必虚"。

6. 创伤寒辛凉治法

刘完素在论证伤寒为热病的基础上,明确提出既言伤寒为热病,只能作热治,不能从寒治;邪热在表,腑病为阳;邪热在里,脏病为阴,对相应治法及方剂进行了发明。刘完素发明之治疗伤寒热病之法,可归纳为如下几个方面。

（1）表里双解法

《素问·热论》云："未满三日者，可汗而已，其满三日者，可泄而已。"这是热病的治疗总则。但刘完素在《伤寒直格》中指出，这是大体言之，病情变化错杂，不能拘执于此。张仲景早已论及，如太阳病，脉浮紧，无汗发热，身疼痛，延至八九日不解，表证仍在，还当发其汗，宜麻黄汤；相反，少阴病，得之二三日，口燥咽干者，又当急下之，宜大承气汤。刘完素认为，张仲景以邪气浅深为主，而不执于三四日汗泄之定法，何况内外皆扰，表里俱热，更不能用辛温大热之剂了。因此他指出，对于表里俱热，应发表与攻里共用，所以创制双解散、防风通圣散等辛凉之剂。观其对于双解散、防风通圣散所治诸病，可以说是风、寒、暑、湿、燥都从火化之证，很难归属于某一经；而用辛凉方法，开通结滞，解郁泄热，给邪出路，完全恰当，所以它能广泛地适应于大流行的热病，而且迅速见效。

（2）汗法

关于汗法，刘完素反复申述发汗的机理，认为伤寒发热是阳气怫郁，即由于腠理闭密，结滞壅塞而气不通畅，怫热内作之故。所以能令汗出者，是使怫郁结滞者复得开通，则热蒸而作汗。如桂枝汤、麻黄汤之类辛甘热药，能够发散者，以其力强，开冲风热结滞，腠理开通，则汗泄热退而愈，并不是以热散寒的过程。所以这些药物，有验者，但亦有不中效，反而加害者，是因为以热治热，其病益甚。因此刘完素强调善用桂枝汤、麻黄汤者，须加寒药，如佐以黄芩、石膏、知母、柴胡、地黄、芍药、栀子、茵陈、葱白、豆豉之类用之。这样就成为辛寒发散之剂，能更适宜于伤寒热病的病情。因此，一切怫热郁结者，不必止以辛甘热药。

又如，"热病半在表，半在里，服小柴胡汤寒药，能令汗出而愈，热甚服大柴胡汤下之，更甚者，小承气汤、调胃承气汤、大承气汤下之；发黄者，茵陈蒿汤下之；结胸者，陷胸汤、丸下之。此皆大寒之利药，反能中病，以令汗出而愈者。可见中外怫热郁结，燥而无汗，不必皆由辛甘热药为阳，而能开发汗出；何况或病微者，不治亦能自然作汗而愈。所以能令作汗之出者，但怫热郁结复得开通，则热蒸而作汗。凡治上下中外一切怫热郁结者，都是如此"（《素问玄机原病式·热类》）。证之临床，很多证候治疗见效，最终都是微微汗出病解。所谓里气通而表气亦和，因此汗法确实不能拘于辛热发汗之一端。

（3）下法

关于伤寒下法，刘完素讲得更为具体。如其言大法表证已罢，热传于里，即宜下之，热除则愈，宜调胃承气汤；此之失下，怫热郁结，热极则危亡而死。又说：病在里，脉沉实，即当用大承气汤下之。一法，无问风寒暑湿，有汗无汗，但有可下诸证；或表里两证俱不见，而病日深，但目睛不了了者；或腹满实痛者；或烦渴，或谵妄，或狂躁，喘满者；或蓄热极深而将死者，宜大承气汤下之，或三一承气汤下之尤良。或两感势甚者，通宜解毒汤加大承气汤下之；热不退者，宜再下之。虽然古人有三下之而热不退者死之说，但实际有按法下四五次，利一二十行，热方退而得活者。如其失下，热极而身冷脉微，则将昏冒而死。所以，善开郁结，怫热峻疾得利，而效至大，设末痊除而亦难再结者，当推大承气汤；缓下、急下，善开发而难郁结，可通用者，亦是大承气汤为最妙。（见《伤寒直格·卷中·伤寒总评》）

刘完素认为无问伤寒杂病，内外一切所伤，日数远近，但见腹满咽干，烦渴谵妄，心下按之硬痛，或热甚喘咳，闷乱，惊悸，癫狂，目疾，口疮，舌肿喉痹，痈肿疮疡，斑疹惊风，热极抽搐等症，脉数沉实者，悉宜下之，并可用三一承气汤。否则，热不退，蓄积内甚，阳气怫郁，不能营运于身，热势越深，内真热而外假寒，有残阴暴绝，阳气后竭之危！如此云云，充分反映刘完素对于下法，特别重视，凡挽救伤寒热病之危急者，都赖于此。

（四）补充病机理论

刘完素非常强调诊治疾病中对病机的认识。其言"病机者，寒、暑、燥、湿、风、金、木、水、火、土，万物悉自此而生矣。故谨察病机之本，得治之要者，乃能愈疾"（《素问病机气宜保命集·卷上·气宜论》）。

刘完素病机分析方法的主要特点是，以五运六气之风木、暑火（热）、湿土、燥金、寒水为总纲，将人体之病证的变化机制加以概括。概括的方法即是借助五行"取象比类"，将五脏与六气的五行属性相同的疾病归属到一起，如风病归于肝，燥病归于肺，火热病归于心，湿病归于脾，寒病归于肾。"病机十九条"中的五脏诸病，被归纳为"五运主病"，如诸风掉眩，皆属肝木等。并增列"诸涩枯涸，干劲皴揭，皆属于燥"一条，而成为"六气为病"一类。创造性地运用五运六气作为疾病的分类纲领，贯通五运六气、脏腑经脉之变，分为11类疾病，纲举目张，执简驭繁。同时还将五脏发病与六气为病相对应，分析认识各种各类复杂的病证。

刘完素的病机学说有三个特点：其一，取象比类，评论天地运气造化自然之理，并以此推论人体发病原因和机理。其二，强调"医者唯以别阴阳虚实最为枢要妙"，而识别阴阳虚实的方法，则应"以其病气归于五运六气之化"。其三，增设"燥"气的病机条文。《素问·至真要大论》云："谨守病机，各司其属。有者求之，无者求之，盛者责之，虚者责之。必先五胜，疏其血气，令其条达，而致和平，此之谓也。"《素问》病机十九条，从复杂的病情中加以分析归纳，由博返约地指出一种辨证求因的方法。刘完素依据经论推演而著《素问玄机原病式》一书，触类旁通。

当然，如此论病机，有医家议其偏颇。如楼英、张介宾等，主要责其没有全面论述《内经》病机的"盛虚有无"四字，而仅以气宜一端论病机，这就未免偏执。但不可否认，刘完素是根据当时的社会背景及临床所见，从《内经》所谓"不知年之所加，气之盛衰，虚实之所起，不可以为功矣"的论点出发的。

1. 五运六气病机论

刘完素继承了《内经》病机之说，创造性地运用运气学说，并赋予其新意。他认为人体之内"六气浑而为一，两停则和平，一兴一衰，病以生也"(《伤寒直格·卷中·伤寒总评》)。因此，指出"不明六气五行之所宜，气味之厚薄，所用人身为病之所由，而能必获其效者，鲜矣哉"(《素问病机气宜保命集·卷上·气宜论》)。刘完素认为，不但自然界的运气变化依五行的生克制化规律发生演变，而且人体"一身之气，随四时五运六气兴衰，而无相反也"(《素问玄机原病式·热类》)。因此，提出辨识病证阴阳虚实，应"以其病气归于五运六气之化"。于是，他以五运六气作为纲领，以取象比类的方法，天人相应的观念，对人体各种常见病证进行了系统的归纳，将其分为五运主病与六气为病两大类，并借五运六气的属性及其变化学说，对疾病的本质和外现的症状之间的内在联系进行了深入分析。

刘完素以五运六气作为纲领，对人体各种常见病证进行了系统的归纳，其所论病证已大大超出了《素问》病机十九条的内容。那么刘完素所论究竟有无依据？是否如他所言"正文二百七十七字散见于《素问》及王太仆注，刘守真撮其要以述此编"(《素问玄机原病式·六气为病》)？闫珂将《素问玄机原病式》中所见病证与《素问》进行了——对校，并从《素问》原文及王冰的注文中为刘完素的立论找到了依据。

《素问玄机原病式》病证与《素问》病机十九条对照表

		《素问》病机十九条	《素问玄机原病式》	《原病式》扩大病证的理论依据
厥阴	肝（木）风	诸风掉眩，诸暴强直	诸暴强直，肢痛，软戾，里急，筋缩	厥阴所至为风生……厥阴所至为里急……痉。王冰注：筋缩。故急。（《素问·六元正大纪大论篇第七十一》）
	心（火）	诸痛痒疮	诸痛痒疮	少阴之复，懊热内作……暴喑心痛。（《素问·至真要大论第七十四》）
少阳	火	诸热瞀瘛，诸禁鼓栗，如丧神守，诸逆冲上，诸躁狂越，诸病胕肿，疼酸惊骇	诸热瞀瘛，暴喑，冒昧，躁扰，狂越，骂詈，惊骇，胕肿，疼酸，气逆冲上，嚏呕，疮疡，喉痹，耳鸣及聋，呕涌溢食不下，目昧不明，暴注，䐜疭，暴病暴死	少阳所至为惊躁，瞀昧，暴病……少阳所至为喉痹，耳鸣，呕涌。少阳所至为暴注，䐜疭，暴死。王冰注：涌，谓溢食不下也。（《素问·六元正大纪大论第七十一》）收伯曰：阳盛则使人妄言骂詈不避亲疏而不欲食。（《阳明脉解篇第三十》）岁火太过，炎暑流行……嚏呕目眩。（《素问·气交变大论第六十九》）
少阴	热	诸胀腹大，诸病有声，鼓之如鼓，诸转反戾，水液浑浊，诸呕吐酸，暴注下迫，皆属于热	诸病喘，呕，吐酸，转筋，小便浑浊，暴注下迫，腹胀大鼓之如鼓，痈，疽，疡，疹，瘤，气，结，核，吐下霍乱，瞀郁，肿胀，鼻窒，鼽，衄，血溢，血泄，淋，閟，身热恶寒，战栗，惊，惑，悲，笑，谵妄，衄蔑，血汗	少阴所至为热生，中为寒……少阴所至为疡疹身热……少阴所至为悲妄衄蔑……少阴所至为惊惑，恶寒战栗，谵妄……热至则身热，吐下霍乱，痈疽疮疡，瞀郁注下，䐜肿，呕，鼽衄，血溢血泄，淋之病生矣。王冰注：暴喑，冒昧，目不识人，妄见妄闻，骂詈惊痫，亦热之病。（《素问·六元正大纪大论篇第七十一》）

续表

		《素问》病机十九条	《素问玄机原病式》	《原病式》扩大病证的理论依据
太阴	脾（土）湿	诸湿肿满 诸痉强强	诸湿肿满 诸痉强直，积饮，痞，隔，中满，霍乱吐下，体重，胕肿肉如泥按之不起	太阴所至为湿生，终为注雨……太阴所至为积饮痞隔……太阴所至为中满，霍乱吐下……太阴所至为重。胕肿。王冰注：胕肿，谓肉泥按之不起也。（《素问·六元正纪大论篇第七十一》）
阳明	肺（金）燥	诸气膹郁	诸气膹郁、痿痹 诸涩枯涸、干劲皴揭	五脏因肺热叶焦，发为痿躄。（《素问·痿论篇第四十四》）燥盛则干。王冰注：燥胜则津液竭涸，故皮肤干燥。（《素问·阴阳应象大论篇第五》）阳明所至为燥生，终为凉……阳明所至为皴揭……燥胜则干。王冰注：干于外则皮肤皴揭，干于内则精血反津液，则肉干而皮着于骨。（《素问·六元正纪大论篇第七十一》）
太阳	肾（水）寒	诸寒收引 诸病水液，澄澈清冷，皆属于寒；诸厥固泄，皆属于下	诸寒收引 诸病上下所出，水液澄澈清冷、癥、瘕、癫疝、坚痞腹满急痛、下利清白、食已不饥、吐利腥秽、屈伸不便、厥逆禁固	三阴急为瘕，血凝为瘕。太阴受寒，三阴受寒……王冰注：太阳大奇论篇第四十八》）水郁发之，阴气乃辟，大关节不利，大寒留腠……故民病寒中心痛，腰椎痛，大关节不利，屈伸不便，善厥逆，搭至腹满……太阳所至为流泄，禁止……太阳所至为屈伸不利，痈盒下利之病生矣。王冰注：寒至则坚痞腹满急痛，亦寒之疾也。（《素问·六元正纪大论篇第七十一》）食已不饥，吐利腥秽也。（《素问·六元正纪大论篇第七十一》）

注：（1）有下划线的条文为《素问玄机原病式》比病机十九条多出的病证。
（2）《素问玄机原病式》引文，依据人民卫生出版社1956年版《素问玄机原病式》；《素问》引文依据人民卫生出版社1998年版《黄帝内经·素问》。

从上表中可以看出，《素问·至真要大论》病机罗列 19 条，全文为 176 字，50 余证。《素问玄机原病式》归纳为五运与六气二类，80 余证。他将原来属于"上""下"的二条病机，也归入六气主病范围（其中少数病证有重复出现的情况）。更重要的是，补充了"诸涩枯涸，干劲皲揭，皆属于燥"一条病机。

2. 增补燥病病机

《内经》中有关燥气的论述很多，但在《素问·至真要大论》病机十九条中五气兼备，却唯独缺如"燥"的条文。刘完素在《素问玄机原病式》及《黄帝素问宣明论方》中均对燥气为病进行专门论述，在其所著《素问病机气宜保命集》及《三消论》中亦对燥气致病证多有阐发。他结合临床，并依据《素问》"燥胜则干"的论述，补充了"诸涩枯涸，干劲皲揭，皆属于燥"的病机，还在《素问》"燥者濡之""燥者润之"的治疗思想指导下，扩大了燥病的致病范围和治疗途径，形成了证治一体，多途径、多角度探讨燥及与他邪相兼为病的辨治体系。

（1）燥的主时与特性

就六气而论，燥金之气位于湿土之后，寒水之前，即主秋分至小雪四个节气，共六十日八十七刻半。刘完素指出："秋分至小雪属金，故凉而物燥也。"（《素问玄机原病式·热类》）当然，秋主燥是说明燥气多盛于秋令，并非其他季节就绝对没有，只不过有微甚不同而已。

金性本燥，刘完素论燥特性有五：为涸、为收、为放、为劲切、为刚洁。其中刚洁言金之体，涸、收、放、劲切则是指燥气之用。秋令燥气充斥则万物萧条。燥居六气之四，刘完素以六气皆可化火立论，自然把燥归属于火热之中。其云："风热火同阳也，寒燥湿同阴也，又燥湿小异也。然燥金虽属秋阴，而异于寒湿，故反同其风热也。"（《素问玄机原病式·火类》）"夫六气变乱而为病者，乃相兼而同为病，风热燥同多兼化也，寒湿性同多兼化也。"(《素问玄机原病式·寒类》)燥位于炎暑之后，冬令之前，即热气渐衰由凉转寒的气交变化之时，为什么刘完素论燥属热，不属寒？若欲明其理，必先究其因。其所以把燥归属于火热，主要因素有：一是形成燥病的因素主要是火、风、热。《易》曰："燥万物者，莫熯乎火"，风性开泄能燥湿，热为阳邪易耗液。如此三者都能致燥。二是燥病的本质是阴虚阳实、津亏血少。"夫燥之为病，血液衰少也"。风、热、火同属阳邪，阴虚血少则阳热易亢。据此二点燥属火热，了无疑义。当然，燥病的成因不单是火、风、热，病者过服热性药，医者汗吐下用之不当，甚至中寒吐泻亡液过甚也能引起。但最后一种情况毕竟为数较少。燥为六淫之一，五行属金，在季为秋，五脏关肺。以其自然性质而言，金本燥，为涸，为收，为敛，为劲切，为刚洁。尽管其性质类别属于秋阴，但却异于寒、湿，反同于风、热、火。

（2）燥病的病因

燥病的成因不外表里两途，外燥证为外感燥邪为病。刘完素较为重视内燥为病，而内燥多为他邪所致。

①热能耗液而为燥：此为燥病的主要病因之一。刘完素引《周易·说卦》中"燥万物者，莫熯乎火"，来阐发火热能耗液而为燥的病机；在《素问玄机原病式》中又借"金本燥，能令燥者火也"大加阐述，说明火能使万物干燥，燥化的原因多为火的气化而致。临床上，火能伤津、热能耗液，可导致多种津伤内燥病证。如转筋一证，"热气燥烁于筋，则挛瘛而痛，火主燔灼、燥动故也……夫转筋者，多因热甚，霍乱吐泻所致，以脾胃土衰，则肝木自甚，而热燥于筋，故转筋也"(《素问玄机原病式·热类》)。又如便秘一证，刘完素认为，"热耗其液，则粪坚结，而大肠燥涩紧敛故也"(《素问玄机原病式·热类》)。阐明了热能耗液，筋脉失于濡养，而致转筋挛瘛和热致肠中津液耗损，见大肠燥涩，大便涩滞坚结的道理。

②风能胜湿而为燥：刘完素从自然现象联系到人体，引用《素问·六元正纪大论》中"厥阴所至，为风府，为璺启"之论，阐明厥阴风木气盛之时，风气集中，容易出现土地开裂的自然现象，进而说明人体皮肤开裂为风胜湿而致燥的道理。其云："皴揭为风者，由风能胜湿而为燥也。"(《素问玄机原病式·燥类》) 另外，刘完素认为中风病而见筋脉松缓，是因风热蒸灼水湿而化为燥，以致燥盛伤筋之故。

③寒能郁热而致燥：寒能致燥与寒邪的致病特点有关。因寒主收引，首先因寒的收敛作用致腠理闭塞，汗液不能外达滋润体表皮肤，故见无汗而干燥的表现。其次，因外冒于寒，致腠理闭塞，阳气郁结，怫热内作，热则耗液而为燥，临床上常见的转筋一证亦可由此而致。

④玄府气液病变而为燥：至于他邪所致之燥，与刘完素所论"玄府气液说"密切相关。其所言"玄府"不只限于人们熟知的汗孔，而是实际存在于人的全身各部之中。其云："玄府者，无物不有，人之脏腑、皮毛、肌肉、筋膜、爪牙，至于世之万物尽皆有之，乃气出入升降之道路门户也。"(《素问玄机原病式·火类》)"人之眼、耳、鼻、舌、身、意、神识，能为用者，皆由升降出入之通利也，有所闭塞者，不能为用也。"(《素问玄机原病式·火类》) 即玄府通畅，气机调达，人体才能维持正常功能。如玄府闭塞郁结，则会导致多种病证。燥证也不例外。如白痢一证，刘完素认为下痢色白属肺金，即同气相求也。至于其所以为燥，继而解释曰："然诸泻痢皆兼于湿，今反言气燥者，谓湿热甚于肠胃之内，而肠胃怫热郁结，而又湿主乎痞，以致气液不得宣通，因而成肠胃之燥。"(《素问玄机原病式·热类》) 说明白痢的发病是由于湿热郁闭了肠胃的玄府，使之不得正常宣通，气液不能宣行布达而成肠燥之证。

⑤亢害承制以释燥：刘完素研究《内经》多年，对《素问·六微旨大论》"亢则害，承乃制，制则生化，外列盛衰，害则败乱，生化大病"的含

义理解颇深，认识到正常情况下，人体的五运六气是相互承制的；这一承制关系的存在，维持着人体的动态平衡，这是生理的方面。刘完素还以其解释临床常见的一种特殊现象，即当五运六气相互承制的关系遭到破坏时，如一气偏亢过极，其制约之气不能制之，人体就会出现"己亢过极，反似胜己之化"的假象。即当木气过甚之时，金衰不能制木，就会出现木极似金的紧皱、收敛、短缩、强急之筋劲强挛而不柔、筋缩里急、乖戾失常的症状。刘完素将其归结为"风木为病，反见燥金之化，由亢则害，承乃制也"(《素问玄机原病式·寒类》)。这是对寒热虚实疑似真假病证从新的角度的诠释，同时为中医病因病机学研究开辟了新的思路。但究其病因还是亢害为主，即木亢过极，而不是燥金之胜，治疗还应以治木平木为主。正如其所云："当泻其过甚之气，以为病本，不可反误治其兼化也。"《素问玄机原病式·寒类》)若"但随兼化虚妄为治，反助其病，而害于生命矣"《素问病机气宜保命集·卷上·病机论》)。

　　(3) 燥的病机

　　刘完素依据《素问·六元正纪大论》"燥胜则干"的论述，以及王冰"干于外则皮肤皴揭；干于内则精血枯涸；干于气及津液，则肉干而皮著于骨"的注解，发古从新，大胆立说，补充了"诸涩枯涸，干劲皴揭，皆属于燥"的病机。

　　燥的病机主要涵盖病机及症状两大内容，其病机以津亏、血枯为主，症状以内在脏腑干燥及外在皮肤干燥的紧、敛、燥、涩之象为特征。临床常见症状为肌肉干瘪，中风偏枯，面容憔悴黄黑，毛发焦枯，肢体麻木，大便干结，皮肤粗糙、僵硬不柔，甚则开裂，口干舌燥，脉涩等。刘完素在《素问玄机原病式·热类》中总结燥邪的特性说："故经曰：风、热、火同阳也；寒、燥、湿同阴也。又燥湿小异也，然燥金虽属秋阴而异于寒湿，故反同其风热也。故火热胜，金衰而风生，则风能胜湿，热能耗液而反燥，阳实阴虚，则风热胜于水湿为燥也。"除此之外，寒邪亦可致燥，因寒主收引，致腠理闭塞，汗液不能外达滋润体表，故见无汗而干燥的表现。

（4）燥病的病证类型

①燥邪单独致病：燥邪可单独致病，所致病证特点由燥邪的性质决定，以"遍身中外涩滞，皆属燥金之化"（《素问玄机原病式·燥类》）为特点，以津亏血枯干燥的病机为主，临床除见肺燥、胃燥、体表干燥等证外，亦可见手足软弱无力、不能自主活动的手足痿弱证。刘完素分析其为"秋金旺则雾气蒙郁，而草木萎落，病之象也。萎，犹痿也。手足痿弱，不能收持，由肺金本燥，燥之为病，血液衰少，不能营养百骸故也"（《素问玄机原病式·五运主病》）。

②燥与他邪相兼为病：《素问玄机原病式·寒类》曰："夫六气变乱而为病者，乃相兼而同为病。风、热、燥同，多兼化也。寒、湿性同，多兼化也。性异而兼化者，有之，亦已鲜矣。"风、热、燥三者均易伤阴，兼化为病。

风燥证：《素问玄机原病式·风类》云："风能胜湿而为燥也，亦十月风病势甚而成筋缓者，燥之甚也，故诸风甚者，皆兼于燥。"明确指出风燥相兼是燥病的主要类型之一，常见于筋缩里急、中风偏枯、口噤、痫证等。

燥热证：燥热相兼之证为燥病的最常见类型，以消渴为常见病证。刘完素在《黄帝素问宣明论方》《素问病机气宜保命集》及其专著《三消论》中，详细分析了消渴病的消渴、消中、肾消之三消的症状、病因、病机、预后转归及并发症、治疗原则、治疗方药等；明确了消渴病的基础病机为燥热，指出"此三消者，其燥热一也，但有微甚耳"（《三消论》）。

风热燥证：风热燥三气虽性质不同，但因关系密切、在病变上常相互影响，故三者常相兼而为病，可见于破伤风、风痫、瘛、昏冒、惊悸、僵仆等多种病证。如破伤风一证，刘完素认为是风热燥怫郁在表，而他证是风热燥在内，故言"凡此诸证，皆由热甚而生风燥，各有异者，由风、热、燥各微甚不等故也"(《素问玄机原病式·火类》)。

湿热燥证：刘完素认为，带下及大便溏秘并见，均为湿热燥三气相兼而为病。带下而兼见头目昏眩、口苦咽干、咽嗌不利、小便赤涩、大便秘结之证，以其湿热郁结，气液不宣，津亏而生燥热；大便溏秘并见，为燥者在于肠胃之外，而湿热在内之故。

（5）燥病的治疗

鉴于燥邪的性质及其津亏血枯的主要病机，依《内经》"燥者润之""燥者濡之"之法，刘完素提出宣通气血、养阴退阳、凉药调之的治疗原则。在此原则的指导下，又根据燥邪相兼为病的不同特点，注重使用以下方法。

①退风散热，养液润燥：此法适于风燥相兼为病。对于"阳实阴虚，风热胜其水湿而成燥者，则为水湿衰也。可以退风散热，养液润燥，而救其已衰之阴湿"(《素问玄机原病式·火类》)，刘完素创造性地使用甘草、滑石、葱白、豆豉寒药发散之品，"是以甘草甘能缓急，滑石滑能通利，葱辛甘微寒，豉咸寒润燥，皆散结、缓急、润燥之物"(《素问玄机原病式·火类》)，共达退风散热、养液润燥之目的。

②寒润之品，除热润燥：此法适于燥热相兼为病。刘完素遵循《素问·脏气法时论》和《素问·天元纪大论》的制方大法，确立此法主治消渴。对于肠胃内的燥热消渴之证，刘完素以甘寒濡润之生地黄汁、藕汁、牛乳汁煎熬地黄末成丸，除润热燥，生津止渴。对于肠胃外燥热太甚，虽复多饮于中，但终不得浸润于外，口渴多饮反见小便多的土湿气衰的消渴证，其以寒润之药，补阴泄阳，除热润燥，而土气得其平，是谓补其脾土之本也。《黄帝素问宣明论方·卷十·燥门》之人参散、人参白术汤，《三消论》之人参白术散均为切证之方。刘完素以辛、甘、淡、寒之品为治消

渴的主要药物，以辛能散结润燥，甘能缓燥之急结，淡为刚土令气通行而致津液渗泄，寒能泄热，切中消渴之病因。三方同用辛味之藿香、木香、官桂散结润燥；甘味之人参、白术、甘草补土和中；淡味之泽泻、滑石、茯苓渗泄津液，流湿润燥；寒性之寒水石、瓜蒌根、葛根、石膏、山栀、连翘、大黄清热生津制燥。辛甘淡寒气味相合，使肠胃之外燥热得清，中土之亏虚得补，消渴之证得除。如燥热太甚，阴伤较重，临床见胃中干涸烦渴者，刘完素遵仲景下之法，救其胃气，养其胃阴，方用调胃承气汤。这一治疗思想的应用，为后世温热学派在热病过程中注重养胃阴理论的形成奠定了基础。

③辛热药与寒性药配伍治燥：此法适于风、热、燥三气相兼郁于体表之破伤中风证。刘完素指出："夫破伤中风之由者，因疮热甚郁结，而荣卫不得宣通，怫热因之，遍体故多发白痂，是时疮口闭塞，气难通泄，故阳热易为郁结，而热甚则生风也。不已则表传于里，亦由面首触冒寒邪，而怫热郁甚，周身似为伤寒之疾，不解，则表传于里者也。但有风热微甚兼化，故殊异矣。"（《素问玄机原病式·火类》）可先以辛热治风的麻黄类药开冲结滞、宣通荣卫治其标，再用黄芩、石膏、知母、柴胡、栀子等寒药以治其本。刘完素善用此法，并解释说："发热用麻黄汤类热药发表，须加寒药，不然则热甚发黄或斑出矣。故发表诸方，佐以黄芩、石膏、知母、柴胡、地黄、芍药、栀子、茵陈、葱白、豆豉消息用之……因热服之，而玄府郁结得通，怫热无由再作。"（《素问玄机原病式·火类》）

④辛苦寒药为君治燥：此法适于湿、热、燥三气相兼为病。以湿、热二气交结，玄府不通，气液不行，致燥邪为患。以辛开散郁结，苦能燥湿，寒能泄热，令郁结开通，气液宣行，致湿流燥润，热散气和而病愈。刘完素选用钱乙之香连丸为代表方，方中木香辛散郁结，黄连苦寒燥湿泄热，以治病本。其三传弟子朱丹溪，颇能理解其师之治疗用意，在前人用药基

础上，创名方二妙散，以辛苦温的苍术为主，配苦寒的黄柏，并以黄柏的寒制约苍术的温，辛苦寒共用更好地实践其师的治疗思想，弥补刘完素治疗用药的不足。

3. 阳气怫郁论

刘完素"阳气怫郁论"是其论述火热病机的重要理论依据。他在继承《内经》"皮肤闭而为热"、《伤寒论》"阳气怫郁在表"之说的基础上，把"阳气怫郁"，这一本来用以解释寒气在表、郁而化热的病变机理一词，泛用于六气之变的解释，甚至"上下中外，一切怫热郁结"，扩展了其内涵和应用范畴。

（1）"怫郁"乃气不通畅

对于"怫郁"，刘完素明确指出："怫郁也，结滞壅塞，而气不通畅"（《素问玄机原病式·热类》），而"结者，怫郁而气液不能宣通也，非谓大便之结硬也"（《素问玄机原病式·热类》）。可见，"阳气怫郁"本身是一个病变过程。而这个病变过程是有一定生理基础的，刘完素对此也进行了前所未有的阐发。

刘完素提出阳气怫郁论，是由于他对"气"的深刻认识。他认为人身的一切活动，都由气所主宰，而气进行升降出入的通道则是"玄府"。玄府者，无物不有，人之脏腑、皮毛、肌肉、筋膜、骨髓、爪牙，至于世之万物，尽皆有之。玄府的通利与否，关系到气的正常的升降出入，进而影响机体的健康。假如玄府失于通利，则会导致气不通畅，即"阳气怫郁"，从而导致疾病发生，影响疾病轻重。如其云："有所闭塞者，不能为用也。若目无所见、耳无所闻、鼻不闻臭、舌不知味、筋痿骨痹、齿腐、毛发堕落、皮肤不仁、肠不能渗泄者，悉由热气怫郁，玄府闭密而致，气液、血脉、荣卫、精神，不能升降出入故也，各随郁结微甚，而察病之轻重。"（《素问玄机原病式·火类》）由于"阳气怫郁"是由玄府不通利导致的，所以其还会伴有津液的不流畅，即"结"，所以"郁"和"结"往往是同在的。至于什么因素可使玄府闭塞，刘完素分为两种情况：一为冒寒，因"寒主闭藏而腠理闭密，阳气怫郁不能通畅，怫然内作"（《伤寒直格·卷中·伤寒总评》）；二为内热甚，"热甚则腠理闭密而郁结也，如火炼物，热极相合，而不能相离，故热郁则闭塞而不通畅也"（《素问玄机原病式·热类》）。

（2）气液不通则生热

气的升降出入，取决于玄府通利程度。如腠理闭密，则升降出入受阻，阳气怫郁，气液不得宣通则生热。刘完素举了很多例子说明这个问题，兹从六气之变分述。刘完素认为，六气不必一气独为病，都是相兼而同为病，有同化、有兼化。如风、热、火，同属于阳，寒、燥、湿，同属于阴，病则多同化、兼化；然燥与湿小异，燥金虽属秋阴，而异于寒、湿，反同化于风、热，这是因为风热能胜水湿而化燥的缘故。但寒、湿属阴，又如何与阳邪相兼为病？六气又如何都从火化？刘完素指出，都是由于阳气怫郁使然。这是同化、兼化之外，讨论六气病变的又一个重要病机。例如：

寒：刘完素从表寒和里寒两方面分述其变化。

表寒化热，如谓人之伤于寒也，则为病热。这是由于寒伤皮毛，则腠理闭密，阳气怫郁，不能通畅，则为热，此即所谓"寒郁化热"。只要用甘辛热药发散，使腠理开通，则汗泄而热退，病亦随之向愈。

里寒化热，如内伤冷物，一般是阴胜于阳，而为寒证。但有寒热相击，而致肠胃阳气怫郁，从而化热的。这种发热，是热在于里，宜用温药散之，其意与伤寒发热用辛甘热药发散略同，目的是使肠胃结滞开通，怫热亦就随之解散，则气和病愈。又如，癥瘕多为寒病，但阳气郁结，怫热壅滞，而坚硬不消的，即非寒证，而是寒郁化热了。又如，转筋感于外寒所致的，寒邪收引，致腠理闭密，阳气郁结，怫热内作，热燥于筋，便为转筋，这亦是寒郁化热之证。治宜热汤渍之，使腠理开泄，阳气得散，则转筋亦愈。

如此等等，都是寒气郁滞，怫热内作的变化，亦就是寒邪所以化热的机理。

湿：湿为阴邪，其气重浊，土湿甚则如泥，并不与阳邪同化，但湿甚气机痞塞，气郁可以生热，所谓"积湿生热"。刘完素又谓"凡病湿者，多自热生"，因为"火热能生土湿也"。所以"湿病本不自生，因生于大热怫郁，水液不能宣通，即停滞而生水湿也"（《黄帝素问宣明论方·卷八·水湿门》）。例如，水肿病，即是湿热之相兼。因为湿热相搏，气机怫郁痞隔，气不化水，小便不利，便为水肿。又如，泻痢，皆兼于湿，因为湿热甚于肠胃之内，而肠胃怫热郁结，而又湿主乎痞，所以气液不得宣通，郁而燥涩烦渴，成为滞下。如此等证，即是湿郁为热。

燥：燥属秋金，本为气机膹郁之变。由肺金受热，气失清肃，化成燥涩；或兼火热，则肺金更衰，耗液损血，郁而成燥。例如，消渴是燥热郁甚而成。三焦俱燥，肠胃燥涩怫郁，水液不能宣行，周身不得润泽，故憔悴黄黑色。又如，皮肤燥而皲揭开裂，寒月甚而暑月衰的，由乎寒能收敛，腠理闭密，无汗而燥，所以病甚；热则皮肤纵缓，腠理疏通，有汗而润，所以病衰。又如，身体麻木，亦属涩象，是由水液衰少而燥涩，气行壅滞，不得滑泽通利，气强攻冲，便致发麻。总之，燥之为病，亦是由于气机怫郁，兼于火热，耗液损血而致。

风：风者善行而数变，腠理开则洒然寒，闭则热而闷，其为病也不一。然风气藏于皮肤之间，内不得通，外不得泄，阳气怫郁，为病最甚。例如，诸风掉眩，固然由于风木之旺，但木旺必是金衰，不能相制，而木复生火，风火相扇，所以旋转。又如，诸暴强直，为燥金之化，是亢害承制的假象，实际是火热伤阴，肝虚筋急。又如，破伤中风，由于疮口闭塞，气难通泄，故阳气易为郁结，而热甚则生风。凡此种种，亦由腠理闭密，阳气怫郁，风火兼化的缘故。

热：热为君火之化，热气得散，则不为病。但有阳气怫郁的，便热病多端。如"病热极甚，则郁结而气血不能宣通，神无所用，而不随其机……是故目郁则不能视色，耳郁则不能听声，鼻郁则不闻香臭，舌郁则不能知味。至如筋痿骨痹，诸所出不能为用，皆热郁结之所致也"(《素问玄机原病式·热类》)。又如，病热甚而反觉其冷的，此非寒证，是病热郁甚而反寒。其病得寒转甚而得暖少愈，是因为暖则腠理疏通，而阳气得散，怫热稍退，所以少愈；寒则腠理闭密，阳气怫郁，而热转甚，所以病加。

火：火本为阳邪，其性疾速，加之阳气怫郁，则导致暴病暴死。例如，"中风瘫痪者……心火暴甚，肾水虚衰，不能制之，则阴虚阳实，而热气怫郁，心神昏冒，筋骨不用，而卒倒无所知"(《素问玄机原病式·火类》)。若热气太甚，郁结壅滞，气血不能宣通，阴气暴绝，则阳气后竭而导致暴死。侥幸不死，而成偏枯者，因为经络左右双行，而热甚郁结，气血不得宣通，郁极乃发，而一侧得通，则未通侧导致瘫痪。中风暴喑者，由于火旺水衰，热乘金肺，而神浊气郁所致。肥人多中风者，并非由于气虚，而是腠理致密，多郁滞，气血难以通利，一旦有阳热甚而郁结，则导致卒中。瘦人反中风者，因瘦人本多火，暴然阳热太甚，而郁结不通所致。因此，火证本急，阳气怫郁，则其病更暴。

此外，饮酒成为酒积，是由于久饮而肠胃怫热郁结，气液不能宣通，令人心腹痞满，不能多食。淋病，亦是由于热客膀胱，郁结不能渗泄之故。谵妄，由于心火热甚，亦有寐而多言者，是寐则荣卫不能宣行于外，而气郁于内，所以里热发而多言；又如，梦中喜、怒、哀、乐、好、恶、爱之七情发作超出常度，做起梦来无尽无休者，亦是寐则内热郁甚之故。甚至五志所伤，精神郁结，皆为热病，即"诸所动乱劳伤，为阳火之化，神狂气乱而为热病者多矣"(《素问原病式·火类》)。

如此等等，凡属热病，无不与阳气怫郁有关。所以刘完素把郁、热密切联系成为一个不可分割的整体，并形象地比喻说："如火炼物，热极相

合，而不能相离，故热郁则闭塞而不通畅也。"(《素问玄机原病式·热类》)
这是刘完素论述诸气化热化火的一个重要机制。六气都会影响玄府通利，
而玄府不畅就会阳气怫郁，阳气怫郁就会导致郁火、郁热，这是刘完素解
释疾病病机的一种方式。这种病机解释方式，恰好也可以解释为什么《内
经》病机十九条中火、热为病较多。

（3）阳热怫郁的治法

对于阳热怫郁的治疗，刘完素强调当开通玄府，宣通气液，使结散热
退，气和而已，主要用宣、通、泻剂，辛苦寒性味之药。

①宣剂：刘完素认为，"郁而不散为壅，必以宣剂以散之"(《素问病机
气宜保命集·卷上·本草论》)，而宣剂主要为辛味之药。刘完素认为，宣
剂以滑石、甘草、葱、豉等药（即葱豉益元散）最妙。因为"甘草甘能缓
急，湿能润燥，滑石淡能利窍，滑能通利，葱辛甘微寒，豉咸寒滑湿，皆
散结缓急，润燥除热之物"(《素问玄机原病式·火类》)，用以散结，无问
上下中外，但有益而无损。即使是病势虽甚，而不得顿愈者，亦获小效，
而无加害。他还强调该药"因热服之。因热而玄府郁结宣通，而怫热无由
再作"(《素问玄机原病式·火类》)。

刘完素认为，辛热之剂也可开通玄府，间接治疗阳热怫郁。如伤寒身
表热，为怫郁于表，用麻黄汤、桂枝汤类辛热药发散，可使腠理开通，汗
泄热退而愈。内伤冷物，寒热相击，为怫郁在里，温药可使肠胃结滞开通，
怫热散而和。不仅伤寒是如此，其他如白痢为热，肠胃郁结的；白带绵下，
属于热郁的，用辛热之药，亦可令郁结开通；甚至耳有壅滞为聋，服干蝎、
生姜、附子、醇酒之类辛热之物，亦可开发玄府，令耳中郁滞通泄；麻木
由于燥涩，气行壅滞而不得滑泽通利，用乌、附冲开道路，亦可得通利等。
但由于病变本身是阳气怫郁，热不得散，辛甘热药是"以力强开冲"，使
郁结散开，玄府通利，间接达到的效果。因此"发之不开者，病热转加也"

（《素问玄机原病式·热类》），"然病微者可愈，甚者郁结不开，其病转加而死矣"（《素问玄机原病式·热类》）。用辛热药的目的，在于散结，如果用之不当，或者过量，结未得散，而以热助热，其病必将转甚。因此，刘完素强调"凡用辛热开冲风热结滞，或以枣药佐之犹良，免致药不中病，而风热转甚也"（《素问玄机原病式·火类》）。

②通剂：刘完素认为"留而不行为滞，必通剂以行之"（《素问病机气宜保命集·卷上·本草论》），当辛苦寒药治之，使结散热退，气和而已。辛苦寒的具体用药，即是辛温发表诸方（指麻黄、桂枝等方）佐以黄芩、石膏、知母、柴胡、地黄、芍药、栀子、茵陈、葱白、豆豉之类的苦寒药。"盖辛热能发散，开通郁结，苦能燥湿，寒能除热，使气宣平而已"（《素问玄机原病式·热类》），辛苦寒之药既宣散郁结，又能燥湿除热，当是治疗阳热怫郁的本治法。通剂，不同于泻剂逐便，乃是攻内而通利。刘完素明确指出，通是对结滞而言，"所谓结者，怫郁而气液不能宣通也，非谓大便之结硬耳"（《素问玄机原病式·热类》）。如中风热甚，刘完素亦运用此法，以辛热药气开通经络，使气血宣行而无壅滞，并以寒药佐之，既散热，又制辛热之药，如灵宝丹、至宝丹等。前方虽用硫黄、钟乳、木香、桂心之类辛热，但佐以牛黄、苦参、芒硝之类寒物；后方用药类同，参而为一，亦属平药。二方皆能散风壅，开结滞，而使气血宣通，怫热除而病愈。但是，其对辛热之药（如麻、桂、乌、附等）、大毒之剂（如巴豆、银粉等）使用非常谨慎，虽然亦有不得已而用之，但郑重告诫："宁小与其大，宁善与其毒"《素问病机气宜保命集·卷上·本草论》），审察于用量的大小，药之有毒与无毒，不要贸然从事。

③泻剂：刘完素认为"有余为闭，必泻剂以逐之"《素问病机气宜保命集·卷上·本草论》）。对于气不施化，郁闭不通者，用味苦大寒之剂，泄热去湿下气，通塞润燥。"或热甚郁结不能开通者，法当辛苦寒药下之，热

退结散而无郁结也"(《素问玄机原病式·热类》),常用药物大小承气汤、三一承气汤。《素问玄机原病式·火类》曰:"风热郁甚于里,而非出之于表,故虽汗泄,而热不退,则不能解也,犹阳明证热甚于里,而日晡潮热,大汗虽出,热不退而不能解也,故当大承气汤下之其里热也。……风、热、燥并郁甚于里……法宜除风散结,寒药下之,以使郁滞流通,而后以退风热,开结滞之寒药调之,而热退结散。"如肠胃郁结,痞隔不通,热郁于胸腹而胀满的,则用大承气汤,热胀下咽,肠胃郁结痞隔即得宣通。又如,水肿腹胀,湿热相兼的,以辛苦寒药为君,而大利其大小便,从《内经》中满者治之于内之旨,用三花神佑丸之类,以辛散结,而苦燥湿,以寒除热,而随其利,湿去结散,热退气和而已。

刘完素还创制了融宣、通、下于一体治疗阳热怫郁的方剂,代表性方剂如防风通圣散和双解散;既能散在表的风寒怫郁,又能通在里的肠胃郁结;其辛开苦泄,解郁除热,两擅其长。所以刘完素说,能治两感诸证,解中外诸邪所伤。

以上所述,即是刘完素所谓"凡治上下中外一切怫热郁结者……随其浅深,察其微甚,适其所宜而治之"(《素问玄机原病式·热类》)的具体方法。

(五)以升降理论阐发脏腑功能

刘完素发挥升降理论、玄府气液理论,阐发了脾胃、脾肾、心肾的生理功能及其相互关系,丰富了藏象理论。

1. 气机升降理论

《素问·六微旨大论》中"升降出入,无器不有。非出入,则无以生长壮老已,非升降,则无以生长化收藏"的论述,指出了升降运动是自然界及生命活动的普遍规律。《内经》反复从自然界的变化,取象比类,论述升降浮沉之理与生命的密切关系。如《素问·阴阳应象大论》曰:"清阳为天，触阴为地；地气上为云；天气下为雨，雨出地气，云出天气。故清阳出上窍，浊阴出下窍；清阳发腠理，浊阴走五脏；清阳实四肢，浊阴归六腑"；《素问·六微旨大论》曰："出入废则神机化灭，升降息则气立孤危"。人与自然界是统一的整体，气的升降运动使人与自然之气息息相关，交相呼应。气的升降有序，则万物化生；反之，则灾害至。如此等等，就是《内经》论述气机升降的大略。

迨至金元医学兴起，升降理论用于临床，在《内经》基础上又多有发挥，而刘完素是首先阐发其义的。他对升降理论的阐发主要体现在两个方面：其一，阐发升降出入之"气"；其二，阐发水火升降。

对升降出入之"气"，刘完素云："夫气者，形之主，神之母，三才之本，万物之元，道之变也。"(《素问玄机原病式·火类》) 意即是说，气是形神物变的最根本的基础，是生命活动之主、之母、之本、之元、之道，一句话，人身的一切活动，都是气为之主宰。气具有升降出入的运动，而人体之气与天地之气交往的通道、人体之气在体内运行的通道，刘完素认为是玄府。其云："皮肤之汗孔者，谓泄气液之孔窍也。一名气门，谓泄气之门也；一名腠理者，谓气液出行之腠道纹理也；一名鬼神门者，谓幽明之门也；一名玄府者，谓玄微府也。然玄府者，无物不有，人之脏腑、皮毛、肌肉、筋膜、骨髓、爪牙，至于世之万物，尽皆有之，乃气出入升降之道路门户也。"(《素问玄机原病式·火类》) 可知，通过气在玄府的出入升降，人体内外环境保持着平衡和统一，而这亦是人与自然界息息相关之所在。

刘完素还进一步指出："元阳子解《清净经》曰：大道无形，非气不足以长养万物。由是气化则物生，气变则物易，气甚即物壮，气弱即物衰，气正即物和，气乱即物病，气绝则物死。《经》曰：出入废则神机化灭，升降息则气立孤危。故非出入，即无以生长壮老已；非升降，则无以生长化收藏。是以升降出入，无器不有。"(《素问玄机原病式·火类》)对气的作用以及《素问·六微旨大论》《素问·五常政大论》有关生化之论的精神，都阐发得非常透彻。人的生命活动、生化之机，在于气的出入升降。正如其举例所云："人之眼、耳、鼻、舌、身、意、神识，能为用者，皆由升降出入之通利也。"(《素问玄机原病式·火类》)总之，在生命活动中，气的出入升降正常非常重要，而其正常与否与玄府的通利与否密切相关。

2.玄府气液通畅论

(1)"玄府"及"气液"的概念

"玄府"一词，《内经》多处提及，原指汗孔。《素问·水热穴论》曰："所谓玄府者，汗空也。"王冰注曰："汗液色玄，从空而出，以汗聚于里，故谓之玄府。"张介宾在《类经·卷二十一·肾主水水俞五十七穴》中云："汗属水，水色玄，汗之所居，故曰玄府。从孔而出，故曰汗空。然汗由气化，出乎玄微，是亦玄府之义"。在古代汉语里"空"和"孔"可以通用，"汗空"系指汗孔而言。

刘完素借用"玄府"之名，结合《金匮要略·脏腑经络先后病脉证第一》"腠理"("腠者，是三焦通会元真之处，为血气所注；理者，是皮肤脏腑之文理也")说，以无物不具的"玄府"作为无处不到的气机升降出入活动的结构基础。《素问玄机原病式·火类》谓："玄府者，谓玄微府也。然玄府者，无物不有，人之脏腑、皮毛、肌肉、筋膜、骨髓、爪、牙，至于世之万物，尽皆有之，乃气出入升降之道路门户也。"刘完素所论玄府有三层含义：一是普遍存在性：内至脏腑，外至四肢百骸，人体七窍均有玄府。二是形态微观性：《说文》解释说："玄，幽远也，黑而有赤色者为玄，象幽而入覆之也"。"府，文书藏也"，"府，聚也"，说明玄府幽远难窥，神妙莫测，非肉眼所能窥见，微观难辨。三是功能畅通性：玄府是"气出入升降之道路门户""精神、荣卫、血气、津液出入流行之纹理"，气血津液等物质在体内的输布及代谢运动有赖玄府的畅通无阻，才能保证人体正常的生理活动，因此，玄府贵开通，忌闭阖。

至于"气液"一词，在《素问》中未见，杨上善的《黄帝内经太素》有《脏腑气液》一篇，根据其内容，气液应涵盖气血、精气、津液等营养物质。刘完素创造性地将"玄府"与"气液"联系在一起，认为玄府是人体"气液出行之腠道纹理"（《素问玄机原病式·火类》），玄府通畅，则气血津液等在人体宣行无阻，脏腑、经络、四肢、肌肉、骨髓、皮毛、爪甲皆得其滋养而发挥正常生理功能，这种生理过程即"气液宣通"。

（2）玄府闭塞的发生

《素问·六微旨大论》云："出入废则神机化灭，升降息则气立孤危。……故器者，生化之宇，器散则分之，生化息矣。"刘完素据此认为，玄府闭密则气血不能宣通，神无所用，把玄府的病变延伸到很多方面。其云："目无所见，耳无所闻，鼻不闻臭，舌不知味，筋痿骨痹，齿腐，毛发脱落，皮肤不仁，肠不能渗泄者，悉由热气怫郁，玄府闭塞而致，气液血脉，营卫精神，不能升降出入故也。"（《素问玄机原病式·火类》）因此，玄府通利，则器之气血阴阳化生有序，体阴用阳运化不息；玄府闭密，"气液"不能流通，"神气"不能通利，则阴阳失衡，可出现气失宣通，津液不布，血行瘀阻，神无所用等病变，可产生多种病证，甚则阴阳离决，精气乃绝。刘完素在《素问玄机原病式》中，列举了由玄府郁闭导致的二十余种病，说明玄府郁闭是具有普遍意义的病机学概念。

（3）玄府郁闭的治疗

对于玄府郁闭的治疗，刘完素主张开发郁结，宣通气液。《素问玄机原病式·热类》云："所谓结者，怫郁而气液不能宣通也"，"以辛散结"，"令郁结开通，气液宣行"。刘完素明确提出辛味药可开发玄府郁结。《素问·脏气法时论》云："肾苦燥，急食辛以润之，开腠理，致津液，通气也。"李时珍曰:"辛主散,辛能散结润燥,致津液,通气。"(《本草纲目·卷一·五脏五味补泻》)现代研究也表明,辛味药能发表、散结、行气、活血、开窍、布津润燥。刘完素对辛味药的应用,为我们提供了新的理论依据。具体到病证治疗,刘完素主张辛苦寒合用,《素问玄机原病式·热类》云:"若以辛苦寒药,按法治之,使微者甚者,皆得郁结开通,湿去燥除,热散气和而愈,无不中其病而免加其害","盖辛热能发散开通郁结,苦能燥湿,寒能胜热,使气宣平而已"。对热病的治疗,区别表证、里证及表里同病,采用不同的方药。如表热服石膏、知母、甘草、滑石、豆豉之类寒药;热在半表半里,服小柴胡汤、大柴胡汤;里热甚可用下法,予小承气汤、调胃承气汤及大承气汤。值得一提的是,对表热证的治疗,刘完素提出了寒凉药亦可发汗解表、开郁散结,确有独到之处,如"一切怫热郁结者,不必止以辛甘热药能开发也,如石膏、滑石之类寒药,皆能开发郁结,以其本热,故得寒则散也"。正如王好古《此事难知·卷下·许先生论关中梁宽甫证》所说:"刘完素用药务在推陈致新,不使少有怫郁,正造化新新不停之义,医而不知也,是无术也。"

3.脏腑内生六气说

刘完素云:"寒、暑、燥、湿、风、火之气,应于十二经络脏腑也。"(《素问玄机原病式·热类》)"一身之内寒、暑、燥、湿、风、火六气,浑而为一。"(《伤寒直格·卷中·伤寒总评》)他在此强调一个"内"字,具有重大理论意义。他认为"人与天地造化五行,同一炉备,知彼则知此也"(《三消论》),人体是一个小天地,体内也存在着类似天地五运六气的兴衰变化。人体"全备五行之理,递相济养,是谓和平,交互兴衰,变乱失常,灾害由生"(《三消论》)。他把五脏之病归于五运,提出"脏腑六气"的观点,将人体脏腑虚实与脏腑六气的变化联系在一起。

刘完素根据《内经》有关理论,参照王冰之说,指出脏腑的本气是:

肺气清、肝气温、心气热、脾气湿、肾气寒。王冰的学说认为，肺气清凉、肝气温和、心气暑热、肾气寒溯，而脾气则寒热温凉之行兼有之。然而，刘完素却主张"脾气湿"，这样就更切于"太阴湿土"的实际，可以说是一个重要的阐发。他认为，如果脏腑一有虚实，则其相应的本气亦随之而变，本气虚表现为相反之属性，本气实表现为过甚的属性。其在《三消论》中谓："盖肺本清，虚则温；心本热，虚则寒；肝本温，虚则湿；脾本湿，虚则燥；肾本寒，虚则热。"值得注意的是，他所说的温、清、寒、热、燥、湿之六气，不是外感六淫之邪气，而是指与脏腑虚实密切相关的人体脏腑之气。他进一步指出人体脏腑六气，可在一定范围内兴衰而不发病。其谓："唯脏腑之气，各随五行休囚旺相死之时位，而微有虚实不一也，此之虚实乃自然之道，而不为病也。"（《伤寒直格·卷中·伤寒总评》）至于"夫一身之气，皆随四时五运之兴衰，而无相反矣"（《素问玄机原病式·热类》），乃是"天下一气"与"同气相求"的问题，确有至理存矣。

刘完素认为，脏腑六气是诸脏腑本身的属性，决定了脏腑病变的证候反映。如刘完素在分析脾胃病机时指出："脾胃土本湿也，湿气自甚，则为积饮、痞隔或为肿满，以燥药去其湿，是谓泻其脾胃之本也；或病燥热太甚，而脾胃干涸，或消渴者，土湿之气衰也。"（《素问玄机原病式·热类》）说明润湿之气为脾土本气，实则湿邪甚，虚则津液枯，从而产生上述诸证。

脏腑本气的兴衰，除引起本脏病变外，同时也可因脏腑六气之间相互影响，使他脏产生病变。刘完素指出"脏腑经络，不必本气兴衰而能为其病，六气互相干而病也"（《素问玄机原病式·火类》）。如分析中风时说："中风偏枯者，由心火暴甚，而水衰不能制之，则火能克金，金不能克木，则肝木自甚，而兼于火热，则卒暴僵仆。"（《素问玄机原病式·热类》）

刘完素在《素问病机气宜保命集·卷上·病机论》中说："治病不求其本，无以去深藏之大患，故掉眩收引，䐜郁肿胀，诸痛痒疮，皆根于内。"

刘完素脏腑六气说，说明了每一脏腑各有其特殊性，同时也是刘完素疾病之本"皆根于内"思想的理论延伸。

4.脾胃为一身之本

刘完素非常重视脾胃，不但从生理、病变上进行了阐发，而且在治法、方剂上也有发明。

（1）胃为一身之本，主湿

刘完素很重视脾胃，认为"土为万物之母，故胃为一身之本"（《素问玄机原病式·热类》）；脾胃如此重要，是因为"五脏六腑，四肢百骸，受气皆在于脾胃，土湿润而已"（《素问玄机原病式·火类》）。他还说："经言：动物神机为根在于中。故食入于胃，而脾为变磨，布化五味，以养五脏之气，而养荣百骸，固其根本，则胃中水谷润泽而已。"（《素问玄机原病式·火类》）由于脾胃是运化水谷，化生精微，荣养百骸，滋养五脏的，所以成为万物之母，一身之本，所以"动物神机为根在于中"。因此认为，"若无土气，何以生长收藏；若气无土，何以养化万物，是无生灭也"（《素问病机气宜保命集·卷上·原脉论》）。此外还指出："土为万物之母，水为万物之源，故水土同在于下，而为万物之根本。地干而无水湿之性，则万物根本不润，而枝叶衰矣。"（《素问玄机原病式·火类》）说明脾胃之所以主湿是因为"水土合德"，从而化生万物。同时，在此他非常强调胃中润泽，胃中既不可太湿，又不可太干，一定要保持润泽的程度。揭示了脾阳不运则不能推陈，胃阴不降则不能纳新，"常令润泽"则湿而不滥，"无使干涸"则润而不枯。

（2）脾胃患病，皆因于湿

刘完素对五脏、六气之病，有一个著名论点，即"五行之理，微则当其本化，甚则兼其鬼贼"（《素问玄机原病式·热类》）。即五脏、六气的病变，可以分为两类：轻者，一般情况，是其本气盛衰的变化；重者，发展严重的情况，则脏腑之间，互相克贼，病情就复杂了。他往往引用"亢害承制"的理论加以解释。

以脾胃病而论，一般是湿气为病，因脾胃土本为湿化。刘完素在《素问玄机原病式·火类》中云："固其根本则胃中水谷润泽而已，亦不可水湿过与不及，犹地之旱涝也"，指出脾胃病机的两个方面：不是湿之有余，就是湿之衰少，即太过与不及。湿之有余，在《素问玄机原病式》开篇"五运主病"中就指出："诸湿肿满，皆属脾土"。如果湿气太过，则出现积饮、痞隔、中满、霍乱吐下等证。湿之有余，脾湿积蓄，痞而不散，则为积饮留饮；湿甚积饮，痞隔则中满，甚则为胕肿。而霍乱吐下，乃湿为留饮痞隔，而传化失常所致。总之，均是因湿之有余，阻塞气机，闭塞不通所致。湿之衰少，在论消渴病时提到："或病燥热太甚，而脾胃干涸成消渴者，土湿之气衰也。"（《素问玄机原病式·火类》）

除脾胃土本湿化为病外，刘完素还根据其"亢害承制"理论，指出了"脏腑经络，不必本气兴衰而能为其病，六气互相干而为病也"（《素问玄机原病式·火类》）。也就是说，脾胃之病，不仅本气湿化可致，还有阴阳虚实变化。如"胃寒为虚冷者，是胃中阴水实而阳火虚也"（《素问玄机原病式·火类》），反过来，"若阳实阴虚，风热胜其水湿而成燥者，则为水湿衰也"（《素问玄机原病式·火类》）。可见，刘完素对于脾胃病机，是在脾胃本土湿化太过或不及的基础上，通过其阴阳虚实变化来加以论述的。

（3）治疗脾胃，燥湿润燥

在脾胃病的治疗方面，提出"夫补泻脾胃之本者，燥其湿则为泻，润其燥则为补"（《素问玄机原病式·火类》）的治疗原则；主张用温燥以治过盛之湿，寒润以治燥热、干涸。同时，在临证用药中注重保护胃气，尤其将胃中润泽置于重要地位。根据土应湿润的道理，在临证治疗时，对外感热病，师法仲景清热保津、急下存阴诸法，根据病证的表里轻重缓急，分别选用防风通圣散、凉膈散、白虎汤泄热以存津；用大、小、调胃三承气汤攻下积热，使肠胃郁结开通，津液宣行而"得其润泽"。这对后世胃阴学说的形成产生很大影响，得到明清温病学家，特别是叶天士的继承、发挥、补充，渐臻完善。

脾胃之变，不仅本气湿化为病，尚有阴阳虚实的变化，补泻方法又不一样。例如："胃寒为虚冷者，是胃中阴水实而阳火虚也。当以温补胃中阳火之虚，而退其阴水之实"（《素问玄机原病式·火类》）。这里虽称胃虚，但不同于胃湿本化之虚，可用补其湿的方法，而应该补阳泻阴。反之，"若阳实阴虚，风热胜其水湿而成燥者，则为水湿衰也，可以退风散热，养液润燥，而救其已衰之阴湿"（《素问玄机原病式·火类》）。这里虽称阴虚，又不同于阴寒，亦不可误用温补方法，而应该救阴退阳。这些病情，实际是脾胃病的进一步发展，因为脾之与胃，虽为表里，而阴阳异位，"邪气盛则实，精气夺则虚"，这里又有一个邪正虚实的问题，较之本化为病，补虚泻实，复杂多了。

又由于六气之变，不必一气独为病，每每有同化、兼化而为病。例如，脾胃湿化之病，有时与热相兼，所谓"积湿成热"，实际是湿气不化，怫郁成热，这种湿热兼化，与风热相兼义同。如"诸水肿者，湿热之相兼也"（《素问玄机原病式·热类》）；"诸泻痢者……湿热甚于肠胃"（《素问玄机原病式·热类》）；"发黄者，犹物湿热者，蒸之而发黄也"（《素问玄机原病式·热类》）等。对这些病证，刘完素每用辛苦寒药治之，以辛散结，以苦燥湿，以寒除热，苦辛通利，则湿去结散，热退气和而已。至于湿寒同化，是阴胜于阳，为寒湿之病，法宜温药散之，其理就比较易于了解。

更有火热气甚，影响脾胃，变证多端的。如火性炎上，可以出现呕吐；火盛制金，不能平木，又见吐酸。热甚而变五味之化，则肝热口酸，心热口苦，脾热口甘，肺热口辛，肾热口咸，或口淡的，又为胃热。火性急速，又可以出现暴注下迫；传化失常，又见吐下霍乱，或大便秘结。阳热怫郁于足阳明经，则迫血妄行，又能衄血，或呕吐稠浊黑血等。

刘完素对脾胃病的方药有很多专题论述，如《黄帝素问宣明论方》的积聚门、水湿门、痰饮门、燥门、泄痢门；《素问病机气宜保命集》的霍乱论、泻痢论、消渴论、肿胀论等，可供研讨。《素问玄机原病式》及以上二书对治其本化的许多治则，亦是临床所习用，而且很有疗效。如湿气胜者，则治湿以燥，或泻去其湿，或风药胜湿；若湿衰为燥，则补阴泻阳，阴湿润燥，活血养液，凉药调之。如果病情进一步发展，胃寒为虚冷，或阳实而阴虚；湿而兼热，湿而兼寒，以及火热犯脾胃等，书中均有相应的治法方药，散见于各篇之中，可以细加探索。而最终目的，除邪养正，务使土气得其平。

5. 心肾相交说

刘完素将升降理论用于临床，以水火升降阐发心肾之关系。其在《素问病机气宜保命集·卷上·原道论》中说："观天之道，执天之行，尽矣。盖天一而地二，北辨而南交，人精神之运以行矣。拟之于象，则水火也；画之于卦，则坎离也。两者相须，弥满六合，物物得之，况于人乎！"此言人是天地二气相合的产物，本身亦有水火升降、坎离相交的特征。《素问病机气宜保命集·卷上·阴阳论》亦有如下相似论述："水火者，阴阳之征兆。唯水火既济，血气变革，然后刚柔有体，而形质立焉。"而人在天地水火之间，具有调整自身水火升降的自主性，即主宰自身性命。《素问病机气宜保命集·卷一·原道论》云："夫水火用法象也，坎离交言变也。万亿之书，故以水为命，以火为性，以土为人，人为主性命者也。是以主性命者，在乎人，去性命者亦在乎人……故人受天地之气以为性命也"。刘完素把水与火两者的关系，提高到了天地性命的位置上去认识，并且明确阐明了人是自我性命的主宰者。因此，他在《素问病机气宜保命集·卷上·原道论》

中强调"修真之要者，水火欲其相济，土金欲其相养"，人要"法则天地，顺理阴阳，交媾坎离，济用水火，所以交其气"，以调整性命。

刘完素讨论水火升降，主要在于强调心肾两者的重要性。心属火而肾属水，所以他说："心为君主之官，得所养，则血脉之气旺而不衰，生之本无得而摇也，神之变天得而测也。肾为作强之官，得所养，则骨髓之气荣而不枯，蛰封藏之中无得而倾也，精之处无得而夺也。夫一身之间，心居上而守正，肾居下而立始，精神之居。此宫不可太劳，亦不可太竭。"（《素问病机气宜保命集·卷上·原道论》）因此，水升火降，坎离相交，即为既济，是身体健康的根本；反之，水在火下，不能制火，坎离不交，便成未济，水火未济，百病丛生。刘完素认为，人体中火总是处于亢盛状态，水总是处于不足状态，即"水亏火旺"，肾精或肾水衰少，心火旺盛，甚至"一水不胜五火"；除心火外，其余四脏之疾皆可化火；心火暴甚，肾水虚衰不能制之，则阴虚阳实而热气怫郁。故对多种疾病从水亏火旺来立论。治疗上认为心火宜泻，肾水宜补，用药多取寒凉。

这种认识，不是凭空想象，而是从实践中总结出来的经验。在他当时的环境，是"五运六气有所更，世态居民有所变，天以常火，人以常动……内外皆扰"（《素问病机气宜保命集·卷上·伤寒论》）。正值金国与南宋战争频繁，社会十分动乱，人们生活动荡而困苦，而天时又多亢旱，六气皆从火化。火热之病流行，而且其死都在六七日之间。"一水不胜五火"，急需"以寒养水而泻火"。他从这个实际出发，看到的都是伤寒热病，所用的寒凉药皆效，总结经验，上升为理论，就形成他的水火升降论。这种认识，不仅在当时是独树一帜的，而且能够大行于大定、明昌间30余年，即使在整个中医学术的发展史上，亦是影响深远。

6. 脾肾互济论

《素问·五脏生成》篇曰："肾之合骨也，其荣发也，其主脾也"，是脾肾相关学说的萌芽。《内经》不仅最早阐述了脾肾生理上的联系，也对脾肾疾病证候、治疗及传变等进行了论述。《难经·五十三难》曰："假令心病传肺，肺传肝，肝传脾，脾传肾，肾传心，一脏不再伤，故言七传者死也。"从五行制约和疾病传变角度论述了脾肾之间的关系，是后世医家论述脾与肾关系的依据。

刘完素从"人身之根本"的角度，阐述了脾与肾互济相关的生理关系。在《素问玄机原病式·火类》中指出："心肺象天，脾肾象地……土为万物之母，水为万物之元，故水土同在于下，而为万物之根本也。地干而无水湿之性，则万物根本不润，而枝叶衰矣。"认为只有水土合德，脾肾互济，才能化生万物。

刘完素十分重视肾在人体的作用。其云："根本者，脾胃肾也。"由此足见其对肾的重视程度，并不亚于后世温补学派医家。尽管如此，但他对肾的生理和病机特点的认识，却与后者大不相同。刘完素根据肾与脾"以阴居阴，同处于下"的特征，结合四时五行和五运六气之理，强调了肾脏属阴，其气本寒的生理特性，并根据《素问·气厥论》"肾气衰则阳气独盛"之说，得出了"肾本寒，虚则热"（《三消论》）的结论，进而提出寒凉养肾之说："酸入肝而养筋膜，苦入心而养血脉，甘入脾而养肌肉，辛入肺而养皮毛，咸入肾而养骨髓。五气亦然，故清养肺，热养心，温养肝，湿养脾，寒养肾。"（《三消论》）

对脾肾互济失常病证的治疗方面，刘完素重在阐发火热病证治，善用寒凉。他用滑石、甘草组成益元散"补益五脏，大养脾肾之气"，并称其为"热证之仙药"；若脾肾真元虚损，用密补固真丹、防风当归饮子；若脾肾不足，用愈风汤、大补丸及肾气丸治疗；内固丹补养肾气，调和脾脏，"寿高者常服，筋骨劲健，浑如壮士"。脾肾互济思想对后世产生了一定的影响，并被后世医家所继承，特别是明代李中梓在论述脾与肾的关系时，明确提出"肾为先天之本，脾为后天之本"的著名观点。

7. 命门相火论

"命门"一词首见于《内经》，但对其详论者则为《难经》。《难经》论命门的基本理论是：肾有两，左为肾，右为命门，命门作用是诸神精之所舍，元气之所系，男子以藏精，女子以系胞，其气与肾通。所论颇有创见，所以历代医学家都很重视，并有一些争论。而刘完素因受《素问》王冰注及《仙经道书》之启发，创立心为君火，命门为相火之论。自兹而后，张景岳、赵献可延续其说，发展了命门学说。《素问玄机原病式·火类》云："经曰：七节之旁，中有小心。杨上善注《太素》曰：人之脊骨有廿一节，从下第七节之傍，左者为肾，右者谓命门，命门者，小心也。《难经》言心之原出于太陵，然太陵穴者属手厥阴包络相火，小心之经也。《玄珠》言刺太陵穴曰，此泻相火小心之原也。然则右肾命门小心，乃手厥阴相火包络之脏……故与手少阳三焦合为表里，神脉同出见手右尺也。二经俱是相火，相行君命，故曰命门尔。故《仙经》曰：心为君火，肾为相火。是言右肾属火不属水也。是以右肾火气虚，则为病寒也。"《素问病机气宜保命集·卷上·病机论》亦有类似之说，并谓"左肾属水，男子以藏精，女子以系胞，右肾属火，游行三焦，兴衰之道由于此。故七节之傍，中有小心，是言命门相火也"。

刘完素之命门论源于《难经》，如"肾有两枚，左者为肾，右者为命门。男子以藏精，女子以系胞"（《素问玄机原病式·火类》）之论，与《难经·三十六难》所论一致。但他又增引《素问·刺禁论》之文，即"七节之旁，中有小心"，认为"命门者，小心也"。这一说法，据其所述是出自于杨上善《太素》。但今本《太素》以及新校正《素问》引《太素》注均无此文，实为刘完素首创，此前未见记载。刘完素引申其义为：右肾命门小心，为手厥阴包络之脏，"故与手少阳三焦合为表里，神脉同出见手右尺也。二经俱是相火，相行君命，故曰命门尔"。

刘完素对右肾命门的病变讲得很具体。如《素问玄机原病式·火类》云："或言肾虚而下部冷者，非为肾水虚也，一以右肾火气虚，则为病寒也。"《素问病机气宜保命集·卷上·病机论》又云："若夫右肾命门相火之为病，少气、疮疡、疥癣、痛肿、胁满、胸背首面四肢浮肿、腹胀、呕逆、癥瘕、骨痛、节有动、注下、温疟、腹中暴痛、血溢、流注精液、目赤、心热，甚则瞀昧、暴痛、瞀闷懊恢、嚏呕、疮疡、惊躁、喉痹、耳鸣、呕涌、暴注、瞤瘛、暴死、瘤气、结核、丹熛，皆相火热之胜也。"即命门火衰则病寒，相火偏亢则病热。至于治疗，"左肾不足，济之以水，右肾不足，济之以火"，病热者则"相火之下，水气承之"（《素问病机气宜保命集·卷上·病机论》）。此言治疗原则，但没有深入细论。

这种命门相火论影响深远，直至目前临床尚有沿用者。近人丁光迪认为这里有许多问题值得研究，如：①"七节之旁，中有小心"，这个"七节"，究竟在何处？经文没有明言，但《素问·气府论》云："夹脊以下至尻尾二十一节"，"大椎以下至尻尾及傍十五穴，至骶下凡二十一节，脊椎法也"，可知古人是自上而下数脊椎的，这是"脊椎法也"。这个七节当在上部，所以王冰注云："小心，谓真心神灵之宫室"。经、注两者是一致的。而小心，《太素》作"志心"，杨上善注为："脊有三七二十一节，肾在下七节之旁。"肾神曰志，五脏之灵皆名为神，神之所以任物，得名为心，故志心者，肾之神也"。这里并没有提到命门问题。孙一奎疑之谓："自《素问》以来，未尝闻此倒数之法也"，"此杨上善之误"。这样小心与命门就不能扯在一起了。②前云"之旁""中有"，又如何解释？"之旁"是一旁，还是两旁？是一旁的话，究竟是在左还是在右？实际是未知数，与"右为命门"亦联系不上。特别"中"字，是两旁之中，还是一旁之中？无从定论，亦无从与"右"字等同。③命门与三焦，俱属右肾，首见于《脉经》，在卷一《两手六脉所主五脏六腑阴阳逆顺第七》肾部："左属肾，右为子户，名曰三焦"；次见于王冰注《素问·金匮真言论》引《正理论》曰："三焦者，有名无形，上合于手心主，下合右肾，主谒道诸气，名为使者也"，以后高阳生《脉诀》又演其说，命门配于右尺，概括三焦。这样，刘完素以命门与三焦同论虽有依据，但又如何处理以下问题呢？①表里相配问题：右肾既合三焦，而三焦为手少阳经，但"命门其气与肾通"，肾又为足少阴经，两者手足经不同，如何表里相配？若云与手厥阴相配，则手厥阴为心包络，位应在上焦，属心而居南方，三焦与命门合，位在下焦，属肾而居北方，两者天地悬隔，南北异位，上下又如何相配？刘完素谓"右肾命门小心，为手厥阴包络之脏"，这又把它搬入下焦，而下焦相火又如何为上焦君火行命？亦是难以理解的。滑伯仁云："命门与肾通，三焦无两配"，实有见解。②右肾水火问题：《难经》言右为命门，男子藏精，女子系胞，其气与肾通，则所藏之精，所系之胞，也与肾相通，这能全称之为阳，并通说成为火吗？显然是不可能的。三焦相火属火，肯定无误。两者怎么能同居一起？刘完素更谓"右肾属火不属水"，是与左肾属水，水火相配，就更值得商榷了。

刘完素尚有一个最终论点，亦可以说是他的特点，即"君相虽为二火，讫其五行之次，则一于为热也"（《素问玄机原病式·火类》）。无论君火、相火、命门、少阳三焦、厥阴包络等，均可用"同化""兼化"的理论，统归于一，总之为火。这样，刘完素论命门，其命门就在若有若无之间了。言其有，命门即小心，即少阳相火，即手厥阴包络之脏，虽有亦是可以商榷的；言其无，君相都为一火，遑论命门！以上就是刘完素的命门论。

其实，刘完素所真正重视的却是一个"精"字。如《素问玄机原病式·火类》云："夫太乙天真元气，非阴非阳，非寒非热也。"他把"天真元气"即是精，说成是至高无上，譬之于老子所讲的"道"。"太一"亦似先于元明医家论及太极。所以称之为"非阴非阳，非寒非热"，实则高于阴阳寒热。他还进一步解释说："是以精中生气，气中生神，神能御其形也。由是精为神气之本，形体之充固，则众邪难伤，衰则诸疾易染，何止言元气虚而为寒尔。"（《素问玄机原病式·火类》）这样，刘完素把"精"的重要性就完全讲出来了，精是一身之主，神气之本，健康之所系，应该特别重视。而这种论述是有其学说特点的，因为其主火论言"诸所动乱劳伤，乃为阳火之化，神狂气乱而为热病者多矣"（《素问玄机原病式·火类》）。少水不胜多火，必然要重视"精"，使阴阳和平，自有裨益。

（六）发展治则理论

1. 治病必求所在

刘完素并非凡病皆火热，用药悉寒凉。刘完素在论述疾病的治疗原则时指出："大凡治病必求所在，病在上者治其上，病在下者治其下，中、外、脏、腑、经、络皆然，病气热则除其热，寒则退其寒，六气同法，泻实、补虚、除邪、养正，平则守常，医之道也。"（《素问玄机原病式·火类》）"治病必求所在"，"在"字的含义，应是反映客观存在的证据。如《伤寒论》"观其脉证，知犯何逆，随证治之"之类。证候的反映，离不开上下、内外、脏腑、经络，即传统的整体观。泻实、补虚、除邪、养正，有定见而无成见，此所以谓之治则。

刘完素倡导火热论，但并非"悉以实火言病"。他强调："大凡治病，必求标本，先受者为本，次者为标，此为兼证，故知逆与从，正行无间"（《黄帝素问宣明论方·卷十二·补养门》）。"治病必求标本"，是在《内经》"治病必求于本"的基础上说的。如外感病，恶寒为发热之本，头痛为恶寒发热之标。故《内经》又说："知标本者，万举万当，不知标本，是谓妄行。"可见其对辨证论治是非常严格的。事实上他要求一个医生，最起码必须掌握疾病本身发展变化的规律，认识不同阶段的特点，熟悉药性，使处方用药能恰到好处。其云:"流变在乎病,主治在乎物,制用在乎人,三者并明,则可以语七方十剂。"(《素问病机气宜保命集·卷上·本草论》)只有对病、对药、对人这三方面的条件都能运用自如,才可以谈七方十剂的问题。

2. 十益不及一损

对于疾病论治,刘完素提出"十益不及一损"的原则,认为对证下药之效果,远不及未对证下药对机体的损害,强调要辨证施治,把握"但有益而无损"。其云:"或谓病热为火实水虚,反言肾虚为冷,心迷正理,不敢用对证寒药,误以食前服其助阳热药,欲令下部水胜,退上焦心火,食后兼服微凉之药,而退火热,岂知十益不及一损也。病本热而无寒,又得热药,则病热转甚。食后虽服大寒之药,亦难解其势之甚也,况以微凉乎?"(《素问玄机原病式·火类》)批判了当时不辨寒热,若言肾虚,即服助阳热药之风。

"识其阴阳虚实,则无横夭之冤","治病之道,泻实补衰,平而已矣"(《素问玄机原病式·火类》)。刘完素强调临床详诊阴阳虚实,治病以平为要。在用药方面,他提出"善药"说,避免大毒之药伤害人体正气。其云:"凡用大毒之剂,非是毒药不能取效,不得已而用之,可也。幸有善药虽不能取效,但有益而无损者,何必用大毒之药,而谩劳蠛险也!经曰:宁小与其大,宁善与其毒,此之谓也。"(《素问玄机原病式·热类》)其选用药物,不论是寒药、热药、性猛烈或平和的、毒性较大或小毒无毒者,均"泻实补虚,除邪养正",使机体自身功能得以恢复,达到生生不息。

3. 宣通为本,推陈致新

刘完素认为,人的肠胃常应通畅,当保养,当常虚。《黄帝素问宣明论方·卷四·热门》中,提到神芎丸(由大黄、黄芩、牵牛、滑石组成),言:"如常服此药,但除肠垢积滞,不伤和气,推陈致新,得利便快,并无药燥骚扰，亦不困倦虚损……或平人保养常服，自显其功"。他说此药不能专看它的药味，有些人服了很好，要求方子，不得已而授之，既见其方反生疑惧，他嘱咐人但行其药，不示其方。因为有些患者不知医生用药之理，反生疑惧之心。也有些医生对这些药有病也不敢用，更何敢作防病之用。《黄帝素问宣明论方·卷五·伤寒门》云："无问风寒暑湿……但有可下诸症；或表里两证俱不见，而日深，但目睛不了了，睛不和者；或腹满实痛者，或烦渴，或谵妄，或狂躁喘满者……通宜大承气汤下之。"在该卷"伤寒论"篇中，除列了仲景方外，还列自制的三一承气汤、局方凉膈散诸方。他使用下法统治多种疾病，如三一承气汤，由大黄、芒硝、厚朴、枳实、甘草组成，他用以治疗急性热病与杂病：神志病，如谵妄、闷乱、惊悸、狂癫、高热惊搐、僵仆、卒中不语；胃肠病，如腹满心痛，酒膈；皮肤五官疾病，如斑纹、疮癣、痈疡、口疮、舌肿喉痹；传染病高热、喘急、尿赤便秘、滑泄、肠垢等。再如《黄帝素问宣明论方·卷十·泄痢门》益元散，药仅滑石、甘草二味，其方义亦以宣通为主，能治疗多种病症，如：①烦热，心躁，烦满；②肠癖下痢赤白，肠胃中积聚寒热，腹胀痛闷，饮食不入；③癃闭淋痛，石淋，蓄水；④痫痓惊悸，健忘，阴痿；⑤咳嗽，短气；⑥口疮，齿疳；⑦中暑，伤寒，疫疠，传染劳复；⑧饥饱劳损，忧愁思虑悲怒惊恐，阴虚热甚；⑨下乳，催生，产后血衰。

（七）创辛凉苦寒治法

1. 辛凉解表法

刘完素认为，外感表证，出现身热、怕冷、头痛、身痛等症，多属热邪在表，不应泛用辛温发汗之品。如果在发散药中加入甘寒辛凉之品，或直接以辛凉药物宣郁散热，则表解热除，斯是正治。他说："且如一切怫热郁结者，不必止以辛甘热药能开发也。如石膏、滑石、甘草、葱、豉之类寒药，皆能开发郁结，以其本热，故得寒则散也。"（《素问玄机原病式·热类》）由于刘完素对《伤寒论》伤寒表实证之恶寒、发热、头痛、项强、脉浮等症，在病机认识上与众不同，认为是热在表而非寒在表，所以强调寒凉药物的使用。他对张仲景用麻黄汤治疗外感风寒表实证的机理做了全新的解释：其一，辛温发汗发散的不是表寒而是表热，"身热恶寒，麻黄汤汗之，汗泄热去，身凉即愈，然则岂有寒者欤？"（《素问玄机原病式·热类》）其二，辛温热药有疏通腠理、宣散阳气的作用，故取其辛散，可治疗较轻的病症或暂时使病情缓解。但由于没有从根本上进行治疗，故药力尽则病会加重。其云："假令或因热药以使怫热稍散而少愈者，药力尽则病反甚也。其减则微，其加则甚。俗无所悟，但云服之获效，力尽而病加，因而加志服之，由是诸热病皆生矣。"（《素问玄机原病式·热类》）于此，刘完素另辟辛凉解表以治温热的新路，开后世温病学派之先河。

2. 表里双解法

张仲景《伤寒论》治表里同病的原则，是先解表而后清里热，刘完素则主张表里同治。他认为，据伤寒由表及里的传变规律，当表证未解，里热已盛而表现为表里俱病时，切不可再以辛甘热药复发其表，也不可但下里热。因为"表虽未罢而里证已甚，若不下之，则表热更入于里，而里热危极"（《伤寒直格·卷中·伤寒总评》）；如"伤寒日深，表热入里，而误以辛甘热药汗之，不惟汗不能出，而又热病转加，古人以为当死者也"（《素问玄机原病式·热类》）。此时必须采用表里双解的方法，宣通表里郁热，"宜以大柴胡、小承气下之，双除表里之热，则免使但下里热，而下后表热乘虚又入于里，而生结胸及痞诸病之类也"（《伤寒直格·卷中·伤寒总评》）。

表里双解的理论依据是：郁热在表，宜辛凉以解之；郁热在里，"复得开通，则热蒸而作汗也"（《素问玄机原病式·热类》）。这里所说的"开通"，就是通散郁结在里的热邪，而并非指汗法。用寒凉药物亦能使人发汗，其机理是郁热结滞得以开通，热气蒸腾外散，汗随热出。当表里俱热时，若用辛温发汗的方法，不仅不能汗解，表热还会进一步深入于里。

刘完素还创制了多种表里双解的有效方剂或组合方剂，若汗后热退不尽，可用天水散、黄连解毒汤、凉膈散等，以调顺阴阳，涤除脏腑余热；若汗后不解，而下证又未全者，可用白虎汤清之。

3. 下法

下法主攻里实热盛。刘完素在具体应用时，分三种情况：其一，凡表邪已解，下证悉备，均可使用下法。如用大承气汤、三一承气汤等。其二，热邪进一步深入，而见遍身清冷疼痛，心腹痛满，闷乱喘急，咽干或痛，脉来沉细等阳厥阴伤的情况，此热邪深入血分，单纯使用承气攻下，恐药力难达病所，必须与黄连解毒汤配合使用。其三，大下之后，热势尚盛；或大下后湿热犹甚，下利不止而热不退，脉弱气虚；或诸湿热内余，小便赤涩，便溏、频并，少而急痛者，可用黄连解毒汤继续泻其余热，必要时佐以养阴药物。在汗法与下法临证选择上，刘完素对伤寒由表传里，当下之证，不失时机地采用下法；下后不解，仍主张据热之多少，调制多种寒凉下剂，因证而异继续攻下。其云："虽然古人皆云三下热未退即死矣，亦有按法以下四五次，利一二十行热方退而救活者。"（《伤寒直格·卷中·伤寒总评》）正因其对火热病机有深入透彻的体验，才敢坚定地用下法救厄扶危。有人认为，刘完素用药过偏，其实并不全面了解刘完素的学术思想，诚如冯惟敏在《重刻刘守真先生宣明论序》中所言："而近世傍求医论，以谓热病用河间，其亦就所重立言邪，可谓独识其全矣。泛观河间诸书，乌、附等药亦多用之。"这说明他用攻下治热病，是在辨证论治基础上的。

4. 养阴退阳法

《内经》重视人体的阳气，强调"阳予之正"；张仲景《伤寒杂病论》

也重视温阳；唐代王冰虽然提出了"壮水之主，以制阳光"，但是未能列出方剂，直到宋代钱乙才在儿科领域以六味地黄丸滋阴补肾。刘完素循从道家重视"水"（阴）、"恶火"（阳）的意念，加之他提出的主火论，使他进一步发挥了养阴的方法，创立了养阴退阳法。当热邪深入于里，失下而热极，"以致身冷脉微，而昏冒将死者，若急下之则残阴暴绝，阳气后竭而立死，不下亦死，当以凉膈散或黄连解毒汤养阴退阳，蓄热渐以消散，则心胸复暖，脉渐以生，至阳脉复有力者方可以三一承气汤微下之"（《伤寒直格·卷中·伤寒总评》）。此时虽里热炽盛，但绝不能贸然攻下。因为热为阳邪，易伤阴精，当里热失下，蓄久而炼阴灼液，势必导致热深厥深，亡阴亡阳的危证。其病机是阳胜伐阴，阴气将亡，如果阴绝，阳也随之竭绝，如果攻下，阴气更伤，从而导致阴阳两竭而亡。但也不能不下，不下则热邪灼阴不止，也会出现阴绝阳竭之势。所以，此时防止阴阳俱竭，是疾病能否出现转机的关键。故刘完素提出养阴退阳的治疗法则，用凉膈散或黄连解毒汤护阴液、清热邪，等阴回阳复之时，方可用缓下之剂微微下之。这一治法，对后世温病学派于清热中处处顾护阴液无疑是有启示的。

5. 养水泻火法

对热病后期阴虚火旺或内伤杂病引起的水衰火实，刘完素主张采用养肾水、泻心火的治疗法则。因为肾为水脏，虚则热，实则寒；心为火脏，靠肾水制约，水火不济，则心火独亢而为病。他论述火热病机，在心肾关系上的主要论点之一，就是肾水常亏，心火易旺。所以治疗这类疾病，养肾水是治本，泻心火是治标，标本兼治，方能"泻实补衰，平而已矣"。对于肾水衰弱的虚热证，他提出使用寒凉药物，反对庸医用热药滋水退热。其言"抑不知养水泻火，则宜以寒，反以热药欲养肾水，而令胜退心火，因而成祸不为少矣"（《素问玄机原病式·热类》）。刘完素的益肾养阴治疗阴虚火旺的原则，启发了其后朱丹溪滋阴为主的学术思想。

（八）药性方剂理论

1. 以气化论药性

刘完素用气化理论阐述病机和药性，认为病变是气化之乱，药之功效在于气化。在这方面他本有《素问药注》一书，惜已亡佚，在其余著作中可见一端。在《素问玄机原病式》中，其引用元阳子解《清静经》曰："大道无形，非气不足以长养万物。由是气化则物生，气变则物易，气甚则物壮，气弱则物衰，气正则物和，气乱则物病，气绝则物死"（《素问玄机原病式·火类》）；又引用《素问·六微旨大论》曰："出入废则神机化灭，升降息则气立孤危，故非出入则无以生长化收藏，是以升降出入，无器不有。"把气化的作用推导到五官、九窍、皮肤之病机，指出："人之眼耳鼻舌，身意神识，能为用者，皆为升降出入之通利也。有所闭塞者，不能为用也。"（《素问玄机原病式·火类》）因此，对这些疾病的治疗，当从气化入手。他以此据气化之理论药性，把中药药性理论提升到一个新境界。对中药之药性，《神农本草经》论及寒热温凉四气与辛苦甘酸咸五味；《素问·阴阳应象大论》从阴阳、气味和气化论说药性，言："阳为气，阴为味，味归形，形归气，气归精，精归化"。《素问·至真要大论》又论五味分阴阳，即"辛甘发散为阳，酸苦涌泄为阴，咸味涌泄为阴，淡味渗泄为阳。六者或收或散，或缓或急，或燥或润，或软或坚，以所利而行之。调其气使其平也"。唐代王冰在《素问释文》中有所补充说："气化则精生，味和则形长。"宋代药学家寇宗奭受运气学说的影响，在《本草衍义》中有"气味"之说，但未予以论述。刘完素根据五运六气之理，认为药之功效在于"气化"，因气味而成其性，如诸病主火，药主苦寒，本于运气。在论治上，据何气主病而用何气之药治之，以气化理论诠释药性，进而断言："未有不明六气五行之宜，气味厚薄之所用，人身为病之所由，而能必获其效者，鲜矣哉！"（《素问病机气宜保命集·卷上·气宜论》）他的气化药性论，得到易水学派张从正、李杲等医家的共鸣，并发展为五味五性的药性理论。清初有张志聪，也从植物的根、茎、叶、花、果、核等的气化因素探讨药性。

2. 以药物气味组方

刘完素在组方中强调辨别药之气味加以组方，如其云："是以制方之体，欲成七方十剂之用者，必本于气味生成，而成方焉。"（《素问病机气宜保命集·卷上·本草论》）

《素问·至真要大论》提出君臣佐使制方原则的同时，也提出了基于五运六气学说制定的治疗六气淫胜病证的药物气味组方原则。在刘完素的《素问要旨论》中，有很多关于五运六气及六气淫胜治疗原则的理解及发挥。

刘完素对六气所胜、所复的五味配伍治疗的阐释很为详细。其阐释风胜的治疗原则时说："厥阴之胜，木旺，当先补其不胜。木旺者，先补其脾土，然后方泻其肝木也。治以甘清者，甘味和其脾。清者，春木旺，凉为用，可以甘清。佐以苦辛者，脾苦湿，急食苦以燥之，以辛润之。以酸泻之，是酸泻肝之旺气也，实乃先归其不胜者，然后方泻之。"（《素问要旨论·卷四·元相胜复》这是根据五行生克理论及脏腑理论、药物性味补泻等来解释厥阴风木所胜、所复的治疗原则及气味配伍，这种解释使得《内经》中的论述更容易理解和传播。书中还编有用药补泻歌诀，如"司天之气补泻用药歌曰：土位甘和药，辛温本治金，木酸凉味好，火苦水咸分。肝木主酸，心火主苦，肺金主辛，肾水主咸，脾土主甘。补泻歌曰：司天风胜药凉辛，辛补酸泻病自安，火主甘泻咸补命，土言苦泻补甘欢，金辛味泻酸宜补，水主咸泻苦补痓。此是上工医未病，药归五脏体同天"（《素问要旨论·卷五·六步气候变用》）。

脏腑五味补泻的理论，最早见于《内经》。刘完素则明确提出"五脏补泻"的观点："五脏补泻：肝木，酸泻辛补；心火，甘泻咸补；脾土，苦泻甘补；肺金，辛泻酸补；肾水，咸泻苦补。"(《素问要旨论·卷五·六步气候变用》)其观点源自《内经》"肝欲散，急食辛以散之，用辛补之，酸泻之"。刘完素还有"五脏互换苦急"的说法，即《素问·脏气法时论》中"肝苦急，急食甘以缓之。心苦缓，急食酸以收之。脾苦湿，急食苦以燥之。肾苦燥，急食辛以润之。肺苦气上逆，急食苦以泄之"的内容。

刘完素对《内经》所论药物气味厚薄阴阳进一步加以发挥，并且应用在组方原则上。他指出，一味药物气味兼备，且气味厚薄之不同，药性功用也不同；根据药性之不同，可以决定制方之奇、偶、大、小、缓、急。《素问病机气宜保命集·卷上·本草论》云："其寒、热、温、凉四气者，生乎天；酸、苦、辛、咸、甘、淡六味者，成乎地。气味生成，而阴阳造化之机存焉。是以一物之中，气味兼者，一药之内，理性不无。故有形者谓之味，无形者谓之气。""辛甘发散为阳，酸苦涌泄为阴。故辛散、酸收、甘缓、苦坚、咸软，随五脏之病证，施药性之品位，然后分奇偶大小缓急之制也。"

刘完素认为，补下治下的急剂应该由气味厚的药物组成，如附子、干姜之类；补上治上的缓剂则由气味薄的药物组成，如丁香、木香之类。《素问病机气宜保命集·卷上·本草论》云："故补上治上制以缓，补下治下制以急，急则气味厚，缓则气味薄。故味厚者为阴……故附子、干姜，味甘温大热，为纯阳之药，为气厚者也，丁香、木香，味辛温平薄，为阳之阴，气不纯粹者也。"

刘完素还提出，根据病位远近之不同，组方用药的气味厚薄及药味多少也不同。《素问病机气宜保命集·卷上·本草论》云："是以论气味之厚薄，合奇偶之大小。肝肾之位远，数多则气缓，不能速达于下，必大剂而数少，取其迅急可以走下也。心肺位近，数少则其气急，不能发散于上，必小剂而数多，取其气宜散，可以补上也。"

刘完素

临证经验

刘完素著《黄帝素问宣明论方》《素问病机气宜保命集》，论述临床各科疾病的证治，为内、外、妇、儿、五官等科疾病的辨治，总结了规律，积累了经验。阐发运气理论，详细论证各种疾病的病机，按病机立方治疗，是刘完素诊疗疾病的主要特点。尤其从火热病机角度，阐发了多种疾病的发病规律并提出了相应治法，补充了前人对相关疾病发病规律的认识，为后世留下了宝贵的诊疗经验。

一、内科病诊疗经验

《素问》《灵枢》叙述病证一百余种，阐发病机，确立治则与制方大法以及针刺治疗等，但对针对病证的具体处方却很少记载，仅记有生铁落饮、左角发酒、泽泻饮、鸡矢醴、兰草方、乌鱼骨丸、豕膏方、半夏秫米汤、菔翘饮、醇酒蜀椒姜桂方、马膏生桑桂酒方、小金丹 12 方而已。刘完素则根据自己多年的临床体会，汇集《素问》所述 62 个病证，分别予以对证处方，使《内经》的杂病理论与临床紧密结合起来。刘完素论述内科疾病证治，从病因病机到处方用药，多有独到之处。其所论疾病广泛，发明亦多。现仅就以下病证诊治加以概要阐述。

（一）中风

1. 以热为本，以风为标

刘完素在《素问病机气宜保命集·卷中》专立"中风论"，提出热极生风理论，开创了论治中风由外风转向内风的先河，并为用清热息风法治疗高热引起的抽搐提供了理论依据。关于中风病机，在刘完素之前多主"正气亏虚，风邪入中"，而刘完素认为中风病机以热为本，以风为标，并进行了详细的阐发。在《素问》病机十九条"诸风掉眩，皆属于肝"，"诸暴强直，皆属于风"的启发下，刘完素把五志过极的火性急速与中风病的卒暴加以联系，阐述了中风病的病因病机。其云："凡人风病多因热甚……俗云风者言末而忘其本也，所以中风瘫痪者，非为肝木之风实甚而卒中之也，亦非外中于风尔；由于将息失宜而心火暴甚，肾水虚衰不能制之，则阴虚阳实而热气怫郁，心神昏冒，筋骨不用而卒倒无所知也。因喜、怒、思、悲、恐之五志有所过极皆为热甚故也。"（《素问玄机原病式·火类》）从临床来看，发病急骤是中风病的特点，而"暴病暴死，火性疾速故也"（《素问玄机原病式·火类》）。因此，指出中风属火热为患。又言"风本于热，以热为本，以风为标……是以热则风动"（《素问病机气宜保命集·卷中·中风论》），指出热则生风是中风的病机。火热之成，皆由内伤，因此中风发病，多由内起，而非外中风邪；五志过用，可导致心火暴甚，肾水虚衰，阴虚阳实，因此内伤之中，尤以情志失调，五志过用为害最甚。刘完素此论，划清了内风、外风的界限，是中风病机由外向内的重要转折点，即中风由内因引起，不是外中风邪；病因是平素将息失宜，诱因是情绪急剧波动；病机是心火暴甚，肾水虚衰，阴虚阳实，热气怫郁，心神昏冒。近年来，证候学研究表明，在中风病的急性期，尤其是一周之内，火热证占有相当的比例。因此，火热致中风的学术观点，符合中风病之临床所见。

　　除"热极生风"的机理之外，刘完素还以火热为病机说明了中风偏瘫、昏愦、口噤的机制。他认为偏瘫的发病机制，在于热气太盛，郁结壅滞，而气血失于流通之故。由于邪有微甚，故结有轻重；若微则气血流通，筋脉不挛，但僵仆；怫热郁滞，而气血早已偏行，郁极乃发，一侧得通，一侧痹者则为偏瘫。而中风昏愦，刘完素认为在于热与痰，指出其发生机理有二：一由火热郁塞，"热气怫郁，心神昏冒，筋骨不用，而卒倒无所知也"（《素问玄机原病式·火类》）；一为痰迷清窍，由"痰潮不省，昏愦不知事"（《素问病机气宜保命集·卷中·中风论》）。至于口噤的机制，刘完素认为其机理是阳热生燥生痰，津液不能濡养筋脉之故，机制有三：一为阳热暴甚于内，而亢则害，承乃制，津液涌溢，聚于胸膈，津液燥为痰涎；二为阳实阴虚，而风热太甚，以胜水湿，因而成燥；三为肝主于筋，而风气自甚，又燥热加之，液还聚于胸膈，则筋燥甚。由于，燥金主收敛劲切、紧涩，故病筋脉劲强、紧急，而产生口噤。

刘完素不仅对中风病火热病机的阐发有卓越的贡献，在观察症状及判断预后等方面也有一定的成就。如他提出"诸筋挛虽势恶而易愈也，诸筋缓者难以平复"。此以筋脉抽搐的缓急来推测预后，更有十分重要的临床指导意义。从中风病人来看，凡初起表现抽搐有力，虽然病势急骤凶险，但通过及时正确的治疗，常常恢复较快；相反，若手足松弛不收，病似不凶，却病程缠绵，难以恢复，预后较差。这与中风脱证比闭证危险性更大的道理基本一致。中风以猝然昏仆抽搐为特征，但抽搐不限于中风。如何把中风与其他疾病抽搐相鉴别，也是临床所不容忽视的。刘完素对中风与破伤风的观察尤为仔细，指出破伤风的特点是从微至甚，不伴有偏瘫。刘完素上述的这些见解，勘透渊源，精当确切，信而可微。

2. 中腑中脏，分而论治

刘完素认为，中风病是"以热为本，以风为标"，在治疗方面当根据有无表里证，首先分为中腑、中脏，分别采取"汗"或"下"法祛风除热。他在《素问病机气宜保命集·卷中·中风论》中明确指出了中风的诊疗思路："中风外有六经之形证，先以加减续命汤随证治之，内有便溺阻隔，复以三化汤主之。""外有六经之形证"（即口开、手撒、眼合、鼻干、吐沫、遗尿、直视、头摇诸症）者为中腑，"其面加五色，有表证，脉浮而恶风恶寒，拘急不仁，或中身之后，或中身之前，或中身之侧"，"其治多易"，

"大抵中腑者多著四肢"，治疗上采用"汗"法，方药用加减续命汤。小续
命汤（麻黄、人参、黄芩、防己、桂枝、川芎、甘草、防风、生姜、附子、
杏仁）为刘完素《素问病机气宜保命集·卷中·中风论》中第一首方，其
曰："知晓中风邪，宜先以加减续命汤，随证治之"。刘完素强调"凡觉中
风，必先审六经之候"，"不审六经之加减，虽治不能去其邪"，对于中腑者
分六经论治，并列麻黄续命汤等6首续命汤加减方。太阳经中风，根据无
汗、有汗分别用麻黄续命汤、桂枝续命汤；阳明经中风，根据无汗、有汗
分别用白虎续命汤、葛根续命汤；太阴经中风，用附子续命汤；少阴经中
风，用桂枝续命汤（桂枝、附子、甘草依小续命汤方添加一倍）；少阳、厥
阴经中风，用羌活连翘续命汤。明代赵献可在《医贯·卷二·中风论》云
"小续命汤，为仲景《金匮要略》治冬月直中风寒之方，即麻黄汤、桂枝汤
之变方。"对针对"热极生风"，却用附子续命汤的疑问，刘完素还给予解
答："或云中风既为热甚，治法或用乌、附之类热药何也？答曰：欲令药气
开通经络，使气血宣行，而无壅滞"；"宜以辛热治风之药，开冲结滞，荣
卫宣通而愈"（《素问玄机原病式·火类》）。

对于中脏，刘完素认为"中脏者，唇吻不收，舌不转而失言，鼻不闻
香臭，耳聋而眼瞀，大小便秘结"，"其治多难"，"中脏者多滞九窍"（《素
问病机气宜保命集·卷中·中风论》），临床上主要根据是否大便秘结判断，
治用"下"法，方药选用三化汤（厚朴、大黄、枳实、羌活）加减，通腑
泻热，升清降浊。该方为小承气汤加羌活，方中厚朴、枳实、大黄三味药
量相等，重在调理气机。便秘因腑气不通、浊气不降所致，因此清气亦难
上升。配伍辛温之羌活，意在升清，恢复气机升降。大黄取其沉降下趋之
性，通过荡涤积滞，祛除实邪，以利气机升降的恢复。方后注言"以微利
为度"，亦说明大黄决非只为攻下而设。又因羌活活血通脉，恰与"气血壅
滞"之病机相吻合。通过此方，可以认识到两个问题：一是中风便秘由气

机壅滞所致，治法必以疏通壅滞为先，首先将通腑泻热法引入中风病的治疗，为后世垂范；二是降浊必须升清，配伍辛温雄烈之羌活意在升清。三化汤组方侧重调理气机；治在里，其图在表；同时注重升降结合，其组方原则对目前中风病的治疗仍有重要的指导意义。

刘完素主张用寒药除怫热，开结滞，散风壅，使气血宣通。其指出："中风既为热甚……故诸方之中至宝丹（生乌犀角、生玳瑁、琥珀、朱砂、雄黄、龙脑、麝香、牛黄、安息香），灵宝丹最为妙药。……况皆能散风壅开结滞，而使气血宣通，怫郁除而愈矣。"（《素问玄机原病式·火类》）治中风闭证之属于热者，治宜芳香开窍，醒脑清神，刘完素采用《局方》至宝丹并盛赞其功，给后世温热学家治痉厥神昏以很大的启发。论中并提"灵宝丹"由硫黄、雄黄、自然铜、光明砂（朱砂）、紫石英、阳起石、虎骨、鹿茸、芒硝等组成，主要治"风病及仆伤肢节"（《太平惠民和剂局方》）。

3. 初证既定，大药养之

对于"表里证已定，别无他变"者，刘完素强调用"大药养之"，日久使阴阳、营卫自和。其曰："若外无留结，内无不通，必知在经也。初证既定，宜以大药养之，当顺时令而调阴阳，安脏腑而和荣卫，察病机审气宜，而少有不愈者。"（《素问病机气宜保命集·卷中·中风论》）

其中，中风外无六经形证，内无便秘阻隔，中风手足不能运动，舌强不能言语者，刘完素认为是"血弱不能养筋"所致，用大秦艽汤治疗。本方用大量秦艽疏风通络，祛一身之风；羌活散太阳之风，白芷散阳明之风，川芎散厥阴之风，细辛、独活散少阳之风，防风随所引无不至；风能生热，故用黄芩清上，石膏泻中，生地凉下。血虚筋脉失养，故以当归、熟地黄、白芍滋阴养血，川芎活血，血活则风药散而舌本柔；白术、茯苓、甘草益气健脾，扶助正气，助气血化生。

作为中风患者常服之药，刘完素还创制愈风汤，并立四时之加减之法，认为"中风证内邪已除，外邪已尽者，当服此药，以行导诸经。久服大风悉去"（《素问病机气宜保命集·卷中·中风论》）。愈风汤由羌活、甘草、防风、蔓荆子、川芎、细辛、枳壳、人参、麻黄、甘菊、薄荷、枸杞子、当归、知母、地骨皮、黄芪、独活、杜仲、白芷、秦艽、柴胡、半夏、前胡、厚朴、熟地黄、防己各二两，茯苓、黄芩各五两，石膏、生地黄、苍术各四两，芍药三两，桂枝一两组成。刘完素认为，此药"具七情六欲四气，无使五脏偏胜，及不动于营卫……无问男子妇人及小儿惊痫搐、急慢惊风等病服之神效"（《素问病机气宜保命集·卷中·中风论》）。

虽然内外邪已尽，但由于中风终究因气血不通所致，因此刘完素强调即使用大药调和，也要时刻铭记汗、便之通利。其云："治病之法，不可失其通塞，或一气之微汗，或一旬之通利，如此为常治之法也。久则清浊自分，荣卫自和。"（《素问病机气宜保命集·卷中·中风论》）如对于用于预防中风的天麻丸（天麻、牛膝、杜仲、萆薢、玄参、羌活、当归、生地黄、附子），明确指出："大忌壅塞，失于通利，故服药半月稍觉壅，微以轻宣丸轻疏之，使药再为用也。"（《素问病机气宜保命集·卷中·中风论》）

此外，还以四白丹治中风昏冒，二丹丸治中风后健忘，泻青丸治中风自汗。

4. 滋养肾阴，清降心火

刘完素在《素问玄机原病式·火类》中论中风病机说："心火暴甚，肾水虚衰不能制之，则阴虚阳实而热气怫郁，心神昏冒，筋骨不用而卒倒无所知"，认为火之有余、水之不足为中风病机，但未列相应治方。《黄帝素问宣明论方·卷二·诸症门》中记载有地黄饮子主肾虚，该方治疗"内夺而厥，舌暗不能言，二足废不为用，肾脉虚弱，气厥不至，舌不仁"，为后世医家推崇的滋阴降火治疗中风方。该方中熟地黄、山茱萸滋补肾阴；妙用薄荷，以利咽喉，治中风失喑；附子、肉苁蓉、巴戟天、肉桂以返真元之火；石菖蒲、远志、茯苓补心而通肾脏；石斛、麦冬、五味子保肺以滋水源，使水火相交，精气渐旺，而风火自息。风淫所胜治以辛凉，此处反用桂、附，实为元气大亏，肾中真阴失守，孤阳发越，唯桂、附能引火归原，水火既归其原，则水能生木，木不生风，而风自息。或云："中风既为热甚，治法或用乌、附之类热药何也？欲令药气开通经络，使气血宣行而无壅滞也。"（《素问玄机原病式·火类》）故用地黄饮子"柔剂养阳"以治根本。但同时还强调慎用大热药乌、附之类，指出"凡觉中风，必先审六经之候，慎勿用大热药乌、附之类……则天癸竭而荣卫涸，是以中风有此戒"（《素问病机气宜保命集·卷中·中风论》）；"慎不可但以峻热攻痹，而反绝其已衰之阴气也"（《素问玄机原病式·火类》），可见其对阴液的顾护。对此赵献可有精辟之论述："观刘氏之论，则以风为末，而以火为本。世之尊刘氏者，专以为刘氏主火之说，殊不知火之有余，水之不足也。刘氏原以补肾为本，观其地黄饮子之方可见矣。故治中风当以真阴虚为本。但阴虚有二：有阴中之水虚，有阴中之火虚。火虚者专以河间地黄饮子为主；水虚者，又当以六味地黄丸为主。果是水虚，则辛热之药与参、芪之品，俱不可加。"（《医贯·卷二·主客辨宜》）

5. 先期预防，治其萌芽

刘完素指出中风多有先兆，宜应先期预防。《素问病机气宜保命集·卷中·中风论》云："中风者，俱有先兆之证，凡人如觉大拇指及次指麻木不仁，或手足不用，或肌肉蠕动者，三年内必有大风之至。"若见此等证候，其病尚浅，其治较易。因此，他主张早期发现，早期治疗，所谓见微知著，"止于萌芽"。用药物防治中风先兆，刘完素提出"服风湿涤热之剂，辛热之药，治内外之邪"（《素问病机气宜保命集·卷中·中风论》），主张先服八风散（藿香、白芷、前胡、黄芪、甘草、人参、羌活、防风），愈风汤

（用于初觉风动欲倒仆）、天麻丸各一料，以预防中风的发生。

总之，刘完素主张随证所宜、辨证论治，指出"世方虽有治风之热药，当临时消息，适其所宜，扶其不足，损其有余"（《素问玄机原病式·火类》）。

（二）消渴

消渴一病，名称繁多，症状复杂。在《千金方》之前，此病即有"消""消瘅""消渴""肺消""膈消""内消"等名。对于此病的治疗，有关文献亦多分而论之，读者颇难掌握。《千金方》之后，《外台秘要》引《古今录验》之说，将消渴分为"消渴""消中""肾消"三类。《太平圣惠方》则在此基础上，提出了"三消"之名。刘完素继承并发展了《外台秘要》与《太平圣惠方》之说，在其所撰专著《三消论》中，首次明确使用"三消"一词归纳消渴病证。其云："若饮水多而小便多者，名曰消渴；若饮食多而不甚饥，小便数而渐瘦者，名曰消中；若渴而饮水不绝，腿消瘦而小便脂液者，名曰肾消。如此三消者，燥热一也。"这一论述成为后世分消渴为上、中、下消之宗本。刘完素系统论述消渴病机，分辨消渴病位，确定消渴治法，确立了比较完善的用三焦分证辨治消渴的理法。

1. 消渴有三，三焦分证

《外台秘要》与《太平圣惠方》论消渴，虽为后世辨治消渴提供了一个执简驭繁的思路，但是，它们未能建立比较完整的三焦分证辨治消渴的理法。在此二书中，甚至还没有使用"三焦"一词指导消渴辨治的记录。刘完素三焦分证法，不仅将消渴根据其临床表现分为三类，而且还明确使用了"三焦"一词去概括消渴的病理。其云："消渴之疾，三焦受病也。有上消、中消、肾消"。刘完素此说言简意赅，一方面明确提出了消渴病理为"三焦受病"，另一方面还使用了与"三焦"一词关系十分密切的"上消""中消""肾消"等词汇，命名三类消渴的名称。如此，使读者更容易将消渴病理与"三焦"联系起来。

刘完素三焦分证法，还将"三焦"作为分辨消渴病位的依据。其云："上消者，上焦受病，又谓之膈消病也。多饮水而少食，大便如常或小便清利，知其燥在上焦也……中消者，胃也。渴而饮食多，小便黄。经曰：热能消谷。知热在中……肾消者，病在下焦……至病成而面色黄黑，形瘦而面焦，小便浊而有脂。"刘完素此言，不仅用三焦这一概念区分了消渴的种类，讨论了消渴的病机，而且还将"上焦""中（焦）"和"下焦"作为分辨消渴病位所在的理论依据，为进一步确立三种消渴的治疗大法，奠定了理论基础。

《外台秘要》与《太平圣惠方》，虽将消渴分为三类并分别列出不同的治法方药，然而，却未能概括出病位不同的消渴病的治疗大法。刘完素则与之不同，不仅在选列消渴治疗方药时，明确指出该方药所治消渴的种类，而且还紧密结合三焦分证之理，概括了三类消渴的治疗大法。其云："上消者，上焦受病……治宜流湿润燥。中消者，胃也……法云宜下之……肾消者……治法宜养血以肃清，分其清浊而自愈也"。刘完素此言概括了三消治疗大法，使前人许多用某方某药治消渴的经验，上升为具有一定指导意义的理论原则，发展了前人对消渴的认识。

刘完素三焦分证理法，对后世产生了深刻的影响。如元代罗天益泻热分三焦之法，以及清代吴鞠通在温病辨治中所建立的三焦辨证体系，均受到刘完素三焦分证理法的影响。诚如清代学者汪廷珍所云："金元刘河间守真氏者，独热病超出诸家，所著六书分三焦论治而不墨守六经，庶几幽室一镫，中流一柱。"（《温病条辨·汪序》）

2. 消渴之本，燥热怫郁

刘完素之前医家论消渴病因病机多采用《诸病源候论》和《外台秘要》之说，而刘完素则不落前人窠臼，结合自身临床经验，在消渴病因病机的认识上，提出了创新性学说。在病因方面，他认为与过食肥甘、嗜酒过度、情志失调、久服金石和久病阴亏有关。《三消论》云："况消渴者，本因饮食服饵失宜，肠胃干涸而气液不得宣平；或耗乱精神，过违其度；或因大病，阴气损而血液衰虚，阳气悍而燥热郁甚之所成也。""久嗜咸物，恣食炙煿，饮酒过度，亦有年少服金石丸散，积久石热结于胸中，下焦虚热，血气不能制石热，燥甚于胃，故渴而引饮"。

病机方面，刘完素首先从《内经》论消渴谈起，并结合多年治疗消渴的经验，提出燥热怫郁之说。《三消论》云："如此三消者，其燥热一也，但有微甚耳。"刘完素认为，燥热致渴的病机，主要是燥热怫郁，壅遏腠理，玄府闭密，气液运行道路不道，致使肠胃之内水液不能渗泄（输布）于外荣养全身所致。其云："燥热太甚，而三焦肠胃之腠理怫郁结滞，致密壅塞，而水液不能浸润于外，荣养百骸。"（《三消论》）他还基于这一认识，解释了消渴的多饮和多尿症。其云："肠胃之外，燥热太甚，虽复多饮于中，终不能浸润于外，故渴不止。小便多出者，如其多饮，不能渗泄于肠胃之外，故数溲也。"（《三消论》）

对于消渴之并发症，刘完素提出多变"为雀目或内障，痈疽，疮疡，上为咳嗽，下为痔痢"，或"蒸热虚汗，肺痿劳嗽"，或"水肿湿胀""聋盲，疮癣痤痱"等。另外，刘完素还提出消渴之发病与气厥、肝痹、脾痹等病密切相关。

3. 治倡寒凉，慎用温燥

刘完素生活的年代，应用温法治疗消渴的风气颇盛。其根据临床实践及对消渴病机的认识，对当时多用温法治消渴提出了不同看法。应用温法治疗消渴，始见于《金匮要略》。其后，有《外台秘要》引《古今录验》之说，对《金匮要略》用八味丸治疗消渴之论进行理论阐述，并提出了消渴病机属于"腰肾虚冷"。《外台秘要》之后，《太平圣惠方》《普济本事方》

等亦皆从其说。还有医家据此提出，消渴病机属于"上实热而下虚冷"。

刘完素针对这些论点，提出了不同的见解。他认为，消渴是由于心肾关系失调而导致的"上下俱热"证。《三消论》云："肾水属阴而本寒，虚则为热；心火属阳而本热，虚则为寒。若肾水阴虚，则心火阳实，是谓阳实阴虚，而上下俱热。"此言"阳实"，指心火亢旺。因其热在上焦，故云"上热"。此言"阴虚"，实指肾虚，因肾属阴而居于下也。肾本寒，虚则热。肾虚，故云"下热"。消渴之证，属"阳实阴虚"，故云"上下俱热"。消渴既属"上下俱热"，故不当以温热药治之。因"热物属阳，能养火而耗水。今肾水既不能胜心火，则上下俱热，奈何以热药养肾水，欲令胜心火，岂不谬哉"（《三消论》）。指出凡见消渴便用热药的治疗误区，极力反对滥用燥热之药，认为"消渴之病者，本湿寒之阴气极衰，燥热之阳气太甚，更服燥热之药则脾胃之气竭矣"。其云："治消渴者，补肾水阴寒之虚，而泻心火阳热之实，除肠胃燥热之甚，济身津液之衰，使道路散而不结，津液生而不枯，气血利而不涩。"（《三消论》）根据五行与五脏、五味和五气的配属原理，结合自身的临床经验，刘完素提出"寒养肾"的主张。但对于"寒养肾"的含义，刘完素未作进一步的具体论述。但从其对消渴治疗的遣方用药分析，可知其"寒养肾"之说，非指以甘寒之药滋阴清火，实指以寒凉之药泻火保津。如《三消论》以神白散"治真阴素被虚损，多服金石等药，或嗜炙煿咸物，遂成消渴"。该方药仅滑石、甘草二味。又如，《黄帝素问宣明论方·卷四·热门》以神芎丸治"肾水真阴本虚，心火狂阳，积热以甚，以致……瘅或消中，善食而瘦，或消渴多虚"等证，该方即由大黄、黄芩、牵牛、滑石等药组成。此二方均由清热利尿、泻火通便之药配伍而成，并无甘寒养阴之品。

由此可见，刘完素所谓"寒养肾"之说，只适用于虚而兼实热的标实本虚证。其所制"寒养肾"之方，是一种治疗前述标实本虚，以标证为急的治标之方。若将此类方剂视为补肾或养肾之方，则是对刘完素此说的极大误解。尽管此法是一种治标的权宜之法，但是，它的确是在一定条件下适用于部分消渴病例的一种新的治疗方法。

4. 消渴之治，全面总结

虽然刘完素对消渴的辨治强调"燥、热"二字，但并未将使用寒凉药作为治疗消渴的唯一治法。其在《三消论》中较为全面地总结了对消渴的治疗原则，并特别提到"不必肾水独当寒，心火独当热"，应全面地认识阴中有阳，阳中有阴，在辨证时必须分辨水火之多少以决定泻与补。

刘完素提出，"上消者，上焦受病，又谓之膈消病也……知其燥在上焦也，治宜流湿润燥。中消者，胃也……经曰：热能消谷，知热在中，法云宜下之，至不欲饮食则愈。肾消者，病在下焦……治法宜养血以肃清，分其清浊而自愈也"（《素问病机气宜保命集·卷下·消渴论》）。清代顾松园曰："河间论治三消大法，当泻心火，除胃热，补肾水。"（《顾松园医镜·卷十·三消》）可谓是对刘完素三消治法的高度概括。从《黄帝素问宣明论方》《三消论》和《素问病机气宜保命集》三书载述统计，刘完素治消渴病用方约23首（包括同名异方），现按三消分述如下：

（1）治疗上消，流湿润燥

上消又称"膈消"，临床表现以口渴多饮为主，为燥在上焦，治宜"流湿润燥"，刘完素主要用麦门冬饮子。麦冬（去心）二两，瓜蒌实，知母、甘草（炙）、生地黄、人参、葛根、茯神各一两。共研末，每服五钱，水二盏，竹叶数片，同煎至一盏，去渣温服于饭后，用于治疗心烦胸满，口渴多饮，短气，久为消渴者。《素问·气厥论》篇云："心移热于肺，传为膈消。"心肺有热，耗气伤阴，久则为消渴。治宜清心肺之热，益气生津，润燥止渴。麦门冬饮子功能清心润肺，生津益气，方中重用麦冬甘苦微寒，养阴清热，润燥生津为君药；瓜蒌甘寒质润，清肺润燥，知母苦甘寒而质润，善泻肺胃之火，滋养肺肾之阴，生地黄甘苦寒，滋阴清热，共为臣药；佐以人参益气生津，茯神养心安神，葛根清热生津，且能升发脾胃阳气，以助津液之转输敷布；使以甘草和中，竹叶除烦。诸药合用，共奏清热润燥、止渴除烦之效。麦门冬饮子甘寒、苦寒、清滋并用，有助于脾气散精上归于肺（人参、甘草、粉葛），通调水道下输膀胱（茯苓、竹叶）。而麦冬、瓜蒌、葛根同用以生津止渴，知母、生地黄清热养阴，实寓有养胃存津之旨。若消渴饮水无度，小便数者，以绛雪散（汉防己、瓜蒌实、黄芩、黄丹）辛寒苦寒，清肺润燥以止渴。

（2）治疗中消，凉下存阴

中消症见消谷善饥，形体消瘦者，以猪肚丸（猪肚、黄连、瓜蒌、麦门冬、知母）泻火养阴，使火清津生而病除。若中消胃热能食，大便干燥，小便赤黄者，用顺气散（厚朴、大黄、枳实）微利之为效，"服此药，渐渐利之，不欲多食则愈"。此方即重用大黄荡涤胃肠实热。尚有一方：用黄连末一斤，生地黄自然汁、白莲花藕汁、牛乳汁各一斤熬成膏，调连末为丸。此法实源于《千金要方》。原方由黄连、生瓜蒌汁、生地黄、羊乳汁（或牛乳、人乳）组成。原方主治："岭南山瘴风热毒气入肾中，变寒热足弱，虚满而渴"之证。刘完素用藕节易瓜蒌汁，并将其用于胃热津枯，多食多饮之中消证。明清温病学家所强调的甘寒生津养胃之法，所制五汁饮诸方，实源起于河间此法。

（3）治疗下消，养血清燥

下消症见善饮而食后数小便溺，饮一溲二者，方用《黄帝素问宣明论方》人参散（人参、白术、泽泻、瓜蒌、桔梗、栀子、连翘、葛根、黄芩、大黄、薄荷、白茯苓、甘草、石膏、滑石、寒水石、砂仁）。方以人参、甘草，甘以益虚，石膏、黄芩、寒水石、滑石、大黄、山栀子，寒以除热也；白术、茯苓燥以除湿也。而意特在湿热，故滑石、石膏数独多焉。其用人参、甘草者，热积则真气消，湿聚则坚燥生也。尤妙在薄荷以行表气，缩砂仁以行里气：表里气通，而后湿可行、热可去，此画龙点睛法也。若肾消而白淫梦泄、遗精及滑出而不收者，用珍珠粉丸（黄柏、真蛤粉）滋肾降火固涩。若肾消日久，阴阳俱虚者，可服八味丸倍加山药。桂、附的用量应根据四时加减，"假令方内，桂、附一两，春各用三钱，夏用一钱，秋用五钱，冬用一两"。

此外，尚有治疗消渴兼证的方药或三消通治方，如人参白术散（人参、白术、当归、芍药、大黄、山栀子、泽泻、连翘、瓜蒌根、葛根、茯苓、肉桂、木香、藿香、寒水石、甘草、石膏、滑石、芒硝、生姜），用于治疗燥热郁甚、多饮而数小便。《三消论》人参散（石膏、寒水石、滑石、甘草、人参），主治消渴病邪热变化，真阴损虚"或燥热泻痢，或目疾口疮……或蒸热虚汗，肺痿劳嗽"。大黄甘草饮子（大黄、甘草、大豆），主"治男子妇人一切消渴不止者"。治疗消渴，张从正尤其推崇刘河间的神芎丸，"以黄芩味苦入心，牵牛、大黄驱火气而下，以滑石引入肾经。此方以牵牛、滑石为君，以大黄、黄芩为臣，以芎、连、薄荷为使，将离入坎，真得黄庭之秘旨"（《儒门事亲·卷三·三消之说当从火断》）。

从刘完素用方中可以看出：①其治消渴多以丸散剂为主，在23首用方中，有15首为丸散制剂。②其方组成常据季节、病情等的变化而灵活加减（药味和剂量）。如对八味丸中桂附的用量提出要依时而变等。③用药善用清热益气之品，通过清热以养阴，益气以生津，从而使热清津生而渴止。在其治疗消渴23首处方中，用药次数最多的是甘草11次，其次是石膏8次，人参7次，知母6次等。④刘完素在消渴病机上虽力主燥热，但在临证治疗时并非一味清热。如人参白术散、葛根丸等方中均有肉桂、附子之类温热之品，而对肾消日久、阴阳俱虚者，又沿用张仲景治疗消渴之八味丸（即肾气丸）。可见刘完素于消渴之治，非常注重辨证论治。

消渴病除药物治疗外，饮食调理亦很重要。刘完素根据《素问·阴阳应象大论》篇"在地为化，化生五味"的理论，指出"五味之本淡也，以配胃土，淡能渗泄利窍。夫燥能急结，而甘能缓之；淡为刚土，极能润燥，缓其急结，令气通行，而致津液渗泄也"（《三消论》），提出消渴病人的饮食及药疗"皆宜淡剂"。这对消渴病的治疗具有现实指导意义。

刘完素在消渴病证治方面，积累了丰富的临床经验并具有鲜明的特色，深入探讨其有关消渴病的学术经验，对治疗消渴病具有现实参考意义。

（三）呕吐

刘完素在《素问病机气宜保命集·卷中·吐论》中指出："论曰吐有三，气、积、寒也，皆从三焦论之"，明确提出呕吐分三焦论治。

1. 呕吐分三焦

刘完素所言三焦，乃专指胃之上中下而言，《素问病机气宜保命集·卷中·吐论》曰："上焦在胃口，上通于天气，主纳而不出。中焦在中脘，上通天气，下通地气，主腐熟水谷。下焦在脐下，下通地气，主出而不纳"。

2. 病机气积寒

刘完素进而指出三焦呕吐之病因与证候，"上焦吐者，皆从于气，气者天之阳也，其脉浮而洪，其证食已暴吐，渴欲饮水，大便燥结，气上冲而胸发痛……中焦吐者，皆从于积，有阴有阳，食与气相假为积而痛，其脉浮而弱，其证或先痛而后吐，或先吐而后痛……下焦吐者，皆从于寒，地道也，其脉沉而迟，其证朝食暮吐，暮食朝吐，小便清利，大便秘而不通"（《素问病机气宜保命集·卷中·吐论》）。即上焦呕吐之因责之于气，中焦呕吐之因责之于积，下焦呕吐之因责之于寒。

3. 治分降消通

（1）上焦呕吐，降气和中

"诸呕吐酸，暴迫下注，皆属于火"，上焦呕吐多为气热上冲所致，治当降气和中。证见食已暴吐，脉浮而洪者，先和中，用桔梗汤（桔梗、半夏曲、陈皮、枳实、茯苓、白术、厚朴）调木香散（木香、槟榔）二钱，隔夜空腹食前服之。三服之后，气渐下，吐渐止，然后去木香散加芍药二两、黄芪一两半，依前服之，病愈则已。如果大便燥结，不能食，则以大承气汤去硝微下之，少利为度，再服前药补之；如大便复结，又依前再微下之。脉浮而洪者，用荆黄汤（荆芥穗、人参、甘草、大黄）调以槟榔散（槟榔、木香、轻粉）；治上焦吐，头发痛、有汗、脉弦者，以青黛丸（柴胡、黄芩、甘草、半夏、青黛、人参）。

（2）中焦呕吐，去积行气

治中焦呕吐，总以"毒药去其积，槟榔、木香行其气"而治（《素问病机气宜保命集·卷中·吐论》）。因胃中虚损及痰而吐者，用白术汤（半夏曲、白术、槟榔、木香、甘草、茯苓）；肝盛脾虚而见右脉弦者，宜治风安脾之药，以金花丸（半夏、槟榔、雄黄）主之；因食积与寒邪相夹杂致呕吐腹痛者，用紫沉丸（半夏曲、乌梅、代赭石、杏仁、丁香、缩砂仁、沉香、槟榔、木香、陈皮、白豆蔻、白术、巴豆霜）。呕吐腹中痛者，是有积，又有胃强脾强之区别，其中胃强者表现为干呕，有声无物；脾强者则吐食，治疗上以芍药生姜汤调服木香白术散（木香、白术、半夏曲、槟榔、茯苓、甘草）。此外，刘完素还创立一法通治寒、积、气所致翻胃吐食，用橘皮一个，裹生姜一块，面裹纸封，烧令熟，去面，以橘皮煎汤，下紫沉丸，一日二服，得大便通至不吐则止。

（3）下焦呕吐，温寒通闭

治下焦呕吐，"治法当以毒药通其闭塞，温其寒气，大便渐通，复以中焦药和之，不令大便秘结，则自愈"（《素问病机气宜保命集·卷中·吐论》）。朝食暮吐，暮食朝吐，大便不通者，则先服附子丸（炮附子、巴豆霜、砒霜），后服紫沉丸。

刘完素提出三焦呕吐之论治，后世有医家从其说并加以阐述。如明代李梴在其著作《医学入门》中，以歌诀的形式概括了三焦呕吐病证治的病因病机治法。明代王肯堂在《证治准绳》中，亦对三焦呕吐作了详细的阐述。清代冯兆张在《冯氏锦囊秘录》中，也有关于三焦呕吐的发挥。

（四）痢疾

痢疾，《内经》称为"肠澼"，《金匮要略》称为"下利"，《诸病源候论》有"赤白痢""血痢""脓血痢""热痢"等名称，是以腹痛、腹泻，里急后重，大便呈赤白黏液或脓血为主要临床表现。古人对痢疾的定名，完全从症状出发，另有滞下、下痢、泻痢等称谓。刘完素论治痢疾，在《素问玄机原病式》《黄帝素问宣明论方》《素问病机气宜保命集》中都有系统阐发，他遵《内经》之意，结合自己的临床体会，对痢疾的发病及治疗提出了独到的见解。

1. 勿以痢下赤白分寒热

《诸病源候论·卷十七·痢病诸候》提出以下痢色泽判断证候性质。如"凡痢色青、色白、色黑，并皆为冷痢；色黄、色赤，并是热也"。刘完素在《素问玄机原病式·热类》中，以较大篇幅，根据五脏合五色和五行生克制化观点，并以火热疮疡因病位浅深有异，溃后流出五种颜色的脓液，逐一作了分析，论证"白痢为寒，赤痢为热，误也"，特别对下痢色白论述更为详细。如其曰："盖泻白者，肺之色也。由寒水甚而制火不能平金，则金肺自甚故色白也。如浊水凝冰则自然清莹而明白，物皆然也"（《素问玄机原病式·热类》），即由于寒水过甚制约心火，火衰不能平制肺金，肺金之气自甚，所以泻下色白，如污浊的水凝结成冰则变清莹而色白的道理一样。他举例反证说："如热生疮疡，而出白脓者，岂可以为寒欤？"（《素问玄机原病式·热类》）由上可见，刘完素很重视气化学说。虽然刘完素以"肺色白"说明下痢色白属热，有些牵强附会，但其论证色白为热，还是有一定临床依据的。从临床来看，湿热痢疾，初起热毒不甚，痢下常为白色黏液，但腹痛，肛门灼热，里急后重，口渴等症状明显。此时，运用白头翁汤加理气导滞的木香、枳壳之类，收效理想。

刘完素指明，辨别痢疾的寒热性质，除了观察痢色之外，要结合脉象等其他症候。如其指出："大法泻痢，小便清白不涩为寒，赤涩者为热。又完谷不化而色不变，吐利腥秽，澄澈清冷，小便清白不涩，身凉不渴，脉迟细而微者，寒证也；谷虽不化而色变非白，烦渴，小便赤黄而涩少者，热证也。凡谷消化者，无问色及他证，便为热也。寒泄而谷消化者，未之有也，由寒则不能消化谷也"（《素问玄机原病式·热类》），结合大便的消化程度、小便的颜色辨别寒热，很有启迪性。

2. 痢多湿热，治用辛苦寒

刘完素谓："痢者，五脏窘毒，结而不散，或感冷物，或冒寒暑失饥，不能开发，又伤冷热等食，更或服暖药过极，郁化成痢"（《黄帝素问宣明论方·卷十·泄痢门》），"所谓下痢，谷反为脓血，如世之谷肉果菜，湿热甚，则自然腐烂溃发，化为污水。故食于腹中，感人湿热邪气，则自然溃发，化为脓血"（《素问玄机原病式·热类》），指出痢疾外因多由于暑湿交侵，内因多由于饮食不洁，湿热郁蒸而成。

关于痢疾的治疗，刘完素最大的特点是以辛苦寒凉药为君治之。他认为"脏腑泻痢，其证多种，大抵从风湿热论，是知寒少而热多"（《素问病机气宜保命集·卷中·泻痢论》），主张治疗痢疾以辛苦寒药治之，或微加辛热佐之，因为"盖辛热能发散开通郁结，苦能燥湿，寒能胜热，使气宣平而已"（《素问玄机原病式·热类》）。他认为治疗各种痢疾，用黄连、黄柏为君，因其"至苦大寒，正主湿热之病"。进而指出，治痢可加入少量的辛热药作为辅佐，辛开温通，两者能推荡肠中积滞；但证属热，故只能"微加"。《素问病机气宜保命集·卷中·泻痢论》更具体指出："里急后重闭者，大肠经气不宣通也，宜加槟榔、木香宣通其气。"另外，痢下脓血多为湿热影响血分，因此每方中都加入赤芍等行血和营。如此比较完整地体现了"行血则便脓自愈，调气则后重自除"的治则。这类药方，如黄芩芍药汤（黄芩、芍药、甘草）、芍药黄连汤（黄连、大黄、芍药、肉桂、当归、甘草）、防风芍药汤（防风、芍药、黄芩）、芍药蘗皮丸（芍药、黄柏、当归、黄连）、苍术芍药汤（苍术、芍药、黄芩）、导气汤（芍药、当归、黄芩、黄连、大黄、木香、槟榔）、芍药汤（芍药、当归、黄连、大黄、黄芩、木香、槟榔、官桂）等。代表方为芍药汤，以黄芩、黄连苦寒燥湿，导热下行；芍药止下痢腹痛后重，伍当归调和营血，配甘草缓急止痛；木香、槟榔行气导滞以除后重；再加肉桂，起反佐之意。这些观点均已被后世医家所接受。明代赵献可、王肯堂论痢疾治法，基本上都是援引刘完素的观点。

3. 治非一途，宜补泻和止

刘完素在《素问病机气宜保命集·卷中·泻痢论》中明确指出泻痢治法，非一途可取，法曰："宜补，宜泻，宜和，宜止"，主张"后重则宜下，腹痛则宜和，身重则除湿，脉弦则去风"，强调辨证施治。

《黄帝素问宣明论方·卷十·泄痢门》治疗痢疾首方为"益元散"，该方由滑石六两，甘草一两组成，又称"六一散"。两味药研末，每服用三钱，治身热吐痢泄泻，肠澼下利赤白等七十余证。方中滑石性寒味淡，质重而滑。其寒能清热，甘不伤脾，淡可渗湿，重能下降，滑可利窍，故能上清水源，下通水道，荡涤六腑之邪热。少佐甘草清热和中，又可缓和滑石寒滑太过。"诸泻痢，皆兼于湿"，刘完素认为此方能统治上下表里三焦湿热，他将本方列为治痢首方，当因本方善祛暑湿，而痢疾多发生于夏秋季之故。

凡下痢皆脾胃受湿，治宜调胃去湿，常用白术、芍药、茯苓三味煎服。

"以白术之甘能入胃，而除脾胃之湿；芍药之酸涩，除胃中之湿热、四肢困；茯苓之淡泄，能通水道走湿。此三味，泄痢须用此。"（《素问病机气宜保命集·卷中·泻痢论》）另有，简便祛湿治痢方，如车前子散，仅单味车前子炒香研末，每服二钱，米饮调下，食前，空心服，又名断痢散；二胜丸（盐豆豉、紫皮蒜）等。

所谓止法，即"大势已去，而宜止之"，对于久痢不愈者，在清利湿热、宣通气机基础上，加诃子、乌梅肉、石榴皮等涩肠止利，代表方如诃子散（诃子、黄连、木香、甘草）、厚朴枳实汤（诃子、厚朴、枳实、木香、黄连、大黄、甘草）、阿胶梅连丸（炒乌梅肉、黄柏、黄连、当归、赤芍药、炮干姜、赤茯苓、阿胶）等。"如止之不已，宜归而送之也"（《素问病机气宜保命集·卷中·泻痢论》），故方中加厚朴、大黄，以竭其邪气。

四时以胃气为本。久下血痢，则脾胃虚损，当滋养脾胃，药用加减平胃散（白术、厚朴、陈皮、甘草、槟榔、木香、桃仁、人参、阿胶、白茯苓）。对于寒湿痢，则温中止痢，如用白术圣散子（蜜炒御米壳、当归、肉豆蔻、缩砂仁、石榴皮、诃子、炮干姜、陈皮、白术、甘草、芍药）、大圣真金散（炒御米壳、炙甘草、炮干姜、当归、炒醋石榴皮、陈皮、白茯苓）、象骨散（炒象骨、诃子肉、肉豆蔻、枳壳、甘草、干姜）、浆水散（半夏、附子、干姜、良姜、肉桂、甘草）等。

对于下痢势恶，频并窘痛，或久不愈，诸药不能止者，刘完素认为当用下法，以开除湿热痞闷积滞，而使气液宣行，轻者用杏仁丸（杏仁、巴豆）、大黄汤，重者用玄青丸（黄连、黄柏、大黄、甘遂、醋芫花、大戟、牵牛、轻粉、青黛）逐之，兼利积热。利止后用芍药汤、黄芩汤等和之。

刘完素治疗泻痢，灵活运用各种治法同时，在具体用药方面也非常有研究。他认为"诸泻痢久不止，或暴下者，皆太阴受病，故不可离于芍药；若不受湿，不能下痢，故须用白术"。四时下痢，在芍药、白术内，春加防风，夏加黄芩，秋加厚朴，冬加桂、附。里急后重，须加大黄；如身困倦，加白术；如通身自汗，逆冷，气息微，加桂、附以温之。湿热痢疾，如发热、恶寒、腹不痛，加黄芩为主，如未见脓血而恶寒，乃太阴欲传少阴，加黄连为主，桂枝佐之；如腹痛甚者，加当归、芍药；如见血，加黄连为主，桂、当归佐之。如躁烦，或先便白脓后血，或发热，或恶寒，认为此为上部血，非黄芩不止；如恶寒，脉沉，或腰痛，或血痢下痛，认为此为中部血，非黄连不能止；如恶寒，脉沉，先血后便，认为此为下部血，非地榆不能止。如便脓血相杂，而脉浮大，不可用大黄攻下。因为"气下竭，而阳无所收"，攻下之后预后差。

（五）水肿

《内经》云："诸湿肿满，皆属于脾"，"湿胜则濡泄，甚则水闭胕肿"。刘完素引证了大量《内经》条文，提出"诸水肿者，湿热之相兼也"（《素问玄机原病式·热类》），主张以辛苦寒之药，泻利大小便而逐水，使"怫热郁结"得以宣通，湿热之邪从二便而去，迄今对实性水肿的治疗均有理论和临床指导意义。

1. 湿热兼化，阳气怫郁

刘完素治水肿，从运气之化而论。如《素问玄机原病式·五运主病》中说："地之体也土。湿极盛，则痞塞肿满，物湿亦然"，将自然界湿盛极之六月万物繁茂之象与人体湿证的痞塞肿满之象相类比，肯定了水肿由湿所致。湿、水同类，湿聚则水，水散则湿。刘完素认为：湿甚聚水，而发肿病。《素问玄机原病式·湿类》中说："胕肿（水肿），肉如泥，按之不起……过湿也……湿为病……甚则胕肿"。进而，依据《素问·至真要大论》"诸腹胀大，皆属于热"，"诸病胕肿，疼酸惊骇，皆属于火"的观点，指出了水肿的湿热病机。其认为水肿的湿热病机有两个方面：一是火热郁结，生水湿，湿甚为肿。如《黄帝素问宣明论方·卷八·水湿门》曰："湿病本不自生，因生于火热怫郁，水液不能宣通，即停滞而生湿也"。《素问玄机原病式·热类》曰："怫热郁结，转成水肿者，不为少矣……所谓结者，怫郁而气液不能宣通也，非谓大便之结硬耳。"《素问玄机原病式·火类》云："胕肿，热胜肉，而阳气郁滞故也"。二是湿郁生热，即气液不能宣通导致阳气怫郁，从而使水肿表现为湿热证。如《素问玄机原病式·热类》中云："湿热相搏，则怫热痞隔，小便不利而水肿。"因此，水肿可表现水肿没指，口干口黏，不欲饮，纳呆，倦怠乏力，小便少色黄，大便难，汗出不彻，或身目俱黄等，舌质红苔黄，脉沉滑数。

刘完素的湿热兼化论，不仅充实了水肿病机，也有临床指导意义。

2. 分消二便，导水下行

刘完素宗《内经》"开鬼门，洁净府"之旨，针对水肿湿热互结，阳气怫郁的病机，治以苦寒之剂，苦以燥湿，寒以清热，泻利大小便以治之。其常用泽泻、茯苓、滑石、葶苈子等清热利湿，甚则用及苦寒之甘遂、大戟、芫花、牵牛子、大黄等峻下逐水，使湿热之邪从大小便俱出，拓展了"去菀陈莝"的治法。刘完素治水肿以攻取效，重药轻投，其根据轻重缓急分别治疗。其用方可分为二类：自创三花神佑类方药、五苓散为基础方之系列方药，以及雄黄神金散等攻补兼施方。三花神佑类方药，用于病急势重，应急利之的水肿；对于水肿病势轻缓者，以利小便为主，用五苓散为基础方之系列方药，如葶苈木香散、大橘皮汤、白术木香散。总之，刘完素治疗水肿以导水下行为主，适用于正气充盛者。

（1）三花神佑类方药

凡病急势重者，则急利之，而创立该类方药。主要是针对湿热郁阻，痰饮内聚，致"气血而壅滞，不得宣通之机"，而导致的水肿。

三花神佑丸，以甘遂、大戟、芫花各半两，牵牛子二两，大黄一两，轻粉一钱细研为末，滴水为丸，如小豆大；初服五丸，每服加五丸，温水下；每日三服，加重快利，利后却常服，病去为度。主治中满腹胀、喘嗽淋闷，一切水湿肿满，湿热肠垢沉积。上方加黄柏一两，牵牛四两，大黄二两，轻粉二钱，甘遂、大戟、芫花各一分，根据前法制药，乃崔宣武神佑丸。另有，刘庭瑞神佑丸，未列具体药味，称此药治水气。三花神佑丸是在《伤寒论》十枣汤基础上，又加了牵牛子、大黄、轻粉，不但增加了通利二便的作用，且有劫痰之功，故凡痰湿所致的诸多见症可用本方治之。冉雪峰评价三花神佑丸说："此等方，岂利后仍服？平人常服者，偏矫太过，不可为训。刘氏医学诣力，在金元四家中，首屈一指。水邪泛滥潴塞，病变实多，寻常化气行水方药，渺不相涉。此等方毒大力大，力大效大，或亦所当取裁。但大药治病，衰半而止，经有明训，用者务兢兢焉。"

除三花神佑丸，刘完素尚有几种十枣汤加味方。如治十种水气的大戟丸，是在十枣汤基础上，加续随子、商陆、海带、海藻、郁李仁、硇砂、轻粉、粉霜、水银砂子、龙脑、巴豆而成，疗肿胀喘满，热寒咳嗽，心胸痞闷，背项拘急，膀胱紧肿于小腹，小便不通，反转大便溏泄，不能坐卧。续随子与甘遂、大戟、芫花功用同，商陆破血逐水，又与续随子同。方中既用甘遂、大戟、芫花三味，又加此二味，攻逐不遗余力。并用含碘之海带、海藻，含汞之水银砂子、粉霜、轻粉及郁李之滑泻，硇砂之坠降，龙脑之窜透，巴豆之猛泻急驰，无一不各造其极，而大队泄泻，大队坠降，纯从里设法，故曰疗里水峻剂。冉雪峰评价本方"集诸金石寒酷燥悍坠泻之品，在水气门中，煞是创例，无以比伦，此乃变中之极变也"。再如万胜散，在十枣汤基础上，加海带、海藻、海蛤、甜葶苈、商陆、续随子、巴戟各等份研末，每服三钱至五钱，温酒调服，临卧，间日再服，治十种水气，下可愈者。

刘完素在十枣汤基础上创三花神佑丸，旨在加强从大便、小便利水之功效。清代陈士铎《石室秘录·卷一·正医法》亦谓："水肿之病，亦土不能克水也。方用牵牛、甘遂各三钱水煎，一服即大泻水斗余，鼓胀全消，此则直夺其水势而土得其平矣……水势滔天，必开决其水口，则水旋消。"但需要注意，只有在水肿极度严重时才允许使用从大便利水的方法。

（2）五苓散为基础方之系列方药

利小便以消肿胀，刘完素立有三方，均以五苓散为主，该类方药适合水肿病势轻缓者。

一是葶苈木香散。此方在五苓散的基础上，加葶苈子以泻上焦肺气，木香以调中焦脾胃之气，木通、滑石直达下焦以加强利尿的作用，甘草缓其急迫。共研细末，每服三钱，白汤调服于食前，主治湿热内外俱甚，水肿腹胀，小便赤涩，大便滑泄者。刘完素在方后自注："此药下水湿，消肿胀，止泄泻，利小便。若服此方后小便仍不通利，而反更加泄泻者，此乃湿热痞闷，正气已衰，三焦决渎不行，慎不可徒攻肠胃。"（《黄帝素问宣明论方·卷八·水湿门》）如病人本自腹泻，应该是"胀随利减"，如大便滑泄，胀不减而小便赤涩者，当用利尿消肿的方法。如服药后达不到利尿目的，大便反泻而胀仍不减，则不能因肿胀的存在，而再按常规攻其肠胃。刘完素认为"正气已衰，而多难救"。只有扶持正气，方可利尿消肿。

二是大橘皮汤，在五苓散的基础上，加陈皮以宽中，木香、槟榔以调气，滑石以增强清热利尿的作用，甘草缓急以保护津液。共研细末，每服五钱，水一盏，生姜五片，煎至六分，去渣温服。主治湿热内甚，心腹胀满，水肿，小便不利，大便滑泄者。刘完素在方后自注："大便秘者先服十枣汤，二三日后再服此药。"（《黄帝素问宣明论方·卷八·水湿门》）可以从大便滑泄测知，多是经过导泻而腹胀不减的病例，方中的橘皮、木香、槟榔是针对腹满胀而设的。

三是白术木香散，刘完素用其"治喘嗽肿满，欲变成水病者，不能卧，不敢食，小便秘者：白术、猪苓（去皮）、赤茯苓、甘草、泽泻各半两，木香、槟榔各三钱,陈皮二两,官桂二钱,滑石三两。共为末,每服五钱,水一盏,生姜三片。同煎至六分,食后去渣温服"(《黄帝素问宣明论方·卷八·水湿门》)。此方在五苓散的基础上,加橘皮、木香、槟榔、滑石、甘草。从症状上可以测知,该病是肺(喘嗽)、脾(肿满)、肾(小便秘)三脏同病,喘嗽是由于水气上逆,尿闭是由于肾机不利,从而影响三焦不运,中满气逆,不能卧,不能食,虽未出现四肢浮肿,但有必然的趋势。刘完素制白术木香散,以白术为主,旨在健中以运四旁,且作为水肿病的预防性治疗,反映了当时肿胀病的一般治法和特殊经验。从上述方来看,刘完素在健脾利湿的基础上多加用行气药物,以开"怫郁",如木香、槟榔等药。

3. 虚实夹杂,攻补兼施

刘完素以雄黄神金散治十种水气。方以雄黄、炒葶苈各一两,泽泻二两,椒目半两,大戟、巴戟、茯苓、芫花、甘遂、桑白皮各一两,为末,空心,用井花水调下,每服一钱,加至五钱,以利为度。忌盐、醋、生冷、毒物、油腻、血物。根据水肿所发部位增加用药量。从脚肿,根在心,加葶苈;从肚肿,根在腹,加椒目;从阴肿,根在胸,加泽泻;从膝肿,根在肝,加芫花;从面肿,根在肺,加桑白;从心肿,根在肋,加雄黄;从肢肿,根在脾,加甘遂;从口肿,根在小肠,加巴戟;从腰肿,根在肾,加大戟;从四肢肿,根在胃,加茯苓。

以苦葶苈丸,治一切水湿气,通身肿满,不可当者。方以人参一两,苦葶苈四两,同为细末,用枣肉和丸,如桐子大,每服十五丸,煎桑白皮汤下,空腹餐前服用,每日三次。

治水肿腹胀《黄帝素问宣明论方·卷八·水湿门》中用葶苈膏,由牛黄、麝香、龙脑各一分,昆布、海藻各十分,牵牛、桂心各八分,椒目三分,葶苈六分组成。其中,葶苈辛苦大寒,泻肺消痰,下气逐水,合椒目、牵牛子辛宣苦泄，昆布、海藻咸寒润下，佐以辛香龙脑、麝香，开郁理气，全方宜上通下，分消二便，共奏去菀陈莝之功。

对于结阳证，四肢肿满，热菀（郁）不散，或毒攻注，大便秘涩，用犀角汤主之。方中：犀角（用代用品）、玄参、柴胡各半两，升麻、木通各三钱，沉香、射干、炙甘草各一分，芒硝、麦冬各一两。上为末，每服三钱，水一大盏同煎至八分，食前去渣温服（《黄帝素问宣明论方·卷一·诸证门》）。此即《素问·阴阳别论》"结阳者肿四肢"，张隐庵注："气结故形肿也"，病机在于"热郁不散"。故刘完素此方用柴胡、升麻，"火郁则发之"；犀角、玄参养阴清热以解毒；沉香、木通化气利尿；麦冬、射干清水之上源，使肃降达于州都；芒硝、甘草得调胃之意，润肠通便，主大便秘结以开下行之路。此方深合枢机升降之旨，具有"开鬼门，洁净府"的作用。

4.重药轻投，以防戕正

刘完素逐水重药轻投，以防戕伐正气的思想，对现代临床水肿的治疗也有积极的指导意义。其所用峻下逐水药多大辛苦寒，或有毒性。为避戕伐正气，其重药轻投，在药量、给药方式及禁忌等方面尤为谨慎。如在三花神佑丸方后说明给药方式："滴水为丸，如小豆大，初服五丸，每服加五丸，温水下，每日三服……病癖闷极甚者，便多服，则顿攻不开转而痛闷，则初服两丸，每服加两丸，至快利为度，以意消息。"（《黄帝素问宣明论方·卷八·水湿门》）可以看出，刘完素峻剂运用特点是变汤为丸，并制成小丸，且首剂减半，根据病情灵活增减，中病即止，从最大限度上使药效与人体机能相合。为顾护正气，峻药往往用枣肉和丸、面糊为丸、大麦面同制等法。部分药以特殊方法炮制，如雄黄、葶苈用糯米炒半熟，芫花用醋拌炒等，在毒副作用较大的方中还特别提到禁忌及注意事项。如在雄黄神金散中提出忌盐、醋、生冷、毒物、油腻、血物；在三花神佑丸方中指出轻粉毒性大，伤胃气与牙齿，用量宜小，且应保护牙齿。对于邪盛正衰者，刘完素绝不徒攻伤正，如其在葶苈木香散方后特别注明："若小便不得通利，而反转泄泻者，此乃湿热痞闷极深，正气已衰而多难救也，慎不可攻之"（《黄帝素问宣明论方·卷八·水湿门》），往往主张利水与补药兼施。

刘完素对水肿的论治，对后世产生了一定的影响。如张从正继承了刘完素的理论观点，治疗水肿以攻逐为主，如舟车、浚川、神佑等方。然后根据辨证分别助益脾肾，巩固疗效，有常有变。李杲治疗水肿提出了健脾化湿，此说受白术木香散的启示。加强了健脾化湿之力，创立了调中益气汤。该方是在补中益气汤基础上的加减，以苍术易白术，当归改木香，除健脾外亦增加渗湿行气之力。此外，湿热合以五苓散配益元散，导利湿热。朱丹溪受李东垣学说影响，其水肿理论批判地继承了刘完素方药。三花神佑丸、大橘皮汤、白术木香散等，均录于《丹溪心法·卷三·水肿》中，同时又指出"证虽可下，又当权其轻重，不可过用芫花、大戟、甘遂猛烈之剂，一发不收，吾恐峻决者易，固闭者难，水气复来无以治之也"。此后，逐水之法渐被冷落。明代张景岳主张慎用逐水之法。《景岳全书·卷二十二·肿胀》曰："查其果系实邪，则此等治法诚不可废，但必须审证的确，用当详慎也。"

（六）咳嗽

1. 肺伤动脾，生痰咳嗽

刘完素在咳嗽的病机上非常强调痰，其云："咳谓无痰而有声，肺气伤而不清也；嗽是无声而有痰，脾湿动而为痰也；咳嗽谓有痰而有声，盖因伤于肺气，动于脾湿，咳而为嗽也。"（《素问病机气宜保命集·卷下·咳嗽论》）此论指出，咳嗽有咳痰的症状，而痰是凝湿而成，所以咳嗽与内伤脾胃有关。他进而指出了咳嗽咳痰的病机，认为寒、暑、湿、燥、风、火六气，均能令人咳。因为邪气均可从玄府而入，伤及肺气，进而动于脾土。

夏暑大热或醉饮冷，则会导致痰湿不止。"大热大饮，盖酒味热而饮引冷，冷与热凝于胸中，不散而成湿，故痰作矣"，"湿病痰饮入胃，留之而不行，上入于肺，则为咳嗽"（《素问病机气宜保命集·卷下·咳嗽论》）。可见，刘完素重点在于讨论痰饮咳嗽的病机。

2. 治痰为先，下气为上

对于咳嗽的治疗，其提出以治痰为先，而治痰者，宜以下气为上的原则。具体步骤是：先消胸中气，后去膈上痰，再服枳术丸，尽消其气，令痰不复作。至于咳而无痰者，则当以辛甘润其肺。关于咳嗽的临证用药，指出天南星、半夏胜其痰而咳嗽自愈，枳壳、陈皮利其气而痰自下。并引《本草》之说：陈皮味辛，理上气，去痰气滞塞；青皮味苦，理下气。两味俱用，散三焦之气也。根据咳嗽的不同性质及不同的兼症，刘完素还提出了一些基本治法。如：痰而能食者，大承气汤微下之，少利为度；痰而不能食者，厚朴汤治之。夏月嗽而发热者，谓之热痰嗽，小柴胡加石膏、知母用之；冬月嗽而发寒热，谓之寒嗽，小青龙加杏仁服之。无痰而嗽者，可用蜜煎生姜汤、蜜煎橘皮汤、烧生姜胡桃等，以辛甘润肺。

3. 祛痰化湿，五脏分治

刘完素认为，咳嗽的病机是"湿病痰饮入肺"，但因所伤不同，其性质亦异。如：痰湿在心经，谓之热痰；痰湿在肝经，谓之风痰；痰湿在肺经，谓之气痰；痰湿在肾经，谓之寒痰。故对咳嗽的治疗，更当随症、随时，量其虚实而治疗。其进而提出更具体的治疗措施：以大人参半夏丸化痰坠涎、止嗽定喘、调和脏腑为治痰嗽的基本方。若热痰而嗽者，与石膏散、小黄丸；气痰而嗽者，与玉粉丸；风痰而嗽者，与水煮金花丸；寒痰而嗽者，与寒嗽方（麻黄、肉桂）；肺气不足而喘急咳嗽不已者，与人参润肺汤；喘满痰嗽者，与葶苈散、人参保肺汤；吐血而咳嗽者，与鳖甲丸；远年劳嗽者，与仙人枝丸、松花膏、小百劳散；小儿肺壅痰实，咳嗽喘急者，与辰砂半夏丸；小儿膈热，咳嗽痰喘甚者，与润肺散（瓜蒌实）；肺痿喘嗽者，与知母茯苓汤、杏仁半夏汤、桂苓白术丸；一切寒热痰盛，久新咳嗽不止者，与宁肺散。

（七）霍乱

"霍乱"，出《灵枢·五乱》，其云："清浊相干……乱于肠胃，则为霍乱"，俗称触恶，泛指突然剧烈吐泻，心腹绞痛的病症，因其"挥霍之间，便致缭乱"，故名。张仲景以饮食失节与外邪所中作为霍乱之病因，以呕吐而利作为霍乱之主证，以脾胃作为霍乱病变之中心，以渴与不渴作为霍乱初起属热或寒之辨证要点，以五苓散与理中汤二方作为霍乱初起之主方，以四逆辈作为霍乱因失治误治所发生之变端，以桂枝汤作为霍乱经治脉平而身痛不休者之佳方。刘完素对霍乱的诊治特点如下：

1. 湿热滞留，传化失常

刘完素认为，吐下霍乱大多是由于饮食不当，湿留肠胃，加之火热燥动扰乱，清浊相混而引起。其云："吐泻不止者，其本在于中焦。或因渴大饮，或因饮而过量，或饥而饱甚，或湿内甚，故阴阳交而不和，是为吐泻"（《素问病机气宜保命集·卷中·霍乱论》），"霍乱吐下，湿为留饮，痞隔，而传化失常，故甚则霍乱吐泻也"（《素问玄机原病式·湿类》），"三焦为水谷传化之道路，热气甚则传化失常而吐泻霍乱，火性燥动故也"（《素问玄机原病式·热类》）。湿邪留于体内，静止而不流动，则引起留饮、痞隔、中满等，若夹火热扰乱肠胃，使其传化失常，就可导致剧烈的上吐下泻霍乱证。这从霍乱多发于湿热俱盛的暑令，也可得以证明。刘完素在《素问玄机原病式·热类》中剖析当时的"热无吐泻，止是停寒"的观点，认为："大法吐泻，烦渴为热，不渴为寒。或热吐泻始得之，亦有不渴者，若不止则亡液，而后必渴。或寒本不渴，若亡津液过多，则亦燥而渴也。但寒者脉当沉细而迟，热者脉当实大而数，或损气亡液过极，则脉亦不能实数，而反弱缓，虽尔，亦为热矣。"指出不能单独以口渴、脉象判定霍乱吐下的寒热，应该四诊合参。如热证吐泻，初起伤津液不严重，也可以口不渴。后期津伤液耗至极，脉道空虚，脉象也会出现迟缓。虽然如此，不可误为寒证。

霍乱往往出现转筋，刘完素认为："转筋者，多因热甚、霍乱吐泻所致。以脾胃土衰，则肝木自甚，而热燥于筋，故转筋也。大法渴则为热。凡霍乱转筋而不渴者，未之有也。或不因吐泻，但外冒于寒，而腠理闭密，阳气郁结，怫热内作，热燥于筋，则转筋也。故诸转筋，以汤渍之，而使腠理开泄，阳气散则愈也。因汤渍而愈，俗反疑为寒也。"（《素问玄机原病式·热类》）刘完素认为导致转筋的原因有二：一为霍乱吐下，一为感受寒邪，阳郁化热。但最后都通过"热烁筋燥"而引起。如《金匮要略·趺蹶手指臂肿转筋阴狐疝蛔虫病篇》指出："转筋之为病，其人臂脚直，脉上下行，微弦，转筋入腹者，鸡屎白散主之。"鸡屎白，即为除热润燥之品。

2. 分辨寒热，利湿为主

刘完素指出，霍乱为"急病"，"十死其一二"，"治法同用兵之急，不可缓"，必先用五苓散、益元散、桂苓甘露饮，认为此三药"乃吐泻之圣药也"（《素问病机气宜保命集·卷中·霍乱论》）。

五苓散（汤）由猪苓、茯苓、白术各半两，桂枝一分，泽泻一两组成。上药共研为末，每服二钱。刘完素认为本方"热汤调下愈妙，加滑石二两甚佳，喘嗽心烦不得眠者加阿胶半两。夏日大（伤）暑，新汲水调服立愈"，并指出本方"治伤寒中暑……脉浮，小便不利，微热烦渴及表里俱热，饮水反吐，并两感中湿而昏燥，霍乱吐泻，惊风"等。《伤寒论》所载五苓散之桂枝用量是半两，刘完素五苓散之桂枝仅一分，虽名为五苓，实为四苓，且自注本方加滑石二两甚佳，"甚佳"二字是他用药的心得。喘嗽烦心不得眠者，加阿胶半两，此又变五苓为育阴利尿的猪苓汤法。此方用桂，宣阳气通津液于周身，非用之以通水道下出；用泻、术、二苓，以通三焦之闭塞，非开膀胱之溺窍。如王孟英所云："凡霍乱之寒湿内盛，水饮阻闭三焦者，虽外无风寒之表邪，未尝不可用也。"(《随息居重订霍乱论·第四药方篇》)刘完素在《伤寒论》的基础上拓展了五苓散的应用范围，以该方治中湿、惊风；王孟英亦用此方治霍乱。刘完素重加滑石治湿热；王孟英用原方治湿寒。

刘完素治身热吐泻，轻则用益元散；重则用桂苓甘露散：茯苓一两、炙甘草、白术半两，泽泻一两，肉桂半两，石膏二两，寒水石二两，滑石四两，猪苓半两。共研细末，每服三钱，温汤调下，新水（冷开水）亦得，生姜汤尤良，小儿每服一钱同上法（《黄帝素问宣明论方·卷五·伤寒门》）。本方在五苓散两解表里、渗湿利水的基础上，加石膏、寒水石以清暑热，解烦渴，滑石、甘草，助石膏以除热，助五苓以利尿，虽清热渗湿并重，但清热是主要方面。本方治伤寒中暑，冒风饮食，中外一切所伤，传受湿热内甚，头痛口干，吐泻烦渴，小便赤涩，大便急痛，湿热霍乱，吐下腹满痛闷，及小儿吐泻惊风。本方治暑热夹湿，吐泻霍乱，既不同于藿香正气散的芳香化浊，也不同于五苓散之淡渗利湿，着眼在于壮热烦渴，以辛甘大寒之剂，纠正当时用温燥药治热重于湿的吐泻证。王孟英将此方收入《霍乱论》中，并引证前人治例。

寒湿霍乱，刘完素宗《伤寒论》用理中丸。对于吐泻不止，身出冷汗无脉者，创浆水散兼桂枝汤、白术汤治疗。浆水散由半夏二两、炮附子半两、干姜五钱、良姜二钱半、桂枝五钱、炙甘草五钱组成，其用将上药研为细末，每服三五钱，浆水二盏，煎至一盏，和滓热服，甚者三四服，微者三服。白术汤由白术三钱、芍药三钱、炮干姜半两、炙甘草二钱组成。方中附子、干姜大辛大热共为君药，温补脾肾，散寒助阳；肉桂助附子温补肾阳，散寒止痛，高良姜助干姜温中散寒，共为臣药；白术燥湿健病，半夏降逆和胃止呕为佐，炙甘草调和药性为使。诸药合用，温阳散寒，降逆和中，可使寒邪散，阳气复，脾胃和，吐泻霍乱可愈。关于浆水，说法不一，有用地浆水者，如张从正；《医通》认为是秫米和曲酿成，如醋而淡；《医方集解》认为是泄利浆水，澄澈清冷；《时病论》主张用土浆水。

刘完素还指出，霍乱者脾胃极损，不能传化，吐泻之时慎用粟米粥汤。他认为粟米味咸，微寒无毒，去脾胃中热、益气。但是，吐泻之时，加以粟米，"如人欲毙更以利刀锯其首"。另外，"凡霍乱，不可饮热白米汤，饮之死，必不救，切须慎之"。如吐泻多时，欲住之后，宜微以粥饮渐渐养之，以迟为妙。

（八）血证

血证，即血液不循经脉而渗溢脉外的各种出血症，《内经》称为"血溢""血泄"，并按出血部位分别称为咳血、咯血、呕血、衄血等，从病因病机及预后方面皆有论述。《伤寒杂病论》论及血证的诊治，如火热吐血用清热止血的泻心汤、虚寒吐血用温经止血的柏叶汤、热毒下血用清热解毒的赤小豆当归散、虚寒下血用温经止血的黄土汤等。刘完素在前贤所论基础上，强调"热甚血余妄行"，阐发其机制，并扩展了治疗血证之方法。

1. 热甚血余妄行

关于血证属热，《素问·气交变大论》曰："岁金不及，炎火乃行……血便注下"；《金匮要略·五脏风寒积聚病篇》曰："热在下焦者，则尿血"。刘完素明确指出："诸病喘，呕……衄，血溢，血泄……衄蔑血汗，皆属于热。手少阴君火之热乃真心，小肠之气也"（《素问玄机原病式·热类》）。在《素问玄机原病式·热类》中又云："心火热极则血有余；热气上甚，则为血溢"；"血溢者，上出也。心养于血，故热甚则血有余而妄行"；"衄者，阳热怫郁，干于足阳明，而上热甚，则血妄行为鼻衄也"，说明血证的机理为热甚血余妄行。刘完素认为心火温养血脉，过极则迫血妄行。他依据人体的上下部位，将血证分为"血溢""血泄"二种，还细分了其形成机理。血溢，泛指口、鼻、眼、耳等上窍血液外溢的病症，临床以咳血、咯血、吐血、衄血为多见，此是心火热甚，血随气上所致；血泄，泛指血液从下窍外溢的病症，即尿血与便血，刘完素认为"热客下焦，而大小便血也"（《素问玄机原病式·热类》），是由于热邪侵犯下焦所致。

对于出血一证，有医家提出色紫属寒，色红属热。刘完素提出不同看法："或谓呕吐紫凝血为寒者，误也。此非冷凝，由热甚销烁以为稠浊，而热甚则水化制之，故赤兼黑而为紫也"（《素问玄机原病式·热类》），指出呕吐紫黑血块是血热炽盛，煎熬血液而变稠厚，其色变紫，是热盛而出现寒水之色转化的现象，属热证。

总而言之，刘完素认为"诸见血证无寒，衄血、下血、吐血、尿血皆属于热"（《素问病机气宜保命集·卷下·妇人胎产论》）。

2. 清热凉血，泻火降逆

刘完素提出血证的辨证要点；其一，血证无寒，皆属于热，故止血多用寒凉之剂。其二，出血分上下，上窍出血，责之心火、胃热，火炎于上则血溢，故应以清火降逆为治疗方法。

刘完素治咳血、衄血、吐血，主大金花丸，泻火降逆。方中黄连、黄柏、黄芩、山栀子各一两，共为细末，滴水为丸，如小豆大，每服一百丸，温水下，日二三服。此方系仲景泻心汤的化裁。《金匮要略·惊悸吐衄下血胸满瘀血病脉证治第十六》说："心气不足，吐血衄血，泻心汤（大黄、黄连、黄芩）主之"，但中病即止，不宜过剂，以免苦寒伤胃。

治鼻衄、呕血属于内外俱热，血热妄行用凉膈散，三至五钱，加当归、芍药、生地各五钱，煎服（参考《黄帝素问宣明论方·卷六·伤寒门》）。本方清解药用量较轻，凉血活血药用量较重，方未变而法变，这是刘完素善用寒凉药的实践经验。

伤风，汗、下不解，热郁经络，随气涌泄为衄，或清道闭，流入胃脘，吐出清血及鼻衄，吐血不尽，蓄血停留以致面黄，大便黑，用《伤寒标本心法类萃》犀角地黄汤。

刘完素治结阴，下血不止，渐渐极多，腹痛不已用地榆汤：地榆四两，甘草三两（半炙半生），砂仁七枚（每服加入此量）。前二味共研细末，每服五钱，水三盏，入砂仁同煎至一半，去渣温服（《黄帝素问宣明论方·卷一·诸证门》）。本方地榆味苦酸，性微寒，清血热，治赤白痢，止上下出血，炙甘草缓中补虚，砂仁和中止痛，助地榆止血，而无损于脾胃之气。刘完素据《素问·阴阳别论》"结阴者便血一升……"解释为"阴气内结，故不得通行，血气无宗，渗入肠下"，致使下血渐多。他根据这一病机特点，对一般止血药而血不止者，重用地榆行血止血。

刘完素治肠风下血，疼痛不止，用黄连散：黄连、鸡冠花、贯众、川大黄、乌梅各一两，甘草七钱五分。共研细末，每服两钱，用温米饮调下，日三服，不计时候（《黄帝素问宣明论方·卷十三·诸痛门》）。本方黄连、大黄治内热郁蒸，下血鲜红；鸡冠花甘凉无毒，前人多用于肠风痔痢，崩漏下血；贯众苦微寒，清热解毒止血杀虫；乌梅生津止渴，驱蛔止痢；甘草调味，以济酸苦之偏。"肠风"的临床表现，大便前出血如注，血色鲜红，肛门无肿痛等。下血证，一般来说，多由于胃肠之火。故上述诸方多用凉药炒炭以止血。

刘完素治嗽血、衄血、大小便血等，还用当归地黄汤。用当归、芍药、川芎、白术、槐子、黄药子各半两，生地黄、茯苓、黄芩、白龙骨、甘草各一两。共研末，每服三钱，水一盏，煎至七分，去渣食前温服（《黄帝素问宣明论方·卷九三·劳门》）。本方治血证，刘完素列之于内伤虚损的"劳门"，在于其对内伤出血之治不同于形盛热实者。方中用地、芍、龙骨养阴止血，用当归、川芎引血归经，用黄芩、黄药子、槐子凉血降火，用白术、茯苓、甘草健脾益气，使苦不伤胃，寒不损中，以收到平调止血之效。

治疗"心火有余而妄行，上为咳血、衄血，下为大小便血"，用消痞丸：黄连、干葛各一两，黄芩、大黄、黄柏、栀子、薄荷、藿香、厚朴、炒茴香各半两，木香、辣桂各一分，青黛一两研，牵牛二两。上为细末，滴水丸，如小豆大，每服十丸，新水下，温水亦得，小儿丸如麻子大（《黄帝素问宣明论方·卷四·热门》）。病本湿热内甚，本自利者，去大黄、牵牛，忌发热诸物。治疗血溢、血泄，用新补妙功藏用丸：大黄、黄芩、黄连各半两，黑牵牛一两，滑石二分，荆芥穗二两，防风一分，川芎一两，木香二分，官桂三分去皮。上为末，滴水为丸，如小豆大，每服二十丸、三十丸，生姜汤下，日三服，温水亦得（《黄帝素问宣明论方·卷四·热门》）。

刘完素治诸见血证，虽说"皆属于热"，但根据临床表现不同而仍然是虚实异治。刘完素认为，"诸见血证无寒，衄血、下血、吐血、尿血皆属于热，但血家证，皆宜服生地黄散：生地黄、熟地黄、枸杞子、地骨皮、天门冬、黄芪、芍药、甘草、黄芩各等分，同锉细，每服一两，水一盏半，煎至一盏，去渣温服。如脉微、身凉、恶风，每服一两，加肉桂五分。吐血者多有此证"（《素问病机气宜保命集·卷下·妇人胎产论》）。此方治虚热久病，用甘寒养阴。在大剂养阴药中加黄芪，乃血脱益气之法。恐黄芪增气助热，方中加天冬、黄芩有制约的作用。如阴损及阳，而见脉微、身冷、恶寒，则养阴药中加少量肉桂以通阳。

刘完素否认出血有寒证，虽然不够全面，但他对血证所进行的较为系统的辨证，对血证的诊治具有启示意义。后世医家治血证，有效仿刘完素之法者。如清代张仲华治"鼻衄盛发成流不止者，已三日。面赤，足冷至膝，脉数，寸关尤甚。血去过多，心荡神驰。阴虚内热之体，厥阳化火上

逆，扰动脉络，血行清道，从高灌注而下。非若吐红之易定，血有几何，
岂堪如此长流？拟仿志火升腾治例，用凉血滋降法。"（《爱庐医案》）如缪
仲醇治吐血三法："宜降气不宜降火；宜行血不宜止血；宜养肝不宜伐肝"；
唐容川将吐血责之于胃，主张"阳明之气，下行为顺，今乃逆吐，失其下
行之令，急调其胃，使气顺吐止，则血不致奔脱矣"（《血证论》）等。

（九）疮疡

1. 诸痛痒疮，皆属心火

《素问·至真要大论》云："诸痛痒疮，皆属于心。"刘完素加一"火"
字，演绎成"诸痛痒疮，皆属心火"，并具体指出"痛痒、疮疡、痈、痛
肿，血聚者，皆属心火热也"（《黄帝素问宣明论方·卷十三·诸痛门》）。
刘完素在《素问玄机原病式·五运主病》中还以取象比类的方法解释说：
"人近火气者，微热则痒，热甚则痛，附近则灼而为疮，皆火之用也""或
夏热皮肤痒，而以冷水沃之不去者，寒能收敛，腠理闭密，阳气郁结，不
能散越，怫热内作故也"。对于平时身痒用手搔抓的机理也进行了解释。他
认为"痒得爬而解者，爬为火化，微则亦能令痒，甚则痒去者，爬令皮肤
辛辣，而属金化，辛能散，故金化则火力分而解矣。或云痛为实、痒为虚
者，非谓虚为寒也，正谓热之微甚也"。对于热证的疮疡流脓水，他以亢害
承制的道理指出，流脓水只不过是热盛产生的现象。其言："或疑疮疡皆属
火热，而反腐烂出脓水者，何也？犹谷肉果菜，至于热极，则腐烂而溃为
污水也。溃而腐烂者，水之化也。所谓五行之理，过极则胜己者反来制之，
故火热过极，则反兼于水化。又如盐能固物，令不腐烂者，咸寒水化，制
其火热，使不过极，故得久固也。万物皆然。"

刘完素还引王冰之说："百端之起，皆自心生"（《素问病机气宜保命
集·卷上·病机论》），心主血，为营血之本，"营气不从，逆从肉里，乃生
痈肿"（《素问·生气通天论》）。说明营血壅滞不通，乃为痈疡的内在因素。

刘完素所论之疮疡是广义的，包括痈疽等。值得注意的是疮疡有无痛痒，直接关系到是否适合该条文所下的定义。只有疮疡伴痛痒时才与心火相关。如疮疡无痛痒感觉，就不属心火。就临床所见，局部红肿焮痛的疮疡多为心火热毒炽盛。如果疮面不甚红肿，但疼痛麻木很厉害，这是心经郁火不得外发而内攻所致。这两种情况都可用清心火解热毒来治疗。假如疮疡局部无红肿焮痛热痒，疮面平塌漫肿，多为阴证，不属本条讨论之例。痛和痒对疮疡的诊断和预后方面也有一定意义。一般而论，疼痛较剧，则多为热毒炽盛将化脓，假使疮疡由疼痛而变痒，则多为热势减轻，疮口转愈。这种观点在民间亦很流行。所以"微热则痒，热甚则痛"的观点，基本符合临床实际。

刘完素认为，"夏热皮肤痒，而以冷水沃之不去者……阳气郁结不能散越，怫热内作故也"（《素问玄机原病式·五运主病》）。所以刘完素治风热疮疥久不愈者，或面鼻生紫赤、风刺瘾疹，主用防风通圣散。此即《素问·五常政大论》之"温热者疮……汗之则疮已"之义。本方主消风解热，散郁闭，开结滞而使气血宣通，怫热除而病自愈。元代薛时平云："郁与通相反。郁者，究病之根源；通者，治法之纲要。达此二字，为治疮痒之能事毕矣。"

2. 须分内外，以治其本

刘完素在《黄帝素问宣明论方·卷十五·杂病门》中指出"疮疡者，火之属"，其发生有内、外两途，临床上应分内外，以治其本。如《内经》所言"膏粱之变，足生大丁"，这是内结而发诸外，是其原在里，而发于表；而"经曰：地之湿气，感则害人皮肤、筋脉"，是指由外而至内。从病机而言："人之疮肿，因内热外虚所生也，为风湿之所乘，则生疮肿"；"肺主气，候于皮毛，脾主肌肉，气虚则肤腠开，为风湿所乘，脾气温而内热，即生疮也"，内因为气虚内热，外因为风湿所乘。若寒热毒气客于经络，使血涩而不通，则壅结成肿，结壅盛则为脓。脓是热极而生，"犹谷肉果菜，热极则腐烂而溃为污水也。溃而腐烂者，水之化也"。

何谓疮疡之本？刘完素言脓有五色，其在皮肤之分属肺金，故色白；次在血脉之分，属心火，故为血疖；在肌肉属脾土，故作黄脓；在筋部属肝木，故其脓色带苍；深至骨，属肾水，故作紫黑血出，然而"各随五脏之部而见五色，是谓标也，本则一出于热，但分浅深而已"（《素问玄机原病式·热类》），治疗疮疡不论脓之颜色，其本即是热而已。

3. 托里疏通，调和营卫

刘完素明确指出："治疮之大要（疮即疮疡，为痈、疽、疖的通称），须明'托里''疏通''行荣卫'三法。托里者治其外之内，疏通者治其内之外，行荣卫者治其中也"（《素问病机气宜保命集·卷下·疮疡论》）。

托里法。刘完素认为痈疮嫩肿于外，根盘不深，形证在表，其脉多浮，病在皮肉，非气盛则必侵于内，急须内托，宜内托复煎散：地骨皮、黄芪、人参、白术、茯苓、甘草、当归、芍药、桂枝、防风、防己、黄芩。湿邪重的用苍术一斤（两）煎汤去渣，再煎上药十二味。除湿散邪，使胃气和平。如大便秘及烦热，小量给服内疏黄连汤（见后疏通法）。如微利，烦热已退，再给内托复煎散。如此，则使营卫俱和，邪气不能内伤。陈实功根据自己的实践经验，在本方的基础上，进行加减，名托里消毒散：人参、黄芪、白术、茯苓、甘草、当归、芍药、川芎、金银花、桔梗、皂角刺（《外科正宗》）。此方为后世疡科所习用。

疏通法。病由内发展向外者，如膏粱积热之变，其脉沉实，发热烦躁，外无嫩赤，痛深于内。其邪既深，宜疏通脏腑，以绝其源，刘完素用内疏黄连汤：黄连、黄芩、栀子、当归、芍药、木香、槟榔、薄荷、桔梗、连翘、甘草等为末，每服一两，便秘者加大黄二钱，煎服。

行荣卫法，即和营卫法。病介于内外之间，外无寒热邪气，内亦脏腑宣通，知其病在经络。当和其营卫，用当归黄芪汤：当归、黄芪、生地黄、川芎、赤芍、地骨皮等份，研末，每服一两，水一碗，煎至半碗，去渣温服。如发热加黄芩；烦热不能卧加栀子；如呕，是湿气侵胃，倍加白术。陈实功师其意，变其方，在诸毒、疮肿已成未成之际，外不恶寒，内无便秘，痛疡红赤高肿，头部掀痛，以清热消风散和解之，方用：黄芪、防风、当归、赤芍、川芎、红花、银花、连翘、天花粉、甘草、柴胡、苍术、陈皮、皂角刺。煎服。热甚加黄芩；无汗加荆芥；呕，去苍术加法夏、陈皮。

托里、内疏、行荣卫三法，为历来外科医家所继承，通过内用三法调整机体以改善局部，故《内经》说："知其要者，一言而终；不知其要，流散无穷。"

4. 分经灸刺，泄其邪气

对于疮疡的治疗，刘完素特别强调针灸的治疗作用。其云："经曰：邪气内蓄，则肿热，宜砭射之也。经曰：夫痛气之息者，宜以针开除去之；夫气盛血聚者，宜石而泄之。王注曰：石，砭石也。可以破大痈，出脓，今以排针代之"（《素问病机气宜保命集·卷下·疮疡论》)，用针灸达到祛邪的目的。

针灸治疗疮疡，刘完素强调须分经络，视其血气多少，腧穴远近而选用穴位。其穴位多选各经井、荥、输、经、合等五输穴，认为井主心下满及疮色青；荥主身热及疮赤色；输主体重节痛，疮黄色；经主咳嗽，寒热，疮白色；合主气逆而泄，疮黑色。故有上述证者，分经络加以选穴治疗。从背而出者，从太阳经，选至阴、通谷、束骨、昆仑、委中五穴；从鬓出者，从少阳经，选窍阴、侠溪、临泣、阳辅、阳陵泉五穴；从髭而出者，当从阳明，选用厉兑、内庭、陷谷、冲阳、解溪五穴。从脑而出者，初觉脑痛不可忍，则是欲生疮之征兆。脑者，髓之海，当灸刺绝骨，以泄邪气。

髓者，舍也，故脉浮者，从太阳经，依前选用；脉长者，从阳明经，依前选用。

刘完素同时指出灸法的适宜证与非适宜证，如凡疮疡已觉，微溲肿硬，皮血不变色，脉沉不痛者，可灸；如外微觉木硬而不痛者，可急灸。然而，已有脓水者、邪陷浅者不可灸。

二、妇科病诊疗经验

刘完素有关妇科病诊治的论述，主要反映在《黄帝素问宣明论方》和《素问病机气宜保命集》两部著作中。在《黄帝素问宣明论方·卷十一·妇人门》中，讨论了经带的病机和经带产后及妇科杂病的治疗，载方 22 首。在《素问病机气宜保命集·卷下·妇人胎产论》中，提出了妇科病诊治的基本原则、胎产病的治疗和四物汤的加减经验，并再次强调了带下病属于湿热为患的机理及治方，载方 40 余首。刘完素对妇科病诊疗特点归纳起来有以下几个方面。

（一）倡火热，反温补

刘完素强调论述了妇科疾病的火热病机，并提出对应的治疗方法。

《黄帝素问宣明论方·卷十一·妇人门》论述月经病时说："妇人月水一月一来如期，谓之月信。其不来，则风热伤于经血，故血在内不通。"治疗上则主张"女子不月，先泻心火，血自下也"（《素问病机气宜保命集·卷下·妇人胎产论》），用药多以四物汤加芩连以清火凉血。后服《局方》中五补丸，以及卫生汤，治脾养血气。

关于带下的病因病机，其认为是湿热结于任脉。指出："举世皆言白带下为寒者，误矣。"（《素问玄机原病式·热类》）又曰："且见俗医治白带下者，但依近世方论而用辛热之药，病之微者，虽或误中，能令郁结开通，气液宣行，流湿润燥，热散气和而愈。其或势甚而郁结不能开通者，旧病转加，热证新起，以至于死，终无所悟。"（《素问玄机原病式·热类》）认为"赤者，热入小肠；白者，热入大肠。原其本，皆湿热结于任脉，故津液涌溢，是为赤白带下"（《素问病机气宜保命集·卷下·妇人胎产论》），白带之病机为湿热结于任脉，主张"以辛苦寒药，按法治之，使微者甚者，皆得郁结开通，湿去燥除，热散气和而愈"（《素问玄机原病式·热类》），方用十枣汤先下之，次用苦楝丸，以大玄胡汤调下。

对于妇人难产或死胎不下，刘完素认为其病机是由风热燥涩，紧敛结滞，导致产户不得自然开通所致，因此宜滑胎催生，不可温补而反生燥热。因此，以益元散（滑石、甘草）合三一承气汤（大承气汤加甘草）治疗，"药力至，则热结顿开而产矣"（《黄帝素问宣明论方·卷十·泄痢门》）。

对于产后病，刘完素认为由于产时血损神慌气乱，因而易生燥热。其云："俗未知产后亡液损血，疼痛怖惧，以致神狂气乱，则阴气损虚，邪热太甚，而为诸证。由不明《素问》造化，故不识证候阴阳，反妄以为产后诸虚百损，便为虚冷而无热也，误以热药温补。或见烦渴者，不令饮水，本虽善心，为害多矣。"（《黄帝素问宣明论方·卷十·泄痢门》）又云："产后世人多用乌金四物，是不知四时之寒热，不明血气之虚与实，盲然一概用药，如此而愈加增剧，是医人误之耳。"（《素问病机气宜保命集·卷下·妇人胎产论》）

由上可见，刘完素强调妇科病的火热病机。然而，其强调重视火热病机，并不是一味偏执于寒凉，而是针砭庸医不识证候阴阳，不明标本，滥用热药之举。

（二）三期分治，重肾肝脾

刘完素认为，在妇女一生中不同的年龄阶段，机体的各种生理条件有所不同，并决定了体质的不同，因此病变亦存在一定差异，在治疗时应各有侧重。其在《素问病机气宜保命集·卷下·妇人胎产论》中曰："妇人童幼天癸未行之间，皆属少阴；天癸既行，皆从厥阴论之；天癸已绝，乃属太阴经也。"

少年时期，相当"二七"之年，虽生机勃勃，阴阳皆生发不遏，但毕竟肾气尚未全盛，机体发育，尤其是生殖机能发育未臻完善；更或有由于先天禀赋不足者，一旦受病邪侵袭，或他脏病变，皆极易伤及肾气而影响冲任二脉的通盛，引发妇科疾病。而肾气的盛衰是人体生长发育的根本，所以少年女子应以治肾为要。此即"皆属少阴"之意。

中年妇女相当于"三七"至"五七"之间，肾气全盛，癸水充沛，五脏皆盛，任冲通盛，则月事应时，孕育能力旺盛。但由于持家处事，内外应付，若操劳过度，环境不适，工作不顺时，则易情志过激，又由于"五脏皆盛"，而肝性属木则更易升易动，一旦情志过激，易使肝失疏泄，发生气结、气滞、气逆、气乱等病变；且壮年又为胎产哺乳之期，数伤于血，肝又为藏血之脏，血伤则肝失所养，肝气横逆，甚则肝火偏旺，以致经带胎产因此发病。故中年期妇科应以调肝为要。此即"皆属厥阴论之"之意。

韶华即逝，老年将临，相当"六七""七七"前后，肾中精气衰减，天癸即将耗尽，月经因而紊乱，直至癸水涸竭则"地道不通"，也丧失了生育能力。五脏功能亦随之渐衰，此时全赖后天水谷滋养。此时若脾胃气虚，则气血生化乏源，极易为内外之邪所凑而发病。故老年妇女应调补后天之脾胃为主，以滋气血之化源，此即"乃属太阴经"之意。

刘完素的观点十分切合临床实际，为妇产科疾病的诊治，创立了基本法则，至今仍有效地指导着临床实践。

（三）活用四物，养血清热

四物汤出自《仙授理伤续断秘方》，载于《太平惠民和剂局方》，由白苟药、川当归、熟地黄、川芎组成，主治外伤所致内脏瘀血，被医家视为妇科良方。

刘完素在《素问病机气宜保命集·妇人胎产论》中，对四物汤中四味药的功效进行了详尽的解释。指出熟地黄补血，如脐下痛，非熟地黄不能除，此通肾经之药也；川芎治风，泄肝木，如血虚头痛，非芎不能除，此通肝经之药也；芍药和血理脾，治腹痛非芍药不能除，此通脾经药也；当归和血，如血瘀刺痛，非当归不能除，加血气之壮，此通心经之药也。

依据《世医得效方》四物汤四时加减之法，刘完素又将四物汤进行了化裁：春倍川芎，夏倍芍药，秋倍地黄，冬倍当归。他认为这样服用是顺四时之气，然又恐药力不足，所以还有四时辅助之药，即：春防风四物（加防风，倍川芎）；夏黄芩四物（加黄芩，倍芍药）；秋天门冬四物（加天门冬，倍地黄）；冬桂枝四物（加桂枝，倍当归）。刘完素还根据主证与兼证的不同，创立了诸六合汤方：如血虚而腹痛，微汗而恶风，四物加芍、桂，谓之腹痛六合；如风虚眩晕，加秦艽、羌活，谓之风六合；如气虚弱，起则无力，匡然而倒，加厚朴、陈皮，谓之气六合；如发热而烦，不能安卧者，加黄连、栀子，谓之热六合；如虚寒脉微，气难布息，不渴，乏力，身凉微汗，加白术、茯苓，谓之湿六合。治妇人血气上冲心腹，胁下闷，宜服治气六合汤，即四物汤加木香、槟榔；治妇人脐下冷，腹痛，腰脊痛，宜服玄参六合汤，即四物汤加玄参、苦楝。以上化裁之法，扩大了四物汤在妇科的应用范围。

（四）汗下利法，胎产三禁

刘完素提出治疗胎产之病的三个禁忌，即汗、下、利小便。认为"妇人以血脏为基本"（《黄帝素问宣明论方·卷十一·妇人门》），即"厥阴经者，是祖生化之源"（《素问病机气宜保命集·卷下·妇人胎产论》）。胎时养胎耗血，产后亡液损血，妇人易血虚不足，致燥热之发生，因此胎产之时应养津护液。明确指出："发汗者，同伤寒下早之证；利大便，则脉数而已动于脾；利小便，则内亡津液，胃中枯燥。"避免汗、下、利小便而导致妇人血虚不足。其云："不犯三禁，则荣卫自和，荣卫和而寒热止矣。"

关于胎产之病如何治疗，提出"外则和于荣卫，内则调于清便"，外感病以加减柴胡汤为主治疗，杂病以加减四物汤为主治疗。其他产后病同坏证伤寒，应当加以缓治。如发渴而用白虎汤，气弱则用黄芪汤，血刺痛而用以当归汤，腹中痛而加之芍药汤，以上例证，不犯三禁，皆属产后之久病。但产后暴病，可以不拘泥于禁犯，如产后热入血室者，用桃仁承气、抵当汤之类；大便秘结者，可用大承气汤。（《素问病机气宜保命集·卷下·妇人胎产论》）

三、儿科病诊疗经验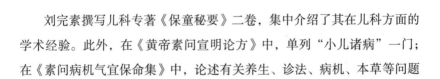

刘完素撰写儿科专著《保童秘要》二卷，集中介绍了其在儿科方面的学术经验。此外，在《黄帝素问宣明论方》中，单列"小儿诸病"一门；在《素问病机气宜保命集》中，论述有关养生、诊法、病机、本草等问题时，也阐述了多种儿科常见疾病的诊断和治疗。

（一）小儿纯阳，热多冷少

刘完素在《黄帝素问宣明论方·卷十四·小儿门》中强调，"小儿与大人，不可一例，各异治之"，指出"大概小儿病纯阳，热多冷少"，如小儿常见病惊风、泻痢、疹痘斑疮等都是热证为多。其原因与内、外因素有关。其内因，源于小儿体质。小儿脏气娇弱，受邪后机体稳定性极差，每致邪气嚣张。又因"纯阳"之体，一旦为病邪所侵，则多从阳而化热。如感受风邪，因其主升主散，属阳热之邪，"风火多为热化，皆阳热多"（《黄帝素问宣明论方·卷三·风门》）；湿邪郁结可以化热；燥为次寒，亦为热余，而燥未有不从火化；寒邪入里，亦可因"阳气怫郁，不得散"而生热。故小儿受六淫侵袭，临床上虽有偏寒偏热的不同，但总以偏热者较为多见。至于感受疫病、秽毒则更易化热生毒。其外因，小儿饮食不知自节，最易被饮食所伤，饮食积滞，亦能郁蒸化热，上蒸心肺，所以小儿热病较成人为多。如小儿惊风，刘完素引用《内经》原文云："《素问》云：身热恶寒，战栗惊惑，皆属热证，为少阴君火，暴强直，支软戾，里急筋缩也，皆属风证，为厥阴风木。……引《素问》少阴、厥阴证，以小儿病惊风，热多矣"（《黄帝素问宣明论方·卷十四·小儿门》）。叶天士在《幼科要略》篇首中亦云："襁褓小儿，体属纯阳，所患热病最多。……六气之邪，皆从火化；饮食停进，郁蒸化热；惊恐内迫，五志动极皆阳。"故小儿病发病急，变化快，其证属热者亦较多。

（二）清热降火，通便益阴

刘完素在热病治疗上，遣药组方灵活变通，对许多小儿常见病的诊治亦有独到经验。对于阳热郁于表者，治以辛凉解表之法；兼内热者，自制"双解、通圣"表里分消；对多种里热实邪蕴结者，善用承气攻逐；若热毒深重者，更合黄连解毒汤胜之；或兼阴液损伤者，又与白虎共伍。纵观其小儿病药方，不但含黄连、黄芩、栀子等清热泻火药，亦常用大黄、巴豆、芒硝等药，通便泻火，急下存阴。尤其是大黄，使用非常频繁，在《保童秘要》《黄帝素问宣明论方·卷十四·小儿门》很多药方中都可见到。如初生口噤方（桂心、独活、麻黄、芍药、大黄、防风、细辛）、百日急惊方（寒水石、黄芩、常山、大黄）、头发作穗不光润方（胡黄连、大黄、栀子、黄芩、大麻子）、脑热常闭目方（青葙子、黄芩、大黄、蜀漆、甘草）、耳聋方（细辛、防风、大黄、黄芩、椒）、小儿衄血方（黄连、艾叶、升麻、防风、大黄、朴硝）、龟背方（麻黄、枳壳、芍药、桂心、独活、防风、大黄）等。究其原因，小儿肺脏娇嫩，易受外邪之侵袭；同时小儿心火、肝火易旺，不论何种邪气，都易化热，热邪顺传于胃，多呈阳明腑实热结，出现便秘之症，使病情加重。另外，小儿脾常不足，脾胃功能尚不完善，脾运不健，传导力弱，饮食不节，易有食物积滞，大便秘结。"肺与大肠相表里"，"肺主皮毛"，肠腑热结不通，则肺中之邪热亦少外泄通路，不仅导致皮肤疮疹，亦可使肺卫功能下降，外邪易袭。临床中常见呼吸道感染儿童多数兼大便秘结，而大便畅通后呼吸道症状随之减轻的现象。小儿病热证多半大便秘结，治疗时必须通腑攻下，以泄热存阴，这正是刘完素治疗小儿病常加以大黄之意。

（三）分病论治，侧重标本

刘完素在《保童秘要》中，对于小儿病证分为初生病、脐病、口舌病、头面病、耳病、鼻病、咽喉病、龟背（附龟胸）、手脚病等30余种，收录了300余种方药。每种病证，均设立多种方药，从中可见其依据病证之标本加以论治的特点。

1. 小儿惊风

惊风常发生于1~5岁小儿。刘完素指出，其原因是"肌肤滋润，筋骨轻嫩，以绵衣之，故生壅滞，内有积热，热乘于心，心受邪热，乃发为惊；惊不止，反为抽搐，则为病也"（《黄帝素问宣明论方·卷十四·小儿门》）。小儿惊风的机理，是"心火暴甚，而制金不能平木，故风火相搏，而昏冒、惊悸、潮热，此证皆谓热甚而风生。《素问》惊骇、惊愕，少阴君火也"（《黄帝素问宣明论方·卷十四·小儿门》）。

治疗小儿惊风急症，刘完素列龙脑地黄膏、朱砂丸、分肢散、定命散、郁金散、金肺散、碧云散、荆芥丸、镇心丸、黄散子、百日急惊诸方、未满月及出月惊风壮热方等20多首方。从其组成来看，主要有定惊之朱砂、牛黄、龙齿、犀角，开窍之麝香、寒水石，峻下通便之大黄、芒硝、巴豆，涌吐风痰之藜芦、常山、胆矾，化痰之南星、白附子、天竺黄，息风止痉之白花蛇、僵蚕、全蝎、蝉衣、蛇蜕，清热之郁金、黄芩、黄连、石膏等。这些方在定惊、息风、化痰、清热、开窍方面各有侧重，然每方基本上都含峻下药或涌吐药，甚至含有吐、利之两类药物，可知吐、下之法为治疗小儿惊风之大法。如刘完素用治龙脑地黄膏治疗小儿急慢惊风，涎痰上潮心胸，胸膈不利者。龙脑地黄膏由川大黄、甘草、麝香各一钱，雄黄一分，生脑子一钱组成。上五味，修合制了，再入乳钵内，同研细，炼蜜为膏，油单裹，薄荷汤下，旋丸如皂子大，化下。此方根据小儿年纪大小加减服，立效，治疗"一切热毒，大有神效"。然而，若不效，则服用分肢散，得吐利。分肢散由巴豆半两、川大黄一两、朴硝半两组成。将大黄为末，后入巴豆霜、朴硝，一处细研，用油贴起，每服半钱，热茶下。此方治疗小儿卒风，大人口眼㖞斜，风涎裹心，惊痫天吊，走马喉闭，急惊，一切风热等疾。刘完素明确指出："吐下顽涎，立愈。……如小儿胸喉惊吊等，先服龙脑地黄膏一服，次服此药一字，茶下，时上吐下泻，以吐利得快为效，大人半钱，小儿一字，看虚实加减，只是一两服见效，不宜频服。如吐泻不定，以葱白汤立止。"（《黄帝素问宣明论方·卷十四·小儿门》）另外，用朱砂丸（朱砂、天南星、巴豆霜各一钱，共研细末，面糊为丸，如黍粒大，每服 2~5 丸，薄荷汤下）治疗小儿惊风及风热生涎，咽喉不利，治疗的手段是"取惊积"。即服此方后，或吐出，或从大便排出痰涎，待相应的"惊厥"症状，如四肢抽搐、戴眼反折等随即平定，再照"急慢惊风"的发病机理辨证论治。正因为吐、下为"急则治其标"祛邪之主要方法，因此在刘完素治疗小儿惊风方中还可见到轻粉、砒黄、粉霜、水银、雄黄等有毒之品，以达吐下之目的，如碧云散（胆矾半两，铜青一分，粉霜、轻粉各一钱）、金肺散（锡灰一钱，汉防己二钱，郁金一钱半，砒黄二钱，半夏一钱半）等。

2. 小儿泻痢

小儿泻痢，刘完素认为多为热证，而热的程度不同，临床变化又各有特点。他说："小儿脾疳泻痢者，皆热甚。急惊，泻痢色多青，为热证明矣。痢色黄者何？为火甚则水衰而脾土旺，故痢急黄也。痢色红赤者，为心火，热甚深也。痢色黑者，为火热过极，则反兼水化制之，故色黑也"（《黄帝素问宣明论方·卷十四·小儿门》）。刘完素指出，小儿泻痢寒热之辨证，除了看泻痢之颜色，也应该了解所进食物、药物的色泽，"如小儿病热，吐利霍乱，其乳未及消化，而痢尚白者，不可便言为寒"（《素问玄机原病式·热类》），应当根据脉象和其他症状结合起来辨别。大体来说，小儿泻痢，小便清白不涩为寒，赤涩者为热。刘完素认为，凡是食入之物已消化，无论下利之颜色及伴随的症状如何，都属于热证。因为"寒泄而谷消化者，未之有也。由寒则不能消化谷也"（《素问玄机原病式·热类》）。因此，完谷不化，吐利物有腥秽气味，质地澄澈清冷，小便色白清长，身凉不渴，脉迟细而微者，属于寒证。但不能仅凭完谷不化断定为寒证，因为热证泄泻也会出现完谷不化。即使完谷不化，但伴心烦口渴，小便黄赤短少涩滞不畅的，属于热证。刘完素引用张仲景《金匮要略·呕吐哕下利病脉证治》之论曰："邪热不杀谷"，火性疾速，邪热与湿相杂乱于肠道，就会引起完谷不化的飧泄。

小儿泻痢的治疗，刘完素在《保童秘要》中设立"诸痢"一章，专列治方30首（除"痢后昏昏多睡诸方"中"以冷水淋头自止"方），分为疳痢、休息痢、赤白痢、水痢、气痢、热痢、秋末冷痢、水泻、水气加痢、泻痢不止、痢下脱肛、痢鲜血无度、痢后昏昏多睡等加以分别施治。

疳痢极甚，方用穿山甲三两片，煨过，上细为末，用粥饮调，顿服。

休息痢，方用肉豆蔻、黄连各等份，上为末，煮枣肉为丸，如绿豆大，以肉豆蔻煎汤下七丸。

赤白痢，血多者用朴消、黄连各半分共为末，一岁儿每服一钱，日五六服，夜亦三五服；脓多者用炙地榆、甘草各一分，炮黄连二分，五色龙骨五分，共以水六大合，煎取二大合，去滓，一岁儿连夜令服尽；如带热及渴，用蓝叶、茯苓各一分，炙甘草、黄连、冬瓜穰各二分共细锉，以水六大合，和蜜一合，煎取三合，去滓，一岁儿一日一夜令服尽；久痢赤白，气血不足者，用当归二分，煨没食子二枚，炒焦黑鹿角末半两，炒焦黑豆豉、炙焦五色龙骨、黄连、人参各一分，共为末，蜜和为丸，如麻子大，一岁儿每服七丸，米饮研化下，日三服；久痢赤白，阳虚者，用炒焦黑鹿角末、熬芜荑各一分，炮附子、赤石脂各二分共为末，蜜和为丸，如麻子大，一岁儿每服五丸，温水研化下，日夜可五六服；赤白痢，谷道冷热痛者，用鸡子一枚，打小头令破，出于盏中，胡粉、杏仁各等分，以胡粉、杏仁相度多少，和调鸡子令匀，却纳壳中，以面糊粘纸糊壳头，入塘灰火煨熟啖之。

水痢者，用焦炙诃子皮为末，蜜和为丸，如麻子大，三岁以下每服十丸，以温水研化下，日可三服；或以芜荑二七粒，薤白三茎，酱汁少许，羊肝二两，擘破羊肝，研芜荑等，涂于肝中，以纸包，灰火中煨熟，嚼与服之，三岁以下，一日服尽；或用椒十五粒，黄连三分，以清水四大合，煎取一大合，去滓，三岁以下一日服尽。

气痢的特点是每至夜发痢多，用桂心、赤石脂、干姜各一分，炮附子二分，上为末，蜜和为丸，如麻子大，一岁儿日进二服，每服三丸，并温水研化下。

热痢的特点是壮热多渴，用黄连六分，炙甘草、生阿胶、犀角各二分，黄芩三分，蓝叶一分，乌梅肉二枚，上细锉，以水七合，煎取三合，去滓，一岁儿一日连夜与三合服之。

秋末冷痢者，以蜀椒三分，去目汗，上为末，蜜和为丸，如梧子大，每三岁以下，平旦以煮面汤研化十丸与服之。或以熬黑诃子皮七分，桂心一分，赤石脂二分，上为末，蜜和为丸，如梧子大，每服七丸，温水研化下，三岁以下日三服。

水泻者，用丁香、藿香、紫苏各等份，上为末，用糯米饮丸如绿豆大，每服五、七丸，用炒米饮下。

水气加痢者，葶苈半两，轻熬，捣如泥，上以干枣穰半两相和，捣千余杵，丸如麻子大，每岁儿一服七丸，日再服，米饮下。

小儿虚滑，泻痢不止者，用黄连、炒法曲、炙厚朴、诃子皮各等份共为末，米饮调下一钱。如痢色白及乳食不消者，加肉豆蔻少许。另外，用厚朴散：厚朴、诃子皮各半两，使君子一个，拣丁香十个，茯苓、吴白术、青皮各二钱，炒甘草一寸，共为末，清米汤下一钱。

痢鲜血无度者，用黄连六分，艾叶一鸡子大，葱须一把，炙甘草三分，阿胶二分，炒焦豉一百粒，捣筛为末，以水八大合，煎取四大合，去滓，下豉末搅匀，一岁儿一日夜各与一合服之。或者黄连、蜀朴硝各四分，以水五大合，煎取二大合，去滓，一岁儿一日夜与服尽。

痢后昏昏多睡者，以黄连四分，人参二分，黄芩、豆豉各一分，上为末，蜜和为丸，如梧子大，三岁以下一日服七丸，煎茯苓汤化破下。或用吴蓝、升麻各二两，栀子、人参各三分，共为末，蜜和为丸，如梧子大，每三岁以下一日服七丸，用温水研化下。

此外，刘完素列三首治疗一切痢方：其一，为黄连、甘草各二分，岭南黄柏、吴蓝、犀角各一分，栀子二枚，共以水七大合，煎取三大合，去滓，一岁儿一日服一合，夜亦然。其二，用莲子草、黄柏各一分，以水五大合，共煎取三合，去滓候冷，入好面一栗子大，匀调，一岁儿一日与栗子大服尽，服时不须暖。其三，用生地黄汁一合，朴硝三分，匀调，三岁以下一日服尽。

纵观这些方药，功用多为清热利湿、安肠止痢，如一切诸痢方（黄连、甘草、黄柏、吴蓝、犀角、栀子）、治疗赤白痢脓多者方（炙地榆、甘草、炮黄连、龙骨）、治疗赤白痢带热及渴方（蓝叶、茯苓、炙甘草、黄连、冬瓜穰）、泻痢不止方（黄连、炒法曲、炙厚朴、诃子皮）、一切诸痢方（莲子草、黄柏）、热痢方（黄连、炙甘草、生阿胶、犀角、黄芩、蓝叶、乌梅肉）等；另有温中利湿止痢者，如休息痢方（肉豆蔻、黄连）、水痢方（椒、黄连）。在此基础上，久痢血气不足者，加当归、人参、阿胶益气养血，寒重者，加附子、桂心、鹿角温健脾肾之阳。

此外，在刘完素的其他著作中，亦有散在治疗小儿泻痢的方药。如苍术防风汤，治疗完谷不化之飧泄。其方由苍术四两、麻黄四两、防风五钱组成，三药共为粗末，每服一两。加生姜七片，水二盏，煎至一盏，去滓温服。待泻止后，服椒术丸：苍术二两，小椒去目，炒一两，共为极细末，醋糊为丸，如黍米大，每服二十丸或三十丸，食前，温水下。恶痢久不愈者，加桂。

3. 小儿斑疹

刘完素在《素问病机气宜保命集·卷下》中，专设"小儿斑疹论"，论述小儿斑疹的诊治。认为小儿斑疹之病，其状各异。疮发焮肿于外者，谓之斑，属少阳三焦相火。其本气自病为斑，若气入肺，变脓胞，入肝为水胞；小红靥行于皮肤之中不出者，谓之疹，属少阴君火，是心火入于皮而致，总之斑疹属热。

关于斑疹的治疗，刘完素主张先以和法安里解毒，方用安和五脏之防风汤：防风一两，地骨皮、黄芪、芍药、枳壳、荆芥穗、牛蒡子各半两，共为细末，温水调下，或为粗末，煎服二三钱更妙。用防风汤三五服后，视大便情况加以治之。如大便不秘，则微发之，微发之药，可选用钱氏方而用之。若能食、大便秘结者为内实，宜微疏利之，宜当归丸：当归五钱，黄连二钱半，大黄二钱，炙甘草一钱，先将当归熬作膏子，入药三味为丸，渐次服十丸妙。或用变百祥丸：大戟去骨一两，枣三个去核，上二味，用水一碗，煎至水尽为度，去大戟不用，将枣焙干，可和剂旋丸，从少至多，以利为度。若内虚而利者，继续服用安里药三五服，末后一服，调微发之药服之。

刘完素强调，凡显斑证者，若自吐泻者，是邪气上下皆出的表现，预后良好，当慎治或不治，以观其变。大凡疮疹，"首尾不可下"，不可用吐、下之法。当确定是斑疹之后，不能立即用发表之法令斑并出，这样易导致他证之发生。若身表大热者，仍是表证未解，不可利大便。

刘完素认为，大凡小儿斑疹已发，有疮、有声音者，是形病、气不病；无疮、无声音者，乃气病、形不病也；有疮而无声音者，是形气俱病。后一证，清利肺气治之，用八风汤，或凉膈散加大黄、芒硝，或如圣汤加大黄，或八味羌活汤加大黄予以治疗。疮已发便稠密，形势如针头者，轻发其表，凉其内，用连翘升麻汤治疗。若疮出不快，清便自调者，是邪热在表而不在里，仍以微发，用升麻葛根汤治疗。若斑已发，稠密甚而微喘，饮水，说明是热证，用祛风药微下。若斑疹已出，见小热，小便不利者，利小便。若疮有干黑陷，身不大热，大小便涩者，是热在内，用煎大黄汤下宣风散。已发后有余毒不散，为复有身热、痈疮之类，用解毒之药。疮未出，而发抽搐者，是由于外感寒邪内发心热所致，用茶汤下解毒丸，或犀角地黄汤治疗。

刘完素还用益元散合防风通圣散各等份，配制成"双解散"，并特别指出此方治"小儿疮疹，使利出快，亦能使气宣通而愈"。后人多用防风通圣散治疗小儿疮疹，如朱丹溪曰："小儿赤斑、红斑、疮痒、瘾疹，并宜用防风通圣。"（《丹溪心法·卷五·小儿九十四》）

（四）乳下婴儿，调和脏腑

刘完素在《黄帝素问宣明论方·卷十四·小儿门》中指出，由于小儿"诞生褓褓之后，骨肉脆软，肠胃细微"，且"乳下婴儿，有病难治，无可定"，因此 6 岁以下小儿的病证与治疗措施，在医书中很少记载。刘完素认为婴儿可以乳食，稍大以后可以饮食，故可"调和脏腑，乃得平安"。因此，在《保童秘要》中，针对 6 岁以下小儿尤其是婴儿的病证，如出生鹅口、出生舌下有膜、出生口噤、初生著风体冷、脐肿、脐汁不止、手拳不展、脚拳不展、黄疸、奶癣、多涕、鼻塞、龟背、咳嗽、口疮、头疮、面疮、小儿雀目、目睛翳障、耳聋、疝气、惊风、夜啼、癫痫等均列出方药，记载其诊疗经验。

刘完素认为"人之生也，自幼而壮，自壮而老，血气盛衰，其各不同，不可一概治之"（《素问病机气宜保命集·卷下·附素问元气五行稽考》），根据小儿脏腑特性，同样疾病分不同年龄阶段加以分治是其主要特点。如其治疗痰实咳嗽，包括"百日以来，痰实诸方""二岁痰实诸方""四五岁痰实诸方""五六岁痰实诸方""七八岁痰实诸方"；治疗痫证，包括"百日后发痫方""一两岁大惊壮热发痫方""四五岁壮热发痫方""六七岁壮热发痫方"等。刘完素非常重视小儿病的预防，在《保童秘要》中记载了预防小儿疾病的一些方法及措施。如初生三日服用牛黄，初生六日服用朱砂，此二方可以温肠胃、壮血气、去惊风、避邪恶；初生七日，细研粟米煮粥饮，厚薄如乳，每日如半栗子大，吃满七日，可导达肠胃等。他还记载婴儿药浴方，如猪胆一枚，以水七升，煎取四升，澄清后给初生儿沐浴，以避免疮疥发生等。总之，刘完素的小儿病方多样而且细致，对于现代用药仍有重要参考价值。

四、五官科疾病诊疗经验

刘完素在五官科疾病的诊疗方面，也运用火热理论阐发病机。

（一）眼病

刘完素非常重视眼病，在《黄帝素问宣明论方》《素问病机气宜保命集》《保童秘要》中，都专设眼目门论述眼病诊治。

1. "火"为眼病之因

刘完素在《素问玄机原病式·火类》中提出"目眜不明，目赤肿痛，翳膜眦疡，皆为热也"及"目瞑，俗谓之眼黑，亦为热"，"平白目无所见者，热气郁之甚也"，"目昏而见黑花者，热气甚，而发之于目"，阐明了眼目红肿疼痛、眦部疮疡、黑睛生翳等外障眼病及眼目昏花、视物不明等内障眼病均由火热所致。指出："眼通五脏，气贯五轮，外应肝候。肝脏虚而风邪郁，风邪郁而热蕴，火炎上行，故攻目昏，渗涩疼痛，赤丝皆发。荣卫实则能视，荣卫虚则昏暗。凡人多食热物，或嗜五辛，坐湿、当风、凌寒、冒暑，将息失度，皆丧目餐之源也。"（《黄帝素问宣明论方·卷十四·眼目门》）六气、五志所化之火，虽来源不同，但殊途同归，其发展趋势，皆升腾炎上，上窜目窍，致目为病。因此完素得出"目病属火"之论断。

火热为眼病主因之说，为后世医家所推崇。张从正在《儒门事亲·卷一·目疾头风出血最急说》中指出："目不因火则不病……能治火者一句了了"，并结合五轮学说发挥说："气轮变赤，火乘肺也；肉轮赤肿，火乘脾也；黑水神光被翳，火乘肝与肾也；赤脉贯目，火自甚也"。认为"目暴赤肿起，羞明隐涩，泪出不止，暴翳目朦，皆火热之所为也"。朱丹溪也认为："眼黑睛有翳，皆用黄柏、知母"，黄庭镜亦明言："目病虚实皆火"

（《目经大成·治效异同对》）。可见历代医家对目病多火的病因学说至为重视。

2. 火郁闭阻玄府为眼病病机

目通五脏，气贯五轮。目视精明，有赖于玄府通利，气血宣行。"气血宣行，则其中神自清利，而应机能为用矣"。所以，"人之眼、耳、鼻、舌、身、意、神识能为用者，皆由升降出入之通利也，有所闭塞者，不能为用也"（《素问玄机原病式·火类》）。刘完素之言，阐明了玄府的通利与否，关系着五官七窍乃至整个人体的功能是否正常。

玄府之所以闭塞，乃因热气怫郁，不能宣散，则劫伤营血阴液，变生痰瘀，阻塞玄府，则衍生目病。因此，刘完素强调："若目无所见……悉由热气怫郁，玄府闭塞而致，气液血脉，营卫精神，不能升降出入故也。"（《素问玄机原病式·火类》）病变的轻重程度取决于玄府的开闭。"故知热郁于目，无所见也。故目微昏者，至近则转难辨物，由目之玄府闭小也，隔缣视物之象也。或视如蝇翼者，玄府有所闭合者也。"（《素问玄机原病式·火类》）元代倪维德所著的《原机启微》附录"论目昏赤肿翳膜皆属于热"一节，基本上就是引用刘完素的这一段原文。并提出"此论热甚怫郁，阴阳并厥，玄府闭密，致目病之由为详，盖一主于火热之化也"。

3. 发越郁火为眼病之治

眼病之发，病因病机繁杂。刘完素从主火的思想出发，认为眼病主因为火，病机多郁。火邪郁闭，若不开通发越，郁愈甚则火愈炽，火愈炽则郁愈盛。但火郁之候，若单用寒凉之品，则易滞气机，使火热之邪无外出之路，反成冰遏之势。

基于热郁于目的认识，刘完素治久患双目失明，远年近月，内外气障，头风昏暗，拳毛倒睫，一切眼疾，用石膏羌活散：羌活、密蒙花、木贼、香白芷、细辛、苋菜子、麻子、川芎、苍术、甘菊花、荆芥穗、黄芩、石膏、藁本、甘草各等份。共研细末，每服一至二钱，食后及临卧用蜜水一盏，或清茶调下，日进三次（《黄帝素问宣明论方·卷十四·眼目门》）。刘完素根据风寒暑湿的致病诱因，以及"风邪郁而热甚"的发病机理，制石膏羌活散，旨在散风清热、开郁解结。其云："眼无表不发"，故方中所用的羌活、木贼、白芷、细辛、川芎、荆芥、藁本、苍术，既是祛风胜湿之药，又是走表散寒之药。刘完素认为，玄府是气液之通道。如因当风、凌寒、坐湿、冒暑导致全身性疾病，由"热甚怫郁于目"，必须用体现"火郁发之"的祛风走表药以治其源，再用石膏、黄芩清其因怫郁而蕴积的内热以洁其流。其他如密蒙花、苋菜子、麻子、菊花，是针对局部用药，能发挥它的特殊作用。

刘完素治一切眼病，胬肉攀睛，风痒泪落不止，用黄连膏：朴硝一两、黄连一两、白丁香十两（《黄帝素问宣明论方·卷十四·眼目门》）。制法：用清水一升，入朴硝、白丁香，置瓦器内熬至水减三分之一，倾于瓷皿中，令经宿，水面浮牙者，取出拧干，装入绸布囊，悬挂当风的地方，使其风化（即布囊表面布满白霜）；另将黄连细末熬清汁晒干，上药和匀，加入猪、羊胆汁和白蜜适量搅拌成膏。瓷瓶收贮。用法：点于眼角。本方，牙硝治风眼赤烂，明目退翳；白丁香去目中胬肉及赤脉贯瞳；黄连治暴赤眼痛，烂弦风眼；猪羊胆汁治目赤肿痛，赤障白翳；白蜜明目去翳。刘完素集前人经验，药简功专，在整体疗法的同时，结合局部点药，更能收到良好的效果。

其他，《素问病机气宜保命集》中以散热饮子（防风、羌活、黄连、黄芩）治疗眼赤暴发肿；以槐花散（槐子、黄芩、木贼、苍术）和泻青丸治疗眼生翳膜；以救苦丸（黄连、当归、甘草）治疗眼暴赤发嗔痛不可忍者；以羚羊角散（羚羊角、升麻、细辛、甘草）治疗冰翳久不去者；以地黄汤（防风、羌活、黄芩、黄连、地黄、当归、人参、茯苓）治疗眼久病昏涩，因发而久不愈者；以宣毒散（芒硝、雄黄、乳香、没药）和宣风散（川芎、甘菊、乳香、没药）嗃鼻，以开“头脑之郁闭”，治疗眼发赤肿、毒气侵睛胀痛或眼目风毒发肿，鼻中欲嚏者。

至于针刺亦以宣泻为主，如刺手少阳井穴少泽，治疗眼大眦病，刺少阳井穴关冲治疗小眦病；大刺八关（十指间出血）治疗目疾睛痛欲出。

（二）耳病

关于耳的生理，刘完素遵《内经》之旨，认为“耳为肾窍，交会手太阳、少阳，足厥阴、少阴、少阳之经”（《素问玄机原病式·火类》），还指出：“耳者，盖非一也，以窍言之，是水也；以声言之，金也”（《素问病机气宜保命集·卷下·大头论》），指出生理上听力与发声密切相关，故耳病与肺相关。对耳病的病机，刘完素指出相应的治疗原则、治法、预后及治疗注意点，对后世产生了深远影响。

1. 水亏火盛，热气上扰

刘完素在《素问玄机原病式》中将耳鸣、耳聋归于“火类”，详细论述了其对耳病发病的认识。他认为两者均是肾阴亏损，水亏火盛，热气循经上扰所致。其从十二经与耳的关系阐发耳鸣病机说：“耳鸣有声，非妄闻也……若水虚火实，而热气上甚，客其经络，冲于耳中，则鼓其听户，随其脉气，微甚而作诸音声也。经言阳气上甚而跃，故耳鸣也。”（《素问玄机原病式·火类》）还指出耳鸣之症状：“有若蝉鸣者；有若钟声者；有若火熇熇者。”（《素问病机气宜保命集·卷下·大头论》）

关于耳聋之病机，刘完素进一步结合玄府理论进行阐发说：“所谓耳聋者，由水衰火实，热郁于上，而使听户玄府壅塞，神气不能通泄也……或有壅滞，则天鼓微闻；天鼓无闻，则听户玄府闭绝，而耳聋无所闻也”（《素问病机气宜保命集·卷下·大头论》），认为耳聋是水衰火实，热郁于上，听户玄府壅塞，神气不得通泄所引起。刘完素认为：“老人之气衰，多病头目昏眩，耳鸣或聋，上气喘咳，涎唾稠黏，口苦舌干，咽嗌不利，肢体焦痿，筋脉拘倦，中外燥涩，便溺秘结，此皆阴虚阳实之热证也。"(《素问玄机原病式·火类》) 刘完素在《素问玄机原病式·火类》中还援引《素问·气交变大论》《灵枢·经脉》《仙经》等经文，说明耳聋是水亏火实的虚热证，告诫不可妄投温燥。刘完素认为，肾为水脏，在正常情况下处于阴平阳秘之中，阳虚则寒，阴虚则热，肾水既亏，势必会产生热证，不可能变成寒证。接着指出肾水不足可产生许多病证，其中比较突出的是热舍于肾的骨痿证。同时又以齿耳枯槁色黑推广到耳聋，虽然聋乃闭也，属收敛闭藏之征象，但仍属热证。就临床所见，耳聋确以热证为多。首先五脏之火均可导致耳聋。如肝胆火壅、胃火上逆、肾虚阴火，此外，外感温热病也有风热上攻的耳聋。

2. 宣通郁结，退风散热

对于耳病的治疗，刘完素主张宣通郁结，退风散热。以耳聋来说，若聋有热证相兼者，宜以退风散热，凉药调之，热退结散而愈。若热证已退，而聋不已者，用辛热发之。既然是热证，为什么用辛热之药？刘完素解释说："聋既为热，或服干蝎、生姜、附子、醇酒之类辛热之物，而或愈者，何也？答曰：欲以开发玄府，而令耳中郁滞通泄也……由阳气开冲耳中也"。但是，辛热之药不可多用，"三两服不愈者，则不可久服，恐热极而成他病耳"(《素问玄机原病式·火类》)。

刘完素治疗耳病方，在《保童秘要·耳》中有记载。虽然为小儿所设，仍可供参考。其治疗耳聋用耳聋方：细辛、防风、大黄、黄芩各一分，花椒十粒，并细锉，以新绵裹取清麻油三合，煎药令紫色，以绵滤过，下少蜡候凝。每日三度点之，每用豆许。耳鸣方：菖蒲、乌头各等份，每日以新绵裹取一大豆许，塞耳中。从上两方可看出，刘完素治疗耳病组方特点：用少量辛热药如花椒、乌头开发玄府；菖蒲开窍；细辛、防风、大黄、黄芩退风散热。

刘完素还指出，"聋甚闭绝"，则耳聋难治，"慎不可攻之过极，反伤正气，若非其病，不可服其药"（《素问玄机原病式·火类》），说明治疗任何疾病选方用药，一定要适其所宜，中病即止，并且提倡饮食调养，这些都是有临床指导意义的。

3. 耳聋治肺，宜宣肃补

由于肾开窍于耳，肝胆之经络布于耳周，故古人治耳聋多从肾与肝胆入手。刘完素注意到耳聋与鼻病的关系，首次提出"耳聋治肺"的观点。其在《素问病机气宜保命集·卷下·大头论》中曰："耳者，盖非一也，以窍言之是水也，以声言之金也……假令耳聋者肾也，何以治肺？肺主声，鼻塞者，肺也"。

历代医家对此多有发挥，并运用于临床。如《温热经纬·卷四·余师愚疫病篇》曰："坎为耳，故耳为肾水之外候。然肺经之结穴在耳中，名曰聋葱，专主乎听，金受火烁则耳聋。凡温热暑疫等证耳聋者，职是故也。不可泥于伤寒少阳之文，而妄用柴胡以扇其焰，故古云耳聋治肺。"《医学读书记·卷下·续记》曰："愚谓耳聋治肺者，自是肺经风热、痰涎闭郁之症。肺之络会于耳中，其气不通，故令耳聋，故宜治其肺，使气行则聋愈。"

（三）咽喉病

1. 热客上焦，咽喉肿胀

喉痹，是咽喉肿痛病证的统称，常伴有声音嘶哑。《素问·阴阳别论》曰："一阴一阳结，谓之喉痹。"王冰认为，一阴指手少阴心经，一阳为手少阳三焦经。该二经并络咽喉，气热内结就会引起喉痹。刘完素认为，"痹，不仁也，俗作闭，痹犹闭塞也。火主肿胀，故热客上焦，而咽嗌肿胀也"（《素问玄机原病式·火类》）。咽喉地处关口，乃诸经循行之要冲；火热炎上而急迫，急迫炎上之火势，易壅阻于咽喉狭隘之地，则咽喉易肿易闭而为病。张从正结合《内经》及刘完素之说，在《儒门事亲·卷三·喉舌缓急砭药不同解》中云："咽与喉，会厌与舌……此四者乃气与食出入之门户最急之处。故《难经》言七冲门，而会厌之下为吸门。及其为病也，一言可了。一言者何？曰：火。《内经》曰：一阴一阳结，谓之喉痹。王太仆注云：一阴者，手少阴君火，心主之脉气也；手少阳相火，三焦之脉气也。二火皆主脉，并络于喉。气热则内结，结甚则肿胀，肿胀甚则痹，痹甚而不通则死。"《东医宝鉴·咽喉》亦云："咽喉之病皆属火。"正因如此，刘完素所列治疗火热证的方药，其适用证多含咽喉不利。

2. 疏风清热，开窍利咽

在药物治疗上，刘完素多用疏风清热之剂治疗咽喉不利，如防风通圣散、清风散、黄连解毒丸、凉膈散等。此外，治疗咽喉肿痛，邪热致真阴虚损者，用人参散：石膏一两，寒水石二两，滑石四两，甘草二两，人参半两，上为细末，每服二钱，温水调下，或冷水亦得（《三消论》）。治疗小儿喉闭者，用升麻、通草、大黄、麻黄、犀角、甘草各一分，石膏二分，入水六合煎取三大合，去滓下朴硝四分，一岁儿一日及夜与两合服之。治大人、小儿一切蕴结热毒，气郁不散，及失喑、瘾疹，用龙脑丸：龙脑、朱砂、硼砂、牛黄各等份。共研细，溶黄蜡为丸如米粒大，每嚼服三五丸，炙甘草、人参汤下，不计时候（《黄帝素问宣明论方·卷四·热门》）。小儿"失喑、瘾疹"是否为烂喉痧的失喑和发疹？本论没有讲明，外证有发热及杨梅样舌证兆。虽然烂喉痧（猩红热）宋代医家常将其包括在痧疹之内，尚不能肯定"失喑、瘾疹"就是指"烂喉痧"。从方测证，"失喑、瘾疹"，可能是失喑喉痹。本方清其蕴热，开其闭塞，则肿胀自消，声音自出，为了治上不犯中，清热不伤正，故用炙甘草、人参，煎汤送下。

刘完素在咽喉病的治疗中，提出清热泻火的方法，不仅善用寒凉药物，同时还强调针灸治疗，长于泻血疗法。刘完素认为砭针放血可以驱邪，特别是用来治疗实热性喉痹。所选穴位，多以三阳经的五输穴作为治疗的主要穴位。特别是对井穴更为重视，井穴多位于手足末端，是经气所出的部位，针刺井穴有较强的清热泻火作用，从而使经络及所属脏腑热降火息，达到治病的目的。

（四）鼻病

1. 热邪上扰，客于阳明

刘完素认为，鼻为肺窍，阳明之脉，左右相交，注于鼻孔；鼻病的常见症状，如嚏、窒、衄等多由邪热客于阳明所致。《素问玄机原病式》中详细论述了嚏、窒、衄的发生机制。

如嚏，是"鼻中因痒而气喷作于声"。鼻为肺之窍，肺气通于鼻，肺气和则鼻能别香臭。嚏的发生，刘完素在《素问玄机原病式·火类》中指出："痒为火化，心火邪热，干于阳明，发于鼻而痒，则嚏"。他还举例论证了"嚏属火"："或视日而嚏者，由目为五脏神华，太阳真火，晃耀于目，则心神躁乱，而发热于上，则鼻中痒而嚏也。伤寒病再经衰而或嚏者，由火热已退，而虚热为痒，痒发鼻则嚏也……或有痛处，因嚏而痛，甚不可忍者，因嚏之气攻冲，结痛而不得通利故。"刘完素还指出，取嚏也可成为一种治病的手段。其云："或风热上攻，头鼻壅滞，脉浮而无他证者，内药鼻中，得嚏则壅滞开通而愈也。"身体某些部位疼痛，因喷嚏而加剧，刘完素认为此是喷嚏攻冲不通之结滞所致。临床上，由于风寒湿痹之邪，出现头重昏痛，或山岚嶂气，上干清窍，或风寒之邪阻遏皮毛，致肺气郁而不宣者，可内药鼻中（由牙皂、细辛、闹洋花、灯草灰、冰片制成的鼻塞丹之类）得嚏使壅滞开通而愈，是因为截断了风寒湿痹之邪郁而为热的内因。张从正认为："嚏气、追泪，凡上行者，皆吐法也"（《儒门事亲·卷二·汗下吐三法该尽治病诠》），进一步阐明了取嚏在医疗上的作用。

鼻窒，即鼻塞。刘完素认为"火主膹膹肿胀，故热客阳明，而鼻中膹胀则窒塞"（《素问玄机原病式·热类》），言"阳气甚于上，而侧卧则上窍通利，而下窍闭塞者，谓阳明之脉左右相交，而左脉注于右窍，右脉注于左窍，故风热郁结，病偏于左，则右窍反塞之类也。俗不知阳明之脉左右相交，注于鼻孔，但见侧卧则上窍通利，下窍窒塞，反疑为寒尔。所以否泰之道者，象其肺金之盈缩也"（《素问玄机原病式·热类》）。本论发前人所未发，不仅说明了阳明郁热可导致鼻窒的发生，而且描述了交替性鼻塞的症状表现，并以经络学说为主导阐述了交替性鼻塞的病机。鼽，是指鼻出清涕。刘完素认为，流涕是"以火炼金，热极而反化为水"的表现，是"过极则反兼鬼贼之化，制其甚"。肺热甚则出涕，其道理与肝热甚则出泣、心热甚则出汗、脾热甚则出涎、肾热甚则出唾相同。

2. 疏风清热，散寒通窍

刘完素治疗鼻病之方，多见于《保童秘要》。综观其法，多以疏风、清热、散寒、通窍，既有内治法，亦有外治法。

内治法，治疗鼻干无涕，方用升麻、栀子、防风各三分，共为末，取青羊脑髓和为丸，如梧子大，每一岁儿一服五丸，温水研化下，日再服。治疗小儿多涕，方用炙甘草一分，菊花半两，防风二分，山茱萸七枚，共以水四大合，煎取一合，去滓，一岁儿一日令服尽。治疗鼻渊用防风汤：黄芩、人参、炙甘草、麦门冬各一两，川芎一两，防风一两半，共为末，每服二钱，沸汤点之，食后服，日三服。治疗鼻窒衄血，方用黄连五分、艾叶、升麻、防风、大黄各三分，朴消八分，共为末，蜜和为丸，如梧子大，每日 3 岁以下以温水研化七丸服之。

外治法，治疗鼻痒，方用龙脑一皂子大，细辛三分，朴硝一分，上为细末，蜜和为丸，如黄米大，内鼻中。或用蜀椒一百粒，麻油一合，油煎蜀椒令黑色，滤去滓，下少黄蜡，候凝，每日三度涂之。治疗鼻窒，方用辛夷、细辛各一分，生杏仁、通草各二分，以苏、羊䐃髓各三大合，用暖火煎，候药色焦黄，滤取，每日三四度，脑上涂之。

五、针灸学术特点

在刘完素的著作中，仅《素问病机气宜保命集》和《素问玄机原病式》载述了针灸学说和临床经验，且以前者论述为多。刘完素针灸学术特点，有如下几方面。

（一）刺分经络，辨证选穴

刘完素对于《内经》中的经络学说"大有开悟"，从而对经络辨证颇有研究并有所发挥，对中风、疟疾、疮疡、瘰疬等10余种病证都强调用经络理论进行辨证施治，"灸刺须分经络"说便是具体的体现。如《素问病机气宜保命集·卷下·疮疡论》曰："凡疮疡可灸刺者，须分经络部分，血气多少，腧穴远近"，并根据病变部位，确定属何经，用何穴："若从背而出，当从太阳五穴，随证选用，或刺或灸，泄其邪气。凡太阳经，多血少气，至阴、通谷、束骨、昆仑、委中……"（《素问病机气宜保命集·卷下·疮疡论》），即疮疡生于背部者，是太阳经虚，当取太阳经五输穴治疗；生于口面部者，是阳明经虚，取阳明经五输穴治疗；生于鬓发处者，是少阳经虚，取少阳经五输穴治疗；生于后脑者，是督脉经虚，取髓会绝骨穴治疗。明确指出根据疮疡的不同部位，分属不同经脉，及经脉气血之多少，来辨证论治和循经取穴。

刘完素在《素问病机气宜保命集·卷中·中风论》中对六经主证和鉴别要点及其针治法作了论述。他指出："必审六经之候"，"凡中风，不审六经加减，虽治之，不能祛其邪也"，即中风外有六经之形证，根据六经证候进行辨证论治。如中风无汗恶寒，针太阳至阴出血，并刺昆仑、阳跷。中风有汗恶风，宜针风府。以上二证，皆太阳经中风。阳明经中风，有汗身热，不恶风，针陷谷、刺厉兑；太阴经中风，无汗身凉，刺隐白穴，去太阴之贼；少阴经中风，有汗无热，针太溪。其云："中风六证混淆，系之于少阳、厥阴，或肢节挛痛，或麻木不仁……今各分经疗治，又分经针刺法。厥阴之井大敦，刺以通其经，少阳之经绝骨，灸以引其热。"刘完素所言六经证候，具有独到之处。

此外，刘完素还强调辨经施治。如他治瘰疬："夫瘰疬者，经所谓结核是也……手足少阳主之，此经多气少血……如瘰疬生在别经，临时于铜人内，随其所属经络部分、对证之穴灸之"（《素问病机气宜保命集·卷下·瘰疬论》）；治肿胀曰："各随其经络，分其内外，审其脉证而别之"（《素问病机气宜保命集·卷下·肿胀论》）；治大头病曰："大头病者，是阳明邪热太甚，资实少阳相火而为之也。多在少阳，或在阳明，或传太阳。视其肿势，在何部分，随经取之"（《素问病机气宜保命集·卷下·大头论》）。

刘完素在针灸方法的选取上也很慎重，往往根据发病急缓选择针灸方法。如论治疮疡，"如外微觉木硬而不痛者，当急灸之，是邪气深陷也；浅者，不可灸，慎之"（《素问病机气宜保命集·卷下·疮疡论》）。又如，证见大烦热，昼夜不息，则"刺十指间出血，百节疼痛，实无所之，三棱针刺绝骨出血"（《素问病机气宜保命集·卷下·药略》）。

刘完素所言"灸刺须分经络"，"对证之穴灸之"，"审其脉证而别之"，"随经取之"，其含义是一致的，都强调了按经络进行辨证施治。

（二）清热泻火，大刺泻血

刘完素在治疗火热病的过程中，提出了一整套清热泻火的方法，除用寒凉药物外，在针灸疗法中，以泻血疗法见长。在《素问病机气宜保命集》提出了"八关大刺""热宜砭射"说。如《素问病机气宜保命集·卷下·药略》曰："大烦热昼夜不息，刺十指间出血，谓之八关大刺"；"目疾睛痛欲出，亦大刺八关"；"热无度不可止，刺陷谷穴出血"。《素问病机气宜保命集·卷下·疮疡论》曰："邪气内蓄则肿热，宜砭射之也……气盛血聚者，宜石而泄之也"。所谓"八关"，源于《内经》"刺十指间出血说"，即手背指缝上8个穴位。可见八关大刺、砭射放血具有泄热祛邪的作用。

刘完素放血治疗的适应证有五：一是高热不退，以八关大刺（刺十宣出血），退热效果明显。二是目疾口唇痛，此证多为风热上攻、玄府闭塞所致，通过大刺八关，达到祛风清热、开达玄府的目的。三是疮疡、红丝疔一类皮肤病，表现为皮肤红肿热痛，针刺以泻血除热。四是太阳伤寒证，表现为身热无汗恶寒，针太阳至阴出血。《内经》有"血汗同源"之说，至阴穴又是足太阳膀胱经井穴，中风无汗，刺之出血，以泻太阳之邪郁，达到发汗的目的。五是对邪阻血脉、经气不通引起的腰痛及百节疼痛等病证，砭射放血疗效显著。如《素问病机气宜保命集》中记载：治太阳中风刺至阴出血；热无度不可止，刺陷谷穴出血；百节痛实无所知，三棱针刺绝骨出血；"治金丝疮，一云红丝瘤，其状如线或如绳，巨细不等，经所谓丹毒是也……法当于疮头截经而刺之，以出血……"（《素问病机气宜保命集·卷下·疮疡论》）等。观《素问病机气宜保命集》中，泻血疗法所治之证多为实证和热证，这一点与刘完素善用寒凉药物的思想及理论相一致。

（三）善用五输，灵用原穴

从《素问病机气宜保命集》中所记载的20多种病证的针灸治验中可以看出，用穴只有30余个，除少数采用风府、百会、承浆等任、督脉穴外，多数则采用三阳经的五输穴——井、荥、输、经、合穴。如《素问病机气宜保命集·卷下·疮疡论》中说："诸经各有井、荥、输、经、合，井主心下满及疮色青，荥主身热及疮色赤……或宜灸宜针，以泻邪气"。又说："青水灸肝井，赤水灸心荥，黄水灸脾输，白水灸肺经，黑水灸肾合"，其中对井穴更为重视。井穴多位于手足之端，是经气所出的部位，针刺井穴有较强的清热泻火作用，从而使经络及其所属脏腑热降火息，六气皆无火化，以达治病祛邪的目的。如《素问病机气宜保命集·卷下·药略》载："眼大眦痛，刺手太阳井穴少泽；小眦痛，刺少阳井穴关冲"；"血不止，鼻衄，大小便皆血，血崩，当刺足太阴井隐白"；"喉闭，刺手足少阳井，并刺少商，及足太阴井"。原穴是脏腑原气所留止之处，针刺原穴能使三焦原气通达，以泻三焦火热之邪。因此，他还将原穴灵活地运用于临床。如《素问病机气宜保命集·卷下·药略》中说："心痛脉沉，肾经原穴；弦，肝经原穴；涩，肺经原穴；浮，心经原穴；缓，脾经原穴"；"腰痛，身之前，足阳明原穴冲阳；身之后，足太阳原穴京骨；身之侧足少阳原穴丘墟"。可见，刘完素将中医基本理论与针灸学熔为一炉，同时更突出地体现了中医学辨证施治这一基本特点。

（四）热证用灸，灸引其热

刘完素倡导火热论，凡火热之证，除用寒凉药物外，多用泻血法治之。刘完素不囿于仲景热证忌灸之说，主张热证用灸，提出"灸引其热"说，认为灸法有"引邪外出"和"引热下行"的作用，表明了他在学术上的独创精神。从《素问病机气宜保命集》可以看出，其热证可灸的方法有引热外出，引热下行，泻督脉法等。

引热外出法，一般用于实热证。如疮疡证，"凡疮疡已觉微漫肿硬，皮肉不变色，脉沉不痛者，当外灸之，引邪气出而方止"（《素问病机气宜保命集·卷下·疮疡论》）。这里虽未确指何种"邪气"，但从"疮疡论"首先提到"疮疡者，火之属"来看，似指火热之邪而言。

寒热格拒证，可用引热下行法。如《素问病机气宜保命集·卷中·心痛论》云："热厥心痛，身热足寒，痛甚则烦躁而吐，额自汗出，知为热也，其脉洪大，当灸太溪及昆仑……引热下行"。此上有阳热，下有阴寒，阳热上扰的病证，用足部穴位治疗，灸之可引阳热下移，以去阴寒，使阴阳交通，格拒解除。

泻督脉法，如《素问病机气宜保命集·卷中·泻痢论》云："诸水积入胃，名曰溢饮，滑泄，渴欲饮水，水下复泻而又渴。此无药证，当灸大椎"；"假令渴引饮者，是热在膈上。水多入，则下膈入胃中，胃经本无热，不胜其水，名曰水恣，故使米谷一时下，此证当灸大椎三五壮，立已，此泻督也"。热为阳邪，督脉为阳脉之海，泻督即所以泻热，胃居中焦，大椎位于项后，灸大椎亦可理解为引热上行。

当然，刘完素认为灸法是有一定适应范围的。如《素问病机气宜保命集·卷下·疮疡论》云："如已有脓水者，不可灸，当刺之；浅者亦不灸，经曰：'陷（下）者灸之'。如外觉木硬而不痛者，当急灸之，是邪气深陷也"。又如，中风病本宜针，但中风湿者，则指出宜灸。再如，刺疠风，先针刺百日，待须眉生后，再灸承浆等。说明针灸各有所宜，既可分别施行，亦可先后结合应用。

（五）通经接气，畅通气血

"通经接气法"，又名"接经法""大接经法"，即针刺十二经井穴、表里经腧穴、相克之经腧穴或本经腧穴，使经脉气血交接运行。刘完素根据《内经》经脉流注学说，提倡用"通经接气法"。此法最早见于《灵枢·厥病》，刘完素在《素问病机气宜保命集》中首先冠以"接经三法"之名。《素问病机气宜保命集·卷中·心痛论》中的"接经三法"，即"心痛与背相接，善恐，如从后触其心，伛偻者，肾心痛也，先刺京骨、昆仑，不已，刺合谷；心痛，腹胀胸满，心尤痛者，胃心痛也，刺大都、太白二穴；心痛如锥刺，乃脾心痛也，刺然谷、太溪；心痛苍苍如死状，终日不得太息，乃肝心痛也，取行间、太冲”。在治疗上，他多以脏腑辨证为依据，其取穴原则有表里经取穴（肾心痛取足太阳经穴）、相克之经取穴（如心痛取肾经经穴）及本经经穴（如肝心痛取行间、太冲）。这种取穴方法是后世针灸配方学的依据之一。

刘完素在针灸学术上颇有造诣，把药物的攻补理论寓于针灸学术之中，但又不拘泥于寒凉攻泻之偏，展示了自己独特的针灸学术思想。

六、方药应用特点

刘完素临证根据阴阳表里寒热虚实，辨证立法，灵活用药，创制三化汤、防风通圣散、芍药汤、地黄饮子等名方，善用寒凉，不废温补，同时还重视药引的重要作用，且剂型多样，药尽其用。

（一）药善寒凉，不废温补

刘完素虽以善治火热著称，但其临证又不囿于寒凉，强调辨证施治。其云："大凡治病必求所在，病在上者治其上，病在下者治其下，中外脏腑经络皆然。病气热则除其热，寒则退其寒，六气同法，泻实补虚，除邪养正，平则守常，医之道也。"（《素问玄机原病式·火类》）人体虚实有别，病之变化无穷，寒热温凉攻补之法，贵在变通，当因病调制，不可偏执。刘完素根据病证用药，有攻有补，寒热并用，即使《局方》中的方子，当用亦用。

据统计，《黄帝素问宣明论方》所载 352 方，全部用寒凉药物者为 39 方，如黄连解毒汤、凉膈散等；绝大部分为寒凉药物，稍佐一二味温热药物者为 34 方；寒热药物并用，但总体属寒者为 68 方。以上总计 146 方。全部用温热药物者为 49 方，如四逆汤、附子汤；绝大部分为温热药物，稍佐一二味寒凉药物者为 71 方；寒热药物并用，但总体属温者为 41 方。以上总计 161 方。全部用性平药物者为 3 方；寒热药物并用，既不偏寒，又不偏温者为 47 方。以上总计 50 方。在诸方所用 448 味药中，使用频率居前 10 位的药物，有甘草、生姜、大黄、酒、当归、桂枝、茯苓、人参、白术、川芎。除大黄为寒凉药及茯苓属甘淡平之外，其余全部为温性药，且多数为"补益药"。在 61 症中用寒凉药如犀角、石膏、玄参者很少，仅结阳用犀角、芒硝、玄参、木通；解㑊、胆疸用黄芩；胃疸、首风、目风、厥逆头疼，石膏与干桂同用；膈消用知母；秘瘕鼓胀用大黄；热痹诸痹用羚羊角；胃热用黄连；胃寒山栀子、川乌、干姜同用。总观全卷，用寒凉者不过六分之一，大多数用温热药，如附子、干姜、良姜、白附子、吴茱萸、肉豆蔻、官桂、硫黄、草豆蔻、生姜等。

《伤寒直格》载方 35 首，有 27 首来自《伤寒论》，其中麻黄散即麻黄汤改变剂型，茯苓半夏汤即小半夏加茯苓汤，半夏橘皮汤、桂苓甘露饮为寒热并用，白术散偏于甘温。

《伤寒标本心法类萃》收载方剂 68 首，其中有《伤寒论》方 27 首。该书与《黄帝素问宣明论方》均采用麻黄汤、桂枝汤、桂枝加葛根汤、小青龙汤之辛温解表剂，四逆汤之回阳救逆。其用药方法亦多变化，如：扶正祛邪方面，人参、当归、麻黄、独活、川芎、细辛等同用。益气养阴方面，人参、黄芪、白术、白芍、当归、地黄、麦冬、石斛、五味子等同用。温阳滋阴方面，附子、干姜、官桂、仙灵脾、何首乌、山萸肉、肉苁蓉、五味子、当归、地黄等同用。补泻时，人参、黄芩、大黄同用。补利时，人参、麦冬、芍药、茯苓、泽泻同用。补涩时，人参、白术、龙骨同用。尚有羚羊角、官桂，川乌、山栀，桂枝、石膏，良姜、山栀等寒热同用。

刘完素在中药应用中有许多独到之处。在寒凉方中，刘完素喜用石膏与滑石治疗火热病，因前者寒而兼辛，后者寒而淡渗，能清散渗利。刘完素临证喜用白术、肉桂，仅《黄帝素问宣明论方》一书352方中，58方中使用了白术，63方中使用了肉桂。他对白术的药性及其治疗作用有深刻的认识，运用了白术的补益脾胃、温中祛寒、健脾利湿、强脾消积、和中生津、培土生金、除胃中热、利血调经、安胎清热等作用。善用肉桂温通之性反佐寒凉药物以防过寒伤阳，运用了肉桂的温中散寒、通气助阳、反佐寒凉、宣导百药等功效。

　　刘完素善用寒凉、不废温补者略可窥其一斑。在所设诸方之中，既有历代名医之方，更有其自创之方，其中不乏寒温并用、通补兼施者，为后世临证处方树立了光辉的典范。

（二）运用成方，加减活用

　　刘完素在临证用药过程中，深知《局方》问世后，由于方书体例的约束，医理阐述较少，且因成药剂型固定的限制，无法灵活加减，普遍推广使用后已造成滥施流弊。有鉴于此，刘完素于《黄帝素问宣明论方》中多数成方后均附加减之法，此举打破了成方不便灵活加减之限制，将成方各种剂型较之《局方》更加灵活地运用开来，大大拓宽了成方的治疗范围，充分发挥了成方之疗效，为后世更好地继承发扬《局方》等各类成方树立了典范。如凉膈散，方用连翘、山栀子、大黄、薄荷叶、黄芩、甘草、朴硝等治伤寒表不解，半入于里。其原方后注曰："咽喉痛，涎嗽，加桔梗一两，荆芥穗半两；嗽而呕者，加半夏半两，每服生姜三片同煎；血衄呕血，加当归半两，芍药半两，生地黄一两；淋者，加滑石四两，茯苓一两，去皮；风眩，加芎半两，石膏三两，防风半两；酒毒，加葛根一两，荆芥穗半两，赤芍药半两，芎半两，防风半两，桔梗半两，3岁儿可服七八钱。或热甚黑陷，腹满喘急，小便赤涩，而将死者，此一服更加大承气汤，约以下之，得和者立效。凡言加者，皆自本方加也，以意加减，退表里热，加益元散速效。"刘完素对此方加减用药叙述如此详尽，在当时实为少见，其目的却是为灵活适应病情之变化。

（三）运用药引，协同成方

刘完素在临证过程中广泛运用药引。在《黄帝素问宣明论方》中运用药引 50 余种，涉及 249 方，作用涵盖了顾护脾胃、引药直达病所、增强疗效、令邪有出路、防阴阳格拒、减毒、调和诸药、矫味等多方面。比如五积丹，方用皂荚、巴豆，治疗心腹痞满，则用盐汤送服，即取其咸专入肾经且可软坚散结，使诸药协同发挥疗效。再如珍珠丸，方用巴豆霜、腻粉、滑石、天南星等治疗小儿积热惊厥，用荆芥煎汤作引调之服下，其用意是为防止其服药即吐之阴阳格拒之现象发生。

（四）剂型多样，药尽其用

据统计，《黄帝素问宣明论方》一书中称散者 126 方，称汤者 87 方，且其中只有 18 首真是汤剂，其余都似煮散。称丸者 116 方，其中 3 方称圆。另有饮子、丹剂、膏剂、饼子、散子、铤子。而《局方》788 方中，称散者 226 方，称汤者 125 方，称圆者 290 方，称饮者 21 方，另有饮子、丹剂、膏剂、饼子、散子、铤者、圆子等。两书从剂型方面相较，剂型种类相近，甚至各剂型所占比例都相差无几。刘完素大量运用成方，由此可以看出其对《局方》中的优良剂型的肯定，并且在其用药过程中予以充分发挥。代表方如地黄饮子、调中散、双解散。

刘完素不仅针对《内经》诸证分别予以处方，而且还非常重视每首方剂的调制及煎服方法。刘完素在临证用药时，依据病家年龄、体质各异，病情变化迅速情况，灵活选择剂型，使各种剂型的长处得以充分发挥，同时亦避免了剂型选择不当可能导致的贻误最佳治疗时机，使病情加重等情况的发生。如抵当汤与抵当丸两方皆选用桃仁、大黄、水蛭、虻虫四药，不同的是前方选用汤剂用治伤寒日深，表证乃甚者；而后者则选用丸剂用治伤寒有热，小腹满，小便利者。两证中前者急重，故用汤剂发挥其吸收快、药效迅速的特点；后者轻缓，则选用丸剂，利用其药效持久的特点徐徐图之。两方剂型之灵活选择，彰显了刘完素对方药剂型意义的深刻认识。

刘完素在用药过程中，剂型选择多样，其中既有古方常用之丸、散、汤者，亦不乏诸如饼子、散子、梃子等特殊剂型，极大地方便了临证应用。特殊剂型的选择，可以利用各种剂型长处，充分发掘剂型在中药临床治疗过程中的作用，有助于提高疗效。刘完素临证用方以散剂为多，《黄帝素问宣明论方》352方中有192方为散剂，在散剂中又有煎服与调服之分，其中煎服剂为130方。古语云："猝病贼邪，须汤以荡涤"，其用汤煮散之意即在于此。例如，用白术汤治飧泄证，其谓："清气在下，则生飧泄，清浊交错，食不化而清谷出矣，白术汤主之。"（《黄帝素问宣明论方·卷一·诸证门》）本方由白术、厚朴、当归、龙骨各一两，艾叶半两组成。服用方法为"上为末，每服一钱，水一盏，生姜三片，同煎至八分，去滓，空心温服"。用以治疗风冷入中、泄利完谷不化、日夜数行、口干腹痛不已、脉虚而细的飧泄证，既取其速，复取其易。猝病新邪，治当以速，散煎汤煮，荡涤为快，药方为散，用之颇易，庶使病易得愈，不致传变。他如人参散治煎厥证、赤茯苓汤治薄厥证、防风汤治行痹证、加减茯苓汤治痛痹证等，其煎服法无不如此。一般而言，散煎剂多用于猝病或外感类疾患。"长病痼疾，须散以渐渍"，此谓散剂调服者。例如，用神圣散治脑风证，其云："风气循风府而上，则为脑风，项背怯寒，脑户极冷，以此为病，神圣散主之。"（《黄帝素问宣明论方·卷二·诸证门》）方用麻黄、细辛、干蝎、藿香叶各等份，"上为末，每服2钱，煮荆芥、薄荷酒，调下，茶亦得"。用以治疗邪气留饮不散、项背怯寒、头疼不可忍的脑风证，取其缓而易获效。若需长期服药者，则多用散调之剂，以收积日之功。由于病证不同，尚有酒调、姜汤调、米饮调、盐汤调、葱白茶汤调、新汲水调及沸汤点等多种调服法。可见散调剂多用于慢性疾病。

刘完素对丸剂的使用更可谓得心应手。在其所制142方中，有30方为炼蜜和丸，其他尚有滴水为丸、面糊为丸、醋面糊为丸、姜汁面糊为丸、麴面糊为丸、熔蜡为丸、枣肉为丸及雀卵为丸等不同制法。"丸者缓也"，由于丸剂吸收缓慢、药力较持久，因此某些慢性疾病常用丸剂调治。例如：用大豆蔻丸治疗胃风证，他说："因于失衣，风感之，颈汗多，恶风，膈塞不通，寒则胃泄，腹满气不通，大豆蔻丸主之。"（《黄帝素问宣明论方·卷二·诸证门》）方中有肉豆蔻、草豆蔻、陈皮、独活、薏苡仁、人参、川芎、羌活、防风、桔梗、炙甘草、木香。"上为末，炼蜜为丸，如桐子大，每服四十丸，米饮下，不计时候，日进三服。"另外，其还将某些不宜火制、容易挥发、毒性较剧或峻烈之药等制成丸剂，以缓其性。例如：治疗胃热肠寒的青橘皮丸中有巴豆霜、治疗三焦约证的枳壳丸中有牵牛子等。刘完素对丸药的运用可以概括为：无论脏腑积聚，或虚损，需泻则泻，该补则补，既可用于虚证，又可用于实证。

刘完素临证处方制剂还有涂剂、膏摩剂、吸剂、嗅剂及外敷剂等，亦富特色，在此不再一一枚举。

（五）一方效多，统治多病

刘完素的制方用药的特点之一是一方统治多种疾病。

如《黄帝素问宣明论方·卷三·风门》的首方"防风通圣散"为表里双解方，治一切风热燥症，成为后世通用名方（方用防风、川芎、当归、芍药、大黄、薄荷、麻黄、连翘、芒硝、石膏、黄芩、桔梗、滑石、甘草、荆芥、白术、栀子）。此方解表清里，宣通同用，药味较多（这种药味多的方子在全书中是极少的），其治疗面极广，可治肾风浮肿、脊痛、眩晕、呕吐、耳鸣、鼻塞、口苦、舌干、咽嗌不利、胸膈痞闷、咳呕、喘满、涕唾稠黏、肠胃燥热搏结、便溺、淋闭、寝汗、咬牙、睡语、筋惕、惊悸、肠胃结水、小便多、湿热内郁、汗泄、亡液成燥、肠胃燥郁、水液不宣而泄、燥湿往来、时结时泄、阳极似阴而战、烦渴、风热走注疼痛、麻痹、肾水虚衰、心火暴盛而僵仆、卒中不语、暴喑、风痛、破伤风、头风、中风、诸痞积热、惊风、伤寒、疫疠、斑疹出不快或黑陷、风热疮疥、头屑、身黑、紫白斑驳、面鼻紫赤、风刺、瘾疹、大风、肠风、痔漏、伤寒头痛、身痛、产后血液虚损、阳郁为热、腹满涩痛、烦渴喘闷、谵妄惊狂、热极生风、舌强口噤、筋惕肉瞤、大小疮恶毒、跌打损伤等。此方不仅在古代被广泛运用，即使当代，许多著名老中医也仍视为珍玉。如中医皮外科专家北京市中医院赵炳南（1899—1984），用其治疗各种皮肤病初起；著名中医学家上海第一医学院姜春华（1908—1992），用其治疗肝炎、面部痤疮、荨麻疹等均有良效。

如《黄帝素问宣明论方·卷六·伤寒门》的"凉膈散"为清热解毒，泻火通便的效方。主治外感热病，肺胃热盛，症见高热头痛，烦躁口渴，面赤唇焦，咽喉肿痛，口舌生疮，大便秘结，小便短赤。此方收入《太平圣惠和剂局方》内多荆芥一味，与"通圣散"相较，缺麻黄、石膏、滑石、防风、川芎、当归、白芍，用途就局限于热病诸证。

《黄帝素问宣明论方·卷六·伤寒门》的"三一承气汤"，为泻实热的效方，治伤寒腹满咽干、烦渴、谵妄，心下硬痛，小便赤涩，大便燥结，及热甚咳喘，口疮舌肿，喉痹痈疡，胃热发斑，小儿惊风，暴伤酒食等实热证。

《黄帝素问宣明论方·卷十·泄痢门》的"六一散"（滑石、甘草），为清暑利湿的效方，治暑湿身热，心烦口渴，小便不利，及三焦湿热，小便淋痛，如加辰砂名益元散，治暑热烦渴，惊悸多汗，小便不利。

《黄帝素问宣明论方·卷四·热门》的"神芎丸"，为解表清里之方。主治热邪郁积于里，头眩，目赤，口舌生疮，烦躁口渴，或二便秘涩，或小儿惊风抽搐。

七、养生特点

刘完素认为"主命者在乎人""修短寿夭，皆自人为"（《素问玄机气宜保命集·卷上·原道论》），很重视养生，在养生上也有其独创见解。

（一）顺应自然，运气流精

自然环境是人类生存的重要条件，大地之气的运行有其规律，刘完素在《内经》理论的基础上，对运气学说的理论作了深入的研究，将自然界五运六气和养生有机地结合起来，认为人体也是一个小天地，在体内亦存在类似五运六气的兴衰变化，提出"寒、暑、燥、湿、风、火之气，应于十二脏腑经络也"（《素问玄机原病式·热类》）。人体五脏六腑的生理功能，是与自然界五运六气的变化息息相关的，因而在养生方面，刘完素提出"把握万象，仰观日月，呼吸元气，运气流精，脱骨换形，执天机而行六气，分地纪而运五行"（《素问病机气宜保命集·卷上·原道论》），其中"执天机而行六气，分地纪而运五行"论述尤为精当。

（二）顺神养精，神气结合

精、气、神三者，被古代养生家誉为人身之"三宝"，是养生的关键。刘完素在《素问病机气宜保命集·卷上·原道论》中说："是知形者，生之舍也；气者，生之元也；神者，生之制也。形以气充，气耗形病；神依气位，气纳神存。修真之士，法于阴阳，和于术数，持满御神，专气抱一，以神为车，以气为马，神气相合，可以长生。故曰：精有主，气有元，呼吸元气，合于自然，此之谓也。"

刘完素指出当时常用的养生法如调息、导引、内视、咽津等，其机理在于调气、定气、守气、交气，起溉五脏、炼阴阳、安神志的作用。他认为，"神明之出，皆在于心"，心得所养，则"血脉之气旺而不衰"，"骨髓之气，营而不枯"。所以"全生之术，形气贵乎安，安则有伦而不乱，精神贵乎保，保则有要而不耗"（《素问病机气宜保命集·卷上·原道论》），心神不可过用，宜静以养之，即使精神安和，"忍怒以全阴，抑喜以全阳"（《素问病机气宜保命集·卷上·原道论》）。刘完素虽只举喜怒之制，实则概括了喜、怒、忧、思、悲、恐、惊七情。肾精宜闭藏、主"专啬"，则"精之处无得而夺也"，人体之元气才能畅旺。

刘完素在《素问》"夫精者，身之本也"的启发下，极为重视精在养生当中的作用，认为人体气、神、形三者以精为本。"是以精中生气，气中生神，神能御其形也。由是精为神气之本，形体之充固则众邪难伤，衰则诸疾易染。"（《素问玄机原病式·火类》）

总之，精充、气足、神全是健康长寿的保证，精亏、气虚、神耗是患病衰老的原因。

（三）少年即养，贯穿一生

刘完素根据《内经》对人体生长壮老的论述，强调应针对人生各个时期的身体状况，采取相应的养真保命措施，提出少年宜养、中年宜治、老年宜保、耄年宜延的综合益寿法。

1. 少年宜养

刘完素倡导抗御早衰、尽终天年，因此强调养生须从少年和壮年时期，身体健康时入手，这样可收防微杜渐之功。刘完素曰："六岁至十六岁，和气如春，日渐滋长。"（《素问病机气宜保命集·卷下·附素问元气五行稽考》）七情方面，因其思想纯朴，内无思想之患，外无爱慕之劳，则少有所伤。此但由于少年"血气未成，不胜寒暑。和之违也，肤腠疏薄，易受感冒；和之伤也，父母爱之，食欲过伤"（《素问病机气宜保命集·卷下·附素问元气五行稽考》）。所以对于少年，刘完素认为"其治之之道，节饮食，适寒暑，宜防微杜渐，行巡尉之法，用养性之药，以全其真"（《素问病机气宜保命集·卷下·附素问元气五行稽考》）。关于节饮食，不是限制少年的食量，而是要求少年不要偏食，不要过量，要根据少年的生理特点，摄取足够的供生长发育所需的食物。

2. 中年宜治

对于 20 岁至 50 岁的青壮年，刘完素认为，和气如夏，精神鼎盛，是一生精力最兴旺的阶段，各方面的发育已经成熟。但刘完素又明确告诫说："内有思想之患，外有爱慕之劳，血气方刚，不畏寒暑……劳伤筋骨，冒犯八邪……以酒为浆，醉以入房。"（《素问病机气宜保命集·卷下·附素问元气五行稽考》）说明人至中年，虽然机体壮盛，但如果喜怒无节、劳累过度、不避外邪、肆意饮酒、醉以入房，就会引起体内阴阳气血的失调、脏腑功能的紊乱，损精耗气，导致早衰。为此，刘完素提出："其治之之道，辨八邪，分劳逸……宜治病之药，当减其毒，以全其真。"（《素问病机气宜保命集·卷下·附素问元气五行稽考》）即在青壮年时期应注意外避八邪，内调精神，劳逸有度，饮食有节，惜精爱气，以防疾病的发生。如果不慎患病，用药治病亦须顾及真气，不宜过用峻烈有毒之品，以祛疾全真，保命益寿。

3. 老年宜保

对于 50 岁至 70 岁的老年人，由于此时"和气如秋，精耗血衰，血气凝泣"（《素问病机气宜保命集·卷下·附素问元气五行稽考》），人体脏腑功能下降，机体开始衰退，"思虑无穷，形体伤惫……百骸疏漏，风邪易乘……风雨晦明，饮食迟进"（《素问病机气宜保命集·卷下·附素问元气五行稽考》），以致气血运行受阻，精、气、神都呈现出衰弱现象。为此，刘完素提出："其治之之道，顺神养精，调腑和脏……守令内恤，巡尉外护，宜保命之药，以全其真"（《素问病机气宜保命集·卷下·附素问元气五行稽考》），即要在饮食起居方面注意内养精、气、神，以抚恤衰惫之躯体；外护皮、肤、骨，以避免风雨晦明之邪的侵袭。对于疾病的治疗更应慎用攻伐之品，宜用养真保命之药，以求全真益寿。

4. 耄年宜延

对于 70 岁至百岁的耄耋之人，由于此时"和气如冬，五脏空洞，犹蜕如蝉，精神浮荡，筋骨沮弛"（《素问病机气宜保命集·卷下·附素问元气五行稽考》），呈现出一派风烛残年、噤若寒蝉之生机衰退之象。由于脏腑空虚，精神浮散，机体对内外环境的适应能力明显下降，易致"触物易伤，衣饮厚薄，和之伤也，大寒振栗，大暑煎燔"（《素问病机气宜保命集·卷下·附素问元气五行稽考》）。为此，刘完素提出："其治之之道，餐精华，处奥庭，行相传之道，燮理阴阳，周流和气，宜延年之药，以全其真"（《素问病机气宜保命集·卷下·附素问元气五行稽考》），即饮食宜清淡、少而精，居处应幽静而不宜嘈杂，并运用气功、导引等方法，以调理阴阳，和畅全身气血。药物调养，宜延年益寿之补益药，以补其真精、养其真元之气。

（四）自我调摄，药物辅助

在养生的具体方法方面，刘完素强调以饮食、起居、劳逸等主观调摄为主，以服食药物为辅。

刘完素非常强调饮食起居在养生中的重要作用。他认为饮食是补养精气的最好的方法，所谓"饮食者养其精"，"精不足者，补之以味……补之以味者，是补之以肾……故经所谓阴之所生，本在五味……五谷、五畜、五菜、五果、甘苦酸辛咸，此为补养之要也"（《素问病机气宜保命集·卷上·摄生论》）。而起居是影响神的主要因素，所谓"起居者调其神"，"顺生长收藏之道，春夏养阳，秋冬养阴，顺四时起居法，所以调其神也"。其推崇《内经》春三月，夜卧早起，以使志生；夏三月，夜卧早起，使志无怒；秋三月，早卧早起，使志安宁；冬三月，早卧晚起，使志若伏若匿（《素问病机气宜保命集·卷上·摄生论》）。他反复强调饮食起居，认为纵恣不能知节是养生之大害："失四时之气，所以伤其神也。智者顺四时，不逆阴阳之道，而不失五味损益之理，故形与神俱久矣，乃尽其天年而去"（《素问病机气宜保命集·卷上·摄生论》）。

刘完素亦强调情志调养在养生当中的重要性，指出善于摄生，性情应该如水一样柔静，尽量避免情志刺激；那些喜怒无度，性情暴躁的人，无疑是自毁其躯。只有各方面"调御中节，治疗得宜"，才能达到享尽天年，同跻寿域。

在《素问病机气宜保命集·卷上·原道论》中，刘完素还提出"省约俭育"："食乳饮血，省约俭育，日夜流光，独立守神，肌肉若一，故能寿敝天地，无有终时。此其道生之要也。夫道者能却老而全形，身安而无疾"。所谓"省约俭育"，在现代称为节制生育。多生多育会耗伤人体精气，精气亏损是人衰老的主要原因，要抗老健体就得爱护精气。所以刘完素常说："体者，精之元也，精不欲竭"，"精之处无得而夺也"。他的这种从惜精保精可以健身防老来谈节制生育的观点，在今天也是难能可贵的。

此外，刘完素主张动静结合，认为调息、导引、内视、咽津、按摩等养生方法可调气、定气、守气、交气从而起到灌溉五脏、爕理阴阳的作用。他在《素问病机气宜保命集·卷上·原道论》中指出："吹嘘呼吸，吐故纳新，熊颈鸟伸，导引按跷，所以调其气也；平气定息，握固凝想，神宫内视，五脏昭彻，所以守其气也；法则天地，顺理阴阳，交媾坎离，济用水火，所以交其气也。神水华池，含虚鼓漱，通行荣卫，入于元宫，溉五脏也。服气于朝，闭息于暮，阳不欲迭，阴不欲覆，炼阴阳也。"

刘完素认为，古代服丹养生不可从，所谓"非其人不可也"。主张以饮食、起居、劳逸的主观调摄为主，把药物作为辅助。即使服药也应该选择气味平和之药，不使脏腑出现偏倾，更不可乱服热性药。

可以说，《素问病机气宜保命集·卷上·原道论》中所言"以至起居适早晏，出处协时令，忍怒以全阴，抑喜以全阳，泥丸欲多栉，天鼓欲常鸣，形欲常鉴，津欲常咽，体欲常运，食欲常少"，概括了刘完素的养生方法。

刘完素

后世影响

刘完素标新立异，敢于创新，用理论联系实践的方法，发展了《内经》学说，独创一家之言，在当时就已产生了很大影响，如《河间郡志》称："所论著，皆发前古所未发"，并由此形成了"河间学说"，成为"河间学派"之宗师。其倡导的火热论，开创了金元医学争鸣的先河，对整个中医理论的发展，也具有深远影响。

一、历代评价

刘完素创立新说并系统阐发其理论，其学术思想受历代医家所推崇。如：张从正在《儒门事亲·卷二·攻里发表寒热殊途笺》中说："刘河间自制通圣散加益元散，名为'双解'，千古之下，得仲景之旨者，刘河间一人而已。"《四库全书总目提要·子部·医家类》云："其作是书，亦因时因地各明一义，补前人所未及耳。"李中梓《删补颐生微论·卷一·医宗论》说："刘完素撰述《六书》，发明亢制之理，洞如观火。"杨栗山《寒温条辨·卷五·跋》曰："河间以伤寒为杂病，温病为大病，特制双解、凉膈、三黄、石膏表里两解，诚得治温病郁热之要诀。"总之，后世对其称颂之论颇多，不一而足。

亦有一些批评之论，具有代表性的是张景岳。在其著作《景岳全书》《类经》中有颇多批评之论。他在《景岳全书·卷三·传忠录下》中批评刘完素曰："动辄言火，莫可解救；多伐人生气，败人元阳，杀人于真实之中，而莫之觉也，诚可悲矣。"又曰："河间不能通察本经通旨，遂单采十九条中一百七十六字，演为二百七十七字，不辨虚实，不察盛衰，悉以实火言病，著为《原病式》，以迄于今。夫实火为病，固为可畏，而虚火为病，尤为可畏。实火固宜凉去之，本不难也。虚火最忌寒凉，若妄用之，无不致死。矧今人之虚火者多，实火者少，岂皆属有余之病？"主要是批评刘完素强调了实火而遗漏虚火。另外，吴又可《温疫论·卷下·杂气论》云："刘河间作《原病式》盖祖五运六气，百病皆原于风、寒、暑、湿、燥、火，无出此六气为病者。实不知杂气为病，更多于六气。六气有限，现在可测；杂气无穷，茫然不可测。专务风、寒、暑、湿、燥、火，不言杂气，岂能包括天下之病欤？"批评刘完素以五运六气为纲来归纳疾病，尽管概括性、条理性强，但难以认识全面，不能用来解释人体所有的疾病。

但是，相对于刘完素学术思想的重要贡献而言，这些不足之处是瑕不掩瑜的，正如《四库全书总目提要·子部·医家类》所言："医者拘泥成法，不察虚实，概以攻伐戕生气，譬诸检谱角牴，宜其致败，其过实不在谱也。介宾愤疾力排，尽归其罪于完素，然则参、桂误用，亦可杀人，又将以是而废介宾书哉。张机《伤寒论》有曰：桂枝下咽，阳盛乃毙，承气入胃，阴盛以亡，明药务审证，不执一也。故今仍录完素之书，并著偏主之弊，以持其平焉。"《郑堂读书记》评："守真谓医者，唯以别阴阳虚实，最为枢要，识病之法，以其病气，归于五运六气之化，明可见矣！……仍以改正世俗谬说，虽不备举其误，其意以明矣。虽未备论诸病，以此推之，则识病六气阴阳虚实，几于备矣。其书大旨多主于火，故喜用寒凉之剂，亦缘其时其地施之，自无不可。张景岳《传忠录》极诋之，殊不知喜用温补，亦仍不免偏主之弊耳。"

所谓"善学者学其全，不善学者学其偏"，在学习的过程中，应批判地继承、辩证地学习，这样才能更好地继承前人宝贵的经验。

二、学派传承

刘完素治学主张深入研究《内经》，重视中医理论对临床的指导作用，主张理论与临床实践相结合，并受理学思想、道教思想及宋学学风的影响，独辟蹊径，着重探讨中医病机理论。他根据当时北方外感热病猖獗以及运气理论，在《内经》热论等及张仲景《伤寒论》的基础上，创造性地提出六气皆能化火、五志化火及阳气怫郁的学术观点，并首次阐发燥证病机，总结火热病与杂病的治疗经验，收集并创制许多新方，成为主火论的开山。由于刘完素之学对于医疗实践有着较为普遍的指导意义，所以在世时就颇有名气，服膺者遍及南北，治其学者代有传人，刘完素热论竟风靡一时，逐渐形成以刘完素为代表的"河间学派"，又称"寒凉学派"。

后世承其说者不乏其人，直接师承刘完素，见于著录中的弟子有穆大黄、董系、马宗素、荆山浮屠等人。刘完素门人中穆、马、董的师承关系已不见经传，唯荆山浮屠一支，授受不绝，代有记载。荆山浮屠传罗知悌，再传朱震享。朱氏将理学思想引入中医学领域，提出阳有余阴不足论与相火论，主张滋阴降火治疗火热证。从其学者有赵道震、赵良仁、戴壶、戴思恭、王履、刘叔渊、刘纯等。刘完素的私淑弟子有葛雍、馏洪、张从正及其弟子麻九畴、常德等。

1. 穆大黄

穆大黄，姓穆，人以大黄名之，其为善用寒凉者无疑，名字里籍及著作俱无从考。唯锦溪野叟跋《三消论》云："麻征君……止取《三消论》……即付友人穆子昭，子昭乃河间门人穆大黄之后也。"

2. 董系

董系医术高超，宗刘完素之法善用寒凉，他曾治程道济腰腿痛之疾。

道济之疾，俗医以为寒，令服姜、附、硫黄诸燥药，艾灸中脘、脐下，治疗两年而无效，董系则诊为肾经积热，气血不通，竟用辛甘寒药泻其积热而治愈。故程氏在《素问玄机原病式·序》中盛赞董系能使"病者生，危者安"。

3. 马宗素

马宗素，平阳洪洞（山西洪洞）人，师事于刘完素门下。曾于大定十九年（1179）为刘完素《黄帝素问宣明论方》作序，并将刘完素的《素问要旨》由三卷扩充为八卷。他在《素问要旨论》序中说："宗素自幼习医术，酷好《素问》《内经》《天元玉册》灵文，以师先生门下，粗得其意趣。"可知他是亲炙刘完素的及门弟子。《中国医籍考》云："按《医学源流》引《列代名医图》曰：'金有何公务、侯德和、马宗素、杨从正、袁景安'。而是书又载正治反治之法，曰闻诸守真之言，则宗素亦金人，当得亲炙于守真之门者。"马宗素的医学专精运气，《素问要旨论》中，凡入式运气图轮等，皆为其所增。于伤寒则有《伤寒钤法》《伤寒医鉴》，首把刘完素所著的《素问要旨论》《黄帝素问宣明论方》《素问玄机原病式》《伤寒直格》等四种，详其卷帙字数若干，各作简短的提要，而重点在于辩论朱肱《活人书》伤寒中有关寒证阴证和用热药之误。故每节先引《活人书》于前，而以刘完素说辩之，深责朱肱热病而投热药，汗下之证而用温热火灸之误人，大张刘完素"人之伤寒则为热病，古今一同，通谓之伤寒"及"六经传受皆是热证"之说。正因如此，他同意刘完素书驳斥阎孝忠疮疹变黑，违反钱乙使用牛李膏、百祥丸寒药而用热药之误，而于双解散、三一承气汤诸方，阐发尤详，赞不去口。然而，马宗素于刘完素之书，仅能绍述师说，而罕有发明。

4. 荆山浮屠

荆山浮屠，姓氏里籍与著作亦无从考，《明史·方伎·戴思恭传》云：

"震亨……学医于宋内侍钱塘罗知悌，知悌得之荆山浮屠，浮屠则河间刘守真门人也。"《青岩丛录·论医》亦载："李（东垣）氏弟子多在中州，独刘（河间）氏传之荆山浮屠师，师至江南，传之罗知悌，南方之医皆宗之。"可知其学传于罗知悌，再传于朱丹溪，使河间之说由北方而传到南方。

罗知悌，字子敬，号太无，著作不详。宋濂《故丹溪先生朱公石表辞》云："罗司徒知悌，宋宝祐中寺人，精于医，得金士刘完素之学，而旁参于李杲、张从正二家……为言医学之要，必本于《素问》《难经》，而湿热相火，为病最多，人罕有知其秘者。兼之长沙之书，详于外感；东垣之书，详于内伤，必两尽之，治疾方无所憾。区区陈、裴之学，泥且杀人。"弟子朱丹溪沿袭其说，尤重相火为病，大倡"阳有余阴不足论"，治疗强调滋阴降火，而开后世滋阴一派的先河，并擅长气、血、痰、郁等杂病的论治。

5. 葛雍

葛雍，字仲穆，号华盖山樵，临川人，《中国医籍考》云："编《河间刘守真伤寒直格》三卷，亦为传河间之学者。"

6. 张从正

张从正，字子和，金代睢州考城人。《金史·列传第六十九·方伎》载："其法宗刘守真，用药多寒凉"，私淑阐发刘完素六气病机之旨，尝有"风从火化，湿与燥兼"之论，并认为风、火、湿、燥，皆为邪气，邪留正伤，邪去正安，故治法一以攻邪为宗，遂成为攻邪派的师祖。

张从正的入室弟子有麻九畴、常德。私淑张从正之学的有李子范。

麻九畴，初名文纯，字知几，易州人。长于经史，《归潜志》云："晚更好医方，与名医张子和游，尽传其学。"张子和所著书，多半出于麻九畴手。张颐斋序《儒门事亲》曰："宛丘张子和兴定中召补太医，居无何求去，盖非好也。于是退而与麻征君知几、常公仲明辈，日游潕上，相与讲明奥义，辨析至理……遂以平日所著议论，及尝试之效，辑为一卷，命曰

《儒门事亲》。……一法一论，其大义皆子和发之，至于博之于文，则征君所不辞焉。议者咸谓非宛丘之术，不足以称征君之文，非征君之文，不足以弘宛丘之术，所以世称二绝。"

常德，字仲明，平山（河北平山）人，彰德府宣课使。父用晦（1128—1251），为真定府教授，尝与麻九畴问学于张从正。为张从正再传弟子。所以他撰的《伤寒心镜》，一名《张子和心镜别集》。此书虽仅有七条，而多阐发刘完素之说，亦主伤寒无寒证。首论刘完素双解散发汗攻里，亢害承制诸说，不越河间的藩篱。唯驳许叔微之循衣撮空、庞安时之伤寒传足经不传手经之说，则独下己意。

李子范，字林虑，《儒门事亲·后序》云："有隐士林虑李君子范者，以其有老母在，刻意岐黄，及得是书，喜而不舍，遂尽得宛丘之传。"则李子范为私淑张从正之学而有心得者。

7. 馏洪

馏洪，号瑞泉野叟，元都梁（安徽盱眙）人，著《伤寒心要》一卷。那时朱肱《活人书》、李知先《活人书括》等仍很流行，医家所习者，多此二书。洪自言习医三十余年，所遇多习朱、李二家书之医生，而用药时有失败，心窃疑之。后来看到刘完素的《素问要旨论》，张从正的《捷径》，前疑冰释，以为他自己和他所遇见的医生都是"择术不精"所致。他并为河间用寒凉之药作辩。以为伤寒一病，始终是热证，但热有表里微甚轻重之分而已。此则完素、从正二人皆已言之。因此研究刘、张之学，而作《伤寒心要》一书。该书载方十八首，中多驳朱肱之说。刘完素好用重方，而洪书尤甚，十九皆用重方、复方。其用方药，第一，双解散；第二，小柴胡汤、凉膈散、天水散合服；第三，凉膈散合小柴胡汤；第四，大柴胡汤合黄连解毒汤；第五，大柴胡汤合三一承气汤。《中国医籍考》云："其论伤寒，大率以热病为主……此得河间之一偏。"

兹将河间学派的师承授受关系，略为表列如下：

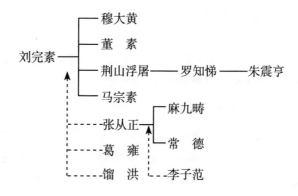

三、后世发挥

（一）各学派的发挥

1. 易水学派的发挥

易水张元素（1161—1189）基本上是与刘完素属于同时期的医家。两人皆今之河北人，人地相接，所学皆不出《内经》、仲景诸书，然他们两人的学说有根本上的不同，即刘完素主火，擅苦寒攻下之法；张元素主土，喜"温补养正"之方。据《金史·列传第六十九·方伎》记载，刘完素本人曾患伤寒之证，张元素探望，为其诊治，使疾病很快告愈。刘完素的这种善于汲取别人长处的态度和品行，正是他成就大家之长的人格基础和精神源泉。张元素受到刘完素学术思想的影响，在许多方面继承和发展了他的理论观点，并逐步形成了独特的易水医学。张元素阐发脏腑证候病机，并以其盛衰变化分析病理反应和治疗方法，进一步完善了刘完素的"五运六气"病机学说。据任应秋教授考证："刘完素医学的成就较元素为早，因而刘完素运用五运六气分析六淫病机的思想方法对元素是有影响的，所以他不仅全部吸收了刘完素《素问玄机原病式》的内容，同时更把五运六气的理论扩大到遣方用药方面去了。"如张元素专门用以课徒的《医学启源》，其中有很大一部分是引用刘完素之论。如中卷的"《内经》主治备要"，其中五运主病，六气为病，五运病解，六气病解，几乎全部是刘完素的《素问玄机原病式》之文，而且提纲挈领，眉目更为清楚。又如"六气方治"，其中列方叙证，亦大半取材于刘完素的《黄帝素问宣明论方》。尚有张元素的《脏腑虚实标本用药式》中的命门相火说，并与三焦为表里，亦是类同于《素问玄机原病式》所论，而又加以发挥的。

2. 攻邪学派的发挥

金元四家之一，"攻邪学派"的代表人物张从正（1156—1228）是刘完素最有成就的私淑门人，在刘完素之后的三大家中他受刘完素的影响最大，对刘完素学说的普及、发挥也最为得力。他是河间学说最忠实的继承者和实践家，他不守绳墨，独出心裁，自成体系，故能与刘完素齐名。他自述用刘完素辛凉之剂治疾四十余年，60岁时著《儒门事亲》，总结一生的治疗经验。如《儒门事亲·卷一·立诸时气解利禁忌式》中说："及天下多故之时，荧惑失常，师旅数兴，饮馔相继，赋役既多，火化大扰，属阳，内火又侵。医者不达时变，犹用辛温，兹不近于人情也。止可用刘河间辛凉之剂，三日以里之证，十痊八九。予用此药四十余年，解利伤寒、温热、中暑、伏热，莫知其数。"并高度赞扬："千古之下，得仲景之旨者，刘河间一人而已。"（《儒门事亲·卷二·攻里发表寒热殊途笺》）他在继承刘完素"火热论"的观点基础上，同当时临床流行的"恶寒喜暖取补"的医疗风气相争论，倡"邪去正安"之说，力主祛邪以治病，主张汗、吐、下三法治百病，开拓了汗吐下攻邪治病的新境界，以"攻邪学派"而名噪一时。在病因病机上，他主张病由外而生，本气不自为病，凡所受病，皆因外来邪气所伤，客邪之中尤以火热居多，他的外因论和客邪为病的病机观，从纵深两方面把刘完素的"火热"概念加以扩大。张从正运用"邪气"这一更带普遍意义的名词概括以"火热"为主的致病过程，他说："夫病之一物，非人身素有之也。或自外而入，或由内而生，皆邪气也。邪气加诸身，速攻可也。"（《儒门事亲·卷二·汗下吐三法该尽治病诠》）基于此，张从正在治疗上，吸取了刘完素的用药特点，多以寒凉组方，并对刘完素诸法中攻下一端，着意发挥，认为"先攻其邪，邪去而元气自复也"。这种邪去正安的主导思想成为张从正学术思想的主流。对于汗、吐、下三法，张从正更是发奥探幽，使用娴熟。他认为汗、吐、下，其意不止在于发汗、涌吐和泻下之成规，而是多种治疗方法的综合，目的在于"排邪"。他所用寒凉攻邪诸剂，大部分取自刘完素，或变通刘完素之方。比如：汗法所用防风通圣散、双解散，吐法所用瓜蒂散、茶调散、三圣散；下法所用舟车丸、神芎丸等。

他还把刘完素未经刊行的遗著《三消论》加以辑录，作为《儒门事亲》的第十三卷收入。此时刘完素已辞世 44 年。《中国医籍考》记载，张从正考虑到"因在前此书未传于世，恐为沉没，故刊而行之"。这部分内容是刘完素对消渴（上消）、消中（中消）、消肾（下消）理论的认识，其中包含许多珍贵的临床验方，是我国较早的论述消渴病证治的专论，其理法方药迄今对糖尿病的治疗仍有重要的指导作用。此论能保存至今，还真是张从正的功劳。

综上所述，可以说张从正是河间理论的实践家，寒凉派和攻下派同出一辙，有着直接的亲缘关系。

3. 滋阴学派的发挥

朱丹溪师承刘完素再传弟子罗知悌，承刘完素"凡病多从火化""五志过极皆可化火"的理论，旁及张从正、李杲之学，在内伤发热病中独有发挥，详论阴虚内热，补充了刘完素之未备，创立了滋阴学派。如元末明初的大史学家宋濂在朱丹溪《格致余论》的"题词"中说："独刘氏之学，授之荆山浮屠师，师来江南，始传太无罗知悌于杭。太无性倨甚，无有能承其学者，又独至乌伤朱君……为敷畅三家之旨，而一析以经，越数年，悉受其学以归。乡之群医方泥裴、陈之学、闻君言皆大惊，已而又皆大服，翕然共尊事之。"

"阳有余而阴不足"和"相火论"是朱丹溪学术思想的主线。他认为人体"阴气之成，止供得三十年之视听言动"，阴气难成而易亏。这和刘完素肾水易亏、心火独亢的观点相一致。在病机方面，朱丹溪亦主火热，但却偏重于发挥人体内生之相火，其徒戴思恭记录朱丹溪之言："相火易动，五性厥阳之火，又从而扇之，则妄动矣。火既妄动，则煎熬真阴，阴虚则病，阴绝则死。君火之气，经以暑与热言之，而相火之气，则以火言，以表其暴悍酷烈，有甚于君火也，故曰：相火元气之贼。"（《丹溪心法·附录·丹溪翁传》）并说"五脏各有火，五志激之，其火随起"（《局方发挥》），而相火妄动是由于人不制情欲，将为情欲所制的结果。在治疗方面，朱丹溪倡用知柏、黄芩、黄连、童便等苦寒清火之品以滋阴，这显然受刘完素降火益水法则的影响而立论，与刘完素苦寒清热即所以养阴，甘寒滋阴即所以清热异曲同工。

由此可知，朱丹溪所创立的滋阴学派，其理论主体也是建筑在刘完素"火热论"的基础之上，并在内伤虚损方面推陈致新，自成家言，故后人誉之"热病用河间，杂病用丹溪"。

4. 温病学派的发挥

从明代吴有性《瘟疫论》问世，到清代叶桂创立卫气营血、吴鞠通创立三焦辨证之后，温病学说得到长足发展，逐渐形成一门较为成熟的独立学科，指导着温热病的治疗实践。虽然温病学派的鼎盛时期距刘完素已有五六百年历史，但追溯其理论渊源，与刘完素的伤寒学术思想密切相关。

刘完素开创了伤寒寒温之争局面，为温病学的建立奠定了基础。

刘完素认为伤寒六经皆是热证，倡"热病只能作热治，不能从寒医"，总结出辛凉解表、表里双解、清热解毒、攻下里热、养阴退阳、和解表里治疗外感温热病的大法。广义伤寒和狭义伤寒概念的不同，在刘完素理论中终未得以澄清，所以其说与仲景所论伤寒有寒有热相矛盾，在医学界造成思想上的一定混乱，客观上要求有正确的理论来澄清这一问题。王履在深入研究《伤寒论》和刘完素医学思想的基础上，考察仲景伤寒立法之本意，提出："仲景专为即病之伤寒设，不兼为不即病之温暑设也。"（《医经溯洄集·张仲景伤寒立法考》）当时虽用麻、桂治伤寒之方来治温暑，不过是错用或借用，并非仲景本意，温病别有治法，或许遗失而已。因此，王履从发病、症状、治疗等诸方面努力辨明伤寒、温病。自此，王氏将伤寒规定为麻、桂证型之内，扩大了温病在整个伤寒学中的影响。此说一出，后世医家竞从者甚众，如吴又可、杨栗山、叶天士等。然而，部分医家并未追随，并且进行激烈的争论。其代表人物为陆九芝，他认为，《伤寒论》已兼赅温热病，温病即是《伤寒论》中阳明病。在此，不去论述寒温之争的焦点、内容及各自的缺陷，而是说明刘完素伤寒学思想直接影响了后世漫长的寒温交争史，活跃了学术空气，将整个伤寒学推向了高峰。

伤寒六经皆是热证这一论点，正是温病学独自发展起来的基点，吴又可继承这一观点，大倡"疫证表里上下皆热，始终从无寒证者"，创用达原饮及三消饮治疗温疫。因此，可以说刘完素从理论上变革伤寒性质，突破千古藩篱，为温病理论奠定了基础。尽管其论是伤寒，而实开温病学之先河。闭、郁、热的病机层次及显示伤寒由浅入深的病理过程，给后世叶天士、吴鞠通以启迪，从而创立了卫气营血、三焦辨证纲领。在治疗方面，温病学派继承了刘完素辛凉解表、养阴清热、滋肾泻火、固护胃阴等寒凉为主的治疗法则，创银翘散、桑菊饮、清瘟败毒饮等治温名方，从而使温病彻底从伤寒中独立出来，形成具有完善的理法方药的辨证体系。

刘完素变革仲景伤寒，后人对他评价极高。陈尧道在《伤寒辨证》中赞之说："其见高出千古，足以补《伤寒论》之所不及。"温病学派形成的历史功勋，虽应归于明清医家的聪明才智，但刘完素作为其理论的奠基者和创始人，历来被医界所推崇。

（二）临床各科发挥

1. 火热论在临床各科的发挥

千百年来，刘完素火热论的影响甚为广泛深远，它不仅从理论上启发了攻邪派、滋阴派、温热派等大的学派形成，而且寒凉派本身也从临床上导致了寒凉药物的广泛使用，使清热法成为多科、多种病症的重要治法。目前清热法的临床应用几乎包括各科各系统的病症。其一，因为临床各科的各种病证中，热证是最多见的一类，连广大群众都最熟悉"上火"病证，最熟悉"败火"药物，牛黄解毒丸之类的清热药使用量最大，都足以说明热证的广泛性。其二，清热法的种类繁多，它本身即可包括清上焦热、中焦热、下焦热，心、肝、脾、肺、肾五脏火及胆、胃、大小肠、膀胱、三焦六腑火，卫分热、气分热、营分热、血分热及各种虚热等。它还可以和任何一种治法结合使用，构成无数种综合治法，如清热利湿、清热凉血、清热化痰等。可以说所有病症只要兼有热象者皆可恰当配伍清热药物。现代药理研究还证明不少清热药具有抗菌消炎、抗肿瘤、兴奋网状内皮系统、增强白细胞吞噬能力、强心、解热、利尿、通便、降压等作用，进一步扩大了清热法的应用范围。至于平素少量服用清热成药或单方具有防病健身作用更为群众所熟知，这也符合内热蕴结则变生百病的原理。又由于外感、饮食、七情、房劳皆能生热，于是清热药物成为家庭保健必备之品。

　　仅从"热极生风论"而言，自刘完素热极生风之论问世后，一扫中风为外风的旧认识，引起了后世的学术争鸣。朱丹溪对刘完素倍加赞扬说："《内经》已下，皆谓外中风邪。然地有南北之殊，不可一途而论。惟刘守真作将息失宜，水不制火，极是。"他结合江南水土气候，进一步演绎出"湿土生痰，痰生热，热生风"的病机。李东垣则以气虚中风立论。明代王履采用归类折衷法，以真中、类中区别中风的内外。张景岳虽竭力指责河间，但他为了更明确地纠正中风内外混合情况，以"非风"之名，冠于中风之病，不能不说是受河间启发的结果。王肯堂在《证治准绳》中采集河间之说，指出："有热盛生风而为卒仆偏枯者，以麻、桂、乌、附、投之则殆，当以河间法治之。"叶天士更是河间中风论的继承和阐发者。他在《临证指南·中风门》龚氏案下曰："肾虚液少，肝风内动，为病偏枯，非外来之邪。"又在《肝风门》丁氏案下曰："因萦思扰动五志之阳，阳化内风。"并多处提及"嗔怒动阳""操持经营，神耗精损"。其论述病机与刘完素息息相通，一脉相承，并有所发展和提高。如明确指出中风为"肝风内动"。在治疗中风上，尤有新的突破。他善用滋肾养液、平肝潜息治中风病，如用虎潜丸、杞菊地黄、羚角钩藤之类。叶天士下，对刘完素中风论大加阐发并有创新的，当推张氏伯龙。他特著《类中秘旨》一篇，冠河间中风论于其首，极力赞扬刘完素"属火之说甚是"，认为中风出现猝倒、口眼㖞斜、偏瘫、言謇，"总由河间谓将息失宜而心火暴炽，肾水虚衰不能制火之说为有验耳"。以养水息风镇逆为中风治法。在卒中期主张镇摄肝肾，"镇摄其肝，其肝不再动，则上升之血自下；并养其肾水，则木得水滋也不再动"。近人张山雷著《中风斠诠》，张锡纯则制镇肝息风汤，均推崇刘完素之论并加以发扬光大。

　　刘完素所列治中风方剂对后世也有一定促进作用。叶天士常用至宝丹化痰热、开心窍。特别是地黄饮子作为治疗中风后遗暗痱的效方，被历代医家沿用至今，其验案实例，自古至今，比比皆是，不胜枚举。张锡纯认为刘完素把白虎汤用于中风实热证，"尤为精确之论"，是其"特识"。足见其对后世影响之深远。追本溯源，中风病机经历了辗转反复漫长的演变历史，迨刘完素始创中风内风论，为其重要转折点。经过后世医家的阐微发隐，补充发展，方臻至完备。

　　总之，刘完素火热论对后世临床各科疾病的诊治，其影响极为深远。他在中医发展史上的功绩是不可磨灭的。

2. 玄府理论在眼科的发挥

　　玄府学说，后世医家在眼科理论与临床上多有发挥。首先补充发挥此学说的是明代楼英。他在《医学纲目·卷十·肝胆部》中说："诚哉！河间斯言也！目盲、耳聋、鼻不闻臭、舌不知味、手足不能运用者，皆由其玄府闭塞，而神气出入升降之道路不通利。故先贤治目昏花，如羊肝丸，用羊肝引黄连等药入肝，解肝中诸郁。盖肝主目，肝中郁解，则目之玄府通利而明矣。故黄连之类，解郁热也；椒目之类，解湿热也；茺蔚之类，解气郁也；芎、归之类，解血郁也；羌活之类，解经郁也；磁石之类，解头目郁，坠邪气使下降也；蔓菁下气通中，理亦同也。凡此诸剂，皆治气血郁结目昏之法，而河间之言，信不巫矣。"补充和发挥玄府理论指导目昏的治疗，指出血盛使玄府通利从而目明，血虚使玄府无以出入升降而致目昏的病因病机，并阐发选药处方技巧。

　　明代王肯堂《证治准绳·卷七·七窍门上》在论述目昏花的病机时，整段引用刘完素的玄府学说，并认为云雾移睛、神光自现、青盲、视正反斜、视赤如白、丝风内障等证，均由玄府闭塞所致。玄府郁闭之由，因于外邪、气滞、血瘀、水停等，此为因实而闭。其谓云雾移睛证："乃玄府有伤，络间精液耗涩，郁滞清纯之气，而为内障之证"；神光自现证"乃阴精耗损，清气怫郁，玄府大伤，孤阳飞越，神光欲散，内障之重者"；

青盲者"乃玄府幽邃之原郁遏，不得发此灵明耳"；视正反斜证为"此内之玄府郁滞有偏，而气重于半边"；视赤如白证为"内络气郁，玄府不和之故"。

陈善堂编著的《眼科集成》，首创解郁逍遥散随证加减主治玄府闭塞所致的眼病。该方由当归、白芍、白蔻、云苓、柴胡、薄荷、川芎、夜明砂、青皮、槟榔、半夏、浙贝、礞石、菊花、蒙花、石决明、草决明、谷精草等组成。并云："治目盲昏暗，不红不痛之症，皆由元府闭塞而神气出入升降之道路不通利所致也，治宜解肝郁为主"。

近现代某些眼科名老中医也常用这一学说。1978年，近代眼科名家陈达夫在《中医眼科六经法要》一书里，对刘完素倡导的玄府学说深表赞同，大量运用玄府理论指导眼科临床证治。如在"眼科开卷明义篇"说："如果肝经的玄府畅通，肝气即能上升，肝气上升，则目中即有主宰，五脏之精，各展其用，就能分辨五色"，进一步阐述了目能视物辨五色与肝经玄府畅通关系密切。1985年，《中国医学百科全书·中医眼科学》对眼科玄府学说的定义作了精辟的解释："玄府，又称元府。眼中之玄府为精、气、血等升运出入之通路门户，若玄府郁滞，则目失滋养而减明，若玄府闭塞，目无滋养而三光绝"，充分说明了玄府学说在中医眼科的理论价值和临床意义。2000年，由唐由之、肖国士主编的《中医眼科全书》列专门章节，题为"玄府学说"，对眼科玄府的起源、形成、发展和现代研究进行了较为系统的阐述。

近人王氏总结历代用以开通玄府明目药物，按其作用方式分为两大类：①直接开通玄府的药物：此类药物或气香可开透，或味辛能行散，或体轻易升达，或虫类善走窜，均可直接作用于闭塞的玄府而促使畅通。主要有以下三种：其一，芳香开窍药：如麝香、冰片、菖蒲等；其二，发散升达药：如麻黄、细辛、升麻等；其三，虫类通络药：如僵蚕、地龙、全蝎等。

②间接开通玄府的药物：此类药初主要通过宣通气血津液的运行而间接起到开玄府的作用。玄府作为气血津液运行的通路，如果某种原因引起气血阻滞或津液停聚，即可造成玄府的郁闭；而一旦玄府郁闭，也势必导致或加重气血津液的阻塞，而为滞为瘀，为热为火，为水为痰。故行气活血、清热泻火、利水化痰之品对解除玄府闭塞具有十分重要的意义。常用者为以下五种：其一，疏肝理气药：如柴胡、香附、青皮等；其二，活血化瘀药：如当归、赤芍、红花等；其三，清热泻火药：如菊花、栀子、龙胆草等；其四，利水渗湿药：如茯苓、泽泻、生薏苡仁等；其五，化痰除湿药：如半夏、贝母、海藻等。上述两类药物临床上常配合使用，以增强开通作用。但尚应根据证情选用相应药物以解除导致玄府闭塞的原因，方能收到较好的效果。

3. 阴虚阳亢理论在老年病的发挥

在晋唐，诸家只注意到老年阳气衰虚，却忽视了阴精不足这个根本。如葛洪创炼丹术，曰："服神丹令人寿无穷，与天地相毕，乘云驾龙，上下太清"（《抱朴子内篇·金丹》），以烈火炼成含汞之丹药，并谓之"长生不老药"。此风一开使受害者难以数计，直至宋《和剂局方》中的部分方药仍多偏于温燥。刘完素为了矫正这些流弊，认为肾水易亏，虚火易亢，故老年人多阴虚阳亢。刘完素借用"千年之木，其中自焚"之说，说明了高龄患者多呈上盛下虚、阴虚阳实之证。他说："老人之气衰，多病头目昏眩，耳鸣或聋，上气喘咳，涎唾稠黏，口苦舌干，咽嗌不利，肢体焦痿，筋脉拘倦，中外燥涩，便溺秘结，此皆阴虚阳实之热证也。"（《素问玄机原病式·火类》）这里所讲的老人之气衰，明显是肾气衰，尤其是阴精的虚衰。这在《伤寒直格》中有更确切的论述："凡人已衰老，则肾水真阴损虚"。因此，"阴虚阳亢热证"也就是阴精衰于下，而虚阳浮于上，孔窍形体、津液气血受其煎熬，形成的上盛下虚的局面。

在治疗大法上，刘完素在《素问玄机原病式·火类》中郑重指出："但须临时识其阴虚阳实……慎不可以热药养其真气，则真气何由生也"，不主张用温补之药，强调养真气，使体内阴阳平衡，主张以饮食、起居、劳逸、调摄为主，把药物作为辅助："夫养真气之法，饮食有节，起居有常，不妄作劳，无令损害，阴阳和平，自有益矣"（《素问玄机原病式·火类》）。在《素问病机气宜保命集》更有交媾坎离，济用水火，调阴阳的一整套方法，能使老者复壮，长生久视。

刘完素提出老年病的特点后，张从正首先把刘完素的理论运用于自己的实践中，他在《儒门事亲·卷二·推原补法利害非轻说》中说："老年人目暗、耳聩，肾水衰而心火盛也，若峻补之，则肾水弥涸，心火弥盛。"其后，朱丹溪在《格致余论》中专立"养老论"一篇，倡言人之阴气，"难成易亏"，"人至六十、七十以后，精血俱耗"，"阴不足配阳，孤阳欲飞越"，因而出现"头昏目眵，肌痒、溺数、鼻涕、牙落、涎多、寐少、足弱、耳聩、健忘、眩运、肠燥、面垢、发脱、眼花、久坐兀睡、未风先寒、食则易饥、笑则有泪，但是老境，无不有此"，与刘完素的老年病论一脉相承。清代尤乘在《寿世青编》中，援引刘完素形气精神理论，来阐述保养摄生之法，所列病证基本类同刘完素。徐灵胎在《慎疾刍言·老人》中强调，"阴盛者十之一二，阳盛者十之八九。而阳之太盛者，不独当补阴，并宜清火以保其阴，故老人无不头热而聋，面赤便燥，出现种种阳证"。叶天士在《临证指南医案》中也论述了眩晕、中风、咳喘、便秘、消渴等老年常见病证，认为多由"高年水亏""肾阴已枯""下焦阴弱"。这些论点都与刘完素之论一脉相承，可以认为是受刘完素启发的结果。

例如老年耳聋，喻嘉言在刘完素"水衰火实，热郁于上，壅塞神气，不得通泄"的耳聋病机基础上，在《寓意草》"面论大司马王岵翁公祖耳鸣用方大意"中进一步说明："聋病者，其窍中另有一膜，遮蔽外气，不得内入，故以开窍为主而方书所用石菖蒲、麝香等药，及外填内攻等法者，皆为此而设。至于高年，阴气不自收摄，越出上窍之理，从无一人言及，反以治少壮耳聋药及发表散气药，兼带阴虚为治，是以百无一效。不知阴气至上窍，亦隔一膜，不能越出窍外，止于窍中汩汩有声，如蛙鼓蚊锣，鼓吹不已。故外入之声，为其内声所混，听之不清。若气稍不逆上，则听稍清；气全不逆上，则听全清，立方以磁石为主，以其重能达下，性主下吸，又能制肝气之上逆，重用地黄、龟板群阴之药辅之，再用五味子、山萸之酸以收之，令阴气自旺于本位，不上干阴窍，则空旷无碍，听力自然清晰。叶天士亦认为，"凡本虚失聪治在肾"（《临证指南医案·卷八·耳》)，重视填阴重镇，滋水制木，佐以咸味入阴，酸以和阳。方用熟地、龟板、锁阳、牛膝、远志、茯神、磁石、秋石、山萸肉、五味子。他用药近似喻嘉言，其中远志、茯神以通窍宁心，秋石咸味入阴以增强龟板、磁石的固肾作用，牛膝引下，令阳气自旺于本位，皆体现了刘完素"水衰火实"的病机和治则。刘完素不仅为老人耳鸣、猝聋说明了发病机理，并且为喻嘉言、叶天士指出了治疗和调养真气的方法。

中医老年病学研究内容，可以追溯到春秋战国的《内经》，而明确提出老年病的种类、性质，最早者很可能是刘完素。诸医家在治病立法、遣方用药方面，多遵循刘完素之教诲，在临证时多用清火保阴之剂。可见，刘完素的阴虚阳实论对老年病的阐述确实起到了承前启后的作用。

4. 创制新方的应用

刘完素继承唐宋收集方剂遗风，既选用《伤寒杂病论》《外台秘要》《千金方》《太平惠民和剂局方》中应用于临床疗效较好的方剂，如小续命汤、黄连解毒汤等，又创制了适合临床急需的方剂，如防风通圣散、芍药汤、三化汤、地黄饮子等，对后世产生了巨大的影响，至今仍广泛用于临床。

（1）防风通圣散

刘完素基于风能化热理论，创制防风通圣散。其组成为：防风、川芎、当归、芍药、大黄、薄荷、麻黄、连翘、芒硝各五钱，生石膏、黄芩、桔梗各一两，滑石三两，甘草三两，荆芥、白术、栀子各一分（据《医宗金鉴·删补名医方论》订正，后三味各二钱五分）。共研细末，每服二钱，水一大盏，生姜三片，煎至六分，温服，涎嗽加半夏五钱（姜制）。方中以防风、麻黄疏风解表；荆芥、薄荷疏散风热；黄芩、石膏、桔梗、连翘清解肺卫；大黄、芒硝、栀子、滑石泻热通便、清热利湿；当归、芍药、川芎和血祛风；白术、甘草和胃健脾防散泻太过。

刘完素运用本方治"风热怫郁"。如治"风热病，气壅滞，筋脉拘倦，肢体焦痿，头目昏眩，腰脊强痛，耳鸣鼻塞，口苦舌干，咽嗌不利，胸膈痞闷，咳呕喘满，涕唾稠黏，肠胃燥热，结便溺淋闭……或湿热内郁……或风热走注，疼痛麻痹者……风热疮疥及久不愈者，或头生屑，遍身黑黧，紫白斑驳，或面鼻生紫赤，风刺瘾疹，俗呼为肺风者；或成风疠，世传为大风疾者……及调理伤寒，未发汗，头项身体疼痛者；并两感诸证……阳气郁甚，为诸热证……一切风热燥证，郁而恶物不下，腹满撮痛而昏者；兼消除大小疮及恶毒……"（《黄帝素问宣明论方·卷三·风门》）

上述病证总病机是，阳气为风寒所遏，怫郁化热，致风热壅盛，表里三焦俱实。应采用表里上下分消的方法，刘完素善用防风，故以之名方。当时还有贾同知、崔宣武、刘庭瑞等人所制的"通圣散"，方药内容大致相同。可见此方在当时是广为传播的，辨证择用，才不失刘完素制方之本意。

本方的配伍法则为表里双解，对后世产生了深远的影响，为温病学派的形成奠定了理论基础。此方目前仍广泛运用于临床各科，如治疗风热疮、浸淫疮、痤疮、老年性瘙痒症、荨麻疹、斑秃、扁平疣、银屑病等各种皮肤病，以及肺炎、支气管哮喘、系统性红斑狼疮、风湿热痹、变应性亚败血症、急性菌痢、急性细菌性结膜炎、精神分裂症、耳聋、鼻窦炎、化脓性扁桃体炎、小儿口疮、小儿多发性麦粒肿、先兆流产、急性乳腺炎、食蟹中毒、血管性头痛等。

案例

张子和医案（伤酒致头痛发热）：一酒病人，头疼身热恶寒，状类伤寒。诊其脉，两手俱洪大。三两日不圊以防风通圣散，约一两，水一中碗，生姜二十余片，葱二十茎，豆豉一大撮，同煎三沸，去渣，稍热，分作二服。先服一多半，须臾，以钗股探引咽中，吐出宿酒，香味尚然，约一两掬，头上汗出如洗，次服少半立愈。《内经》曰：火郁发之。发谓令其汗之疏散也。（《续名医类案·卷九·饮食伤》）

朱丹溪医案（癫痫）：一妇人，有孕六个月，发痫，手足扬掷，面紫黑，合眼流涎，昏愦。每苏，医与镇灵丹五十帖，时作时止，至产后方自愈。其夫疑丹毒发，求治。脉举弦按涩，至骨则沉滞数。朱意，其痫必于五月复作，应前旧时。至则果作，皆巳午时。乃制防风通圣散，减甘草，加桃仁、红花，或服或吐，四五剂渐轻，发痫而愈。（《名医类案·卷八·痫》）

朱丹溪医案（恶寒）：一壮年，恶寒，多服附子，病甚。脉弦而似缓。以红茶入姜汁、香油些少，吐痰一升，减绵衣大半。又与防风通圣散，去麻黄、硝、黄，加地黄，百帖而安。（《古今医案按·卷四·恶寒》）

朱丹溪医案（脱发）：一女子十七八岁，发尽脱，饮食起居如常。脉微弦而涩，轻重皆同。此厚味成热，湿痰在膈间，复因多食梅酸味，以致湿热之痰随上升之气至于头，熏蒸发根之血，渐成枯槁，遂一时脱落。宜补血升散之药，用防风通圣散去硝，惟大黄三度酒制炒，兼以四物汤酒制，合作小剂，煎以灰汤，入水，频与之。两月余诊其脉，湿热渐解，乃停药，

淡味调养，二年发长如初。(《名医类案·卷二·湿》)

薛己医案（喉痛）：地官黄北盘喉痛，作渴饮冷，大便不通。此上下表里实热。用防风通圣散，治之顿愈。(《口齿类要·喉痛》)

喻嘉言医案（疟后伤寒）：陆平叔文学，平素体虚气怯，面色萎黄，药宜温补，不宜寒凉，固其常也。秋月偶患三疟，孟冬复受外寒，虽有寒热一症，而未至大寒大热。医者以为疟后虚邪，不知其为新受实邪也，投以参、术补剂，转致奄奄一息，迁延两旬。间有从外感起见者，用人参白虎汤，略无寸效，昏昏默默，漫无主持，已治木矣。喻诊之，察其脉未大坏，腹未大满，小水尚利，谓可治。但筋脉牵掣不停，只恐手足痿废。仲景云：筋脉动惕者，久而成痿。今病已二十余日，血枯筋燥，从可知矣。今治则兼治，当于仲景之外，另施手眼，以仲景虽有大柴胡汤，两解表里之法，而无治痿之法，变用防风通圣散成方，减白术，以方中防风、荆芥、薄荷、麻黄、桔梗为表药，大黄、芒硝、黄芩、连翘、栀子、石膏、滑石为里药，原与大柴胡之制略相仿，且内有当归、川芎、白芍，正可领诸药深入血分，而通经脉。减白术者，以前既用之贻误，不可再误耳。当晚连进二剂，一剂相安，二剂大便始通，少顷睡去，津津汗出。次早诊之，筋脉不为牵掣，但阳明胃脉洪大反加，随用白虎汤，石膏、知母每各两许，次加柴胡、花粉、芩、柏、连翘、栀子，一派苦寒，连进十余剂，神识清，饮食进，半月起于床，一月步于地。(《续名医类案·卷一·伤寒》)

（2）地黄饮子

刘完素治喑痱证，即内夺而厥，舌喑不能言，二足废不为用，肾脉虚弱，其气厥不至，舌不仁（麻木感），用地黄饮子。方中干地黄、巴戟天、山茱萸、石斛、肉苁蓉、附子、五味子、肉桂、白茯苓、麦冬、菖蒲、远志肉各等份。共研细末，每服三钱，水一盏半，生姜五片，枣一枚，薄荷同煎至八分，不计时候服(《黄帝素问宣明论方·卷一·诸证门》)。本方是刘完素治少阴肾厥不至，发为喑痱的著名方剂，即桂附八味去山药、丹皮、泽泻，加巴戟、苁蓉、五味子以强壮肾机，石斛、麦冬以清滋肺胃，远志、菖蒲以开窍发声。此喑痱并治，重在少阴肾厥，后世医家，按法用之，每收显效。

刘完素制地黄饮子治舌喑，不是着眼于外感，而是注意于内伤，所以提出"内夺而厥，则为喑痱"。什么叫"内夺"？景岳在这方面有所发挥，他说："有色欲之夺，伤其肾；忧思之夺，伤其心；大惊大恐之夺，伤其胆；饥馁疲劳之夺，伤其脾。"（《景岳全书·卷二十八·声喑》）此外，更有号叫歌唱悲哭，及因热极，暴饮冷水，或暴吸风寒而致喑者，比较易治，但宜"审证求因"，有的放矢。

地黄饮子滋肾阴、补肾阳、安神开窍，用以治疗肾虚弱厥逆、语音不出、足软不用的喑痱证。后世治中风失喑之正舌散，转舌膏治中风舌强不语用薄荷，皆受刘完素之启迪。研究发现，以补肾为主的地黄饮子还有益寿作用，这为理解"肾命相关"理论提供了有力证据。

本方古代医案多见于治疗喑痱证、眩晕等，现代应用见于脑鸣肢痹、脑血栓后遗症、脑梗死恢复期、小脑萎缩、皮层下动脉硬化性脑病、血管性痴呆、阿尔茨海默病等多种脑病，以及足跟痛、腰椎管狭窄症、多发性硬化症、老年性皮肤瘙痒症、慢性肾功能衰竭、膝骨关节病、糖尿病性周围神经病变、阳痿、早泄、闭经、月经不调等病证的治疗。

案例

张石顽医案（中风）：春榜赵明远，平时六脉微弱，己酉九月，患类中风，经岁不痊，邀石顽诊之。其左手三部弦大而坚，知为肾脏阴伤，壮火食气之候，且人迎斜内向寸，又为三阳经满，溢入阳维之脉，是不能无颠仆不仁之虞；右手三部浮缓，而气口以上微滑，乃顽痰涌塞于膈之象。以清阳之位，而为痰气占据，未免侵渍心主，是以神识不清，语言错误也。

或者以其神识不清，语言错误，口角常有微涎，目睛恒不易转，以为邪滞经络，而用祛风导痰之药。殊不知此本肾气不能上通于心，心脏虚热生风之证，良非风燥药所宜。或者以其小便清利倍常，以为肾虚，而用八味壮火之剂。殊不知此证虽虚，而虚阳伏于肝脏，所以阳事易举，饮食易饥，又非益火消阴药所宜。或者以其向患休息久痢，大便后常有淡红渍沫，而用补中益气。殊不知脾气陷于下焦者，可用升举之法，此阴虚久痢之余疾，有何清气在下可升发乎？若用升、柴升动肝肾虚阳，鼓激膈上痰饮，能保其不为喘胀逆满之患乎？是升举药不宜轻服也。今举河间地黄饮子，助其肾，通其心，一举而两得之。但不能薄滋味，远房室，则药虽应病，终无益于治疗也。惟智者善为调摄，为第一义。(《张氏医通·卷一》)

林珮琴医案（中风）：杨君冬月办公，夜半猝倒榻下，不省人事，身热痰壅，口喎舌强，四肢不收，脉左虚涩，右浮滑。先用姜汁热挑与之，痰顿豁，暂用疏风化痰药，宣通经隧，神识渐清，右体稍能转侧，但左体不遂，语言模糊。证属真阴素虚，以河间地黄饮子去桂、附、巴戟，加杞子、牛膝、酒蒸木瓜、何首乌，数十服诸症渐退，稍能步履。惟左手不随，前方加桂枝、姜黄，数剂。左腋时时微汗，不一月左手如常。按此证乃风自火出，火自阴亏，水不涵木，肝风内扇，痰火上乘，堵塞清窍，是以猝倒无知也。口喎者，胃脉夹口环唇，塞则筋急，热则筋弛，或左急右缓，或右急左缓。舌强者，舌本心苗，肾脉系舌本，心火盛，肾水衰，故舌强。肝主筋，胃主四肢，肝胃血虚，则筋不荣而成痿软也。左脉涩则水亏，右脉滑则痰盛，此偏枯之象已具。但非暂进豁痰，则经隧不开，汤液难下，用地黄饮子减去阳药，正以五志过极而生火，法当滋阴而风火自息。河间谓中风瘫痪，非肝木之风，亦非外中于风，乃心火暴盛，肾水虚衰，不能制之，而热气怫郁，心神昏冒，猝倒无知也。亦有因五志过极而卒中者，皆为热甚。俗云风者，言末而忘其本也。制地黄饮子，原主补肾之真阴。

但阴虚有二：有阴中之水虚，有阴中之火虚。火虚者桂、附、巴戟可全用，水虚者非所宜也。(《类证治裁·卷一·中风真中风类中风》)

(3) 芍药汤

刘完素针对湿热痢泻下赤白，里急后重，创制下血调气的芍药汤，总结出"行血则便脓自愈，调气则后重自除"理论。分析芍药汤的药物组成配伍，是由仲景黄芩汤加减化裁而成。《伤寒论》172条云："太阳与少阳合病，自下利者，与黄芩汤。"黄芩汤由黄芩、芍药、甘草、大枣组成，治疗少阳之邪热不解，内迫阳明，通液下趋，大肠传导失职，故为下利，证属里热迫肠而致不利，治当清热止痢。方中重用苦寒之黄芩为君药，清热燥湿解毒；芍药酸苦敛阴和营，缓急止痛；甘草、大枣和中，四药合用，共奏苦寒清热、坚阴止利之功。刘完素在方中去大枣之甘缓，另加黄连、大黄、当归、木香、槟榔、肉桂，易名为芍药汤，以之治疗湿热毒邪郁蒸肠道而致的痢疾，症见腹痛，便脓血，里急后重等。刘完素在原方后指出："泻而便脓血，气行而血止，行血则便脓自愈，调气则后重自除"。方中芍药用量最重，"止下痢腹痛后重"为君，伍当归调和营血，配甘草缓急止痛；木香、槟榔行气导滞以除后重；黄芩、黄连苦寒燥湿，导热下行。

盖泻痢初起，肠道必有积滞，即所谓"无积不成痢"，故治疗亦当以通下积滞为法，正如朱丹溪所云："痢疾初得一二日之间，以利为法，切不可用止涩之剂。"(《丹溪心法·卷二·痢》)方中用苦寒泻下之大黄，既可清热解毒以治痢疾，又可荡涤肠道积滞，此即《内经》"通因通用"之义。肉桂在方中之功用有以下两方面：一是取其色赤入营，可调和血脉，与当归、芍药配伍，共奏和营行血之功；其与大黄配伍，寒热同用，苦辛并进。大黄得肉桂，则行血之力更著；肉桂得大黄，则无助火伤阴之弊。二是以之为反佐，取其辛热之性味，制约芩、连、大黄之苦寒，以免寒凉太过凝滞碍邪。刘完素选药组方，可谓别具匠心。

芍药汤在古代医案中多用于治疗痢疾，现代应用见于溃疡性结肠炎、十二指肠球部溃疡、细菌性痢疾、慢性结肠炎、急性胆囊炎、急性放射性直肠炎、肠易激综合征、肛窦炎、痤疮、过敏性紫癜、慢性荨麻疹、阴部湿疹、痔疮等病证的治疗。

案例

薛己医案（痢疾）：判官汪天锡，年六十余，患痢，腹痛后重，热渴引冷，饮食不进。用芍药汤内加大黄一两，四剂稍应。仍用前药，大黄减半，数剂而愈。此等元气，百无一二。(《内科摘要·卷上·脾胃亏损停食痢疾等症》)

吴又可医案（泄泻）：张昆源正，年六旬，得滞下，后重窘急，日三四十度，脉常歇止。诸医以为雀啄脉，必死之候，咸不用药。延予诊视，其脉参伍不调，或二动一止，或三动一止而复来，此涩脉也。年高血弱，下痢脓血，六脉短涩，固非所能任。询其饮食不减，形色不变，声音烈烈，言语如常，非危证也。遂用芍药汤加大黄三钱，大下纯脓成块者两碗许，自觉舒快，脉气渐续，而利亦止。(《温疫论·涩结脉案》)

吴篪医案（痢疾）：制府孙平叔当编修时，秋初患痢，凡枳、朴、香、连等剂，服之月余无效。余诊右关滑大有力。由于酒醴不节，饱食太甚，停滞中脘，湿热壅甚，积于肠胃，致成实痢失下之证。亟用芍药汤去肉桂、甘草，加石菖蒲、枳实，下出秽物有限，其痢虽减，而脉尚有力。仍以前方倍加大黄，便出积滞如鱼肠者甚多，调理半月而安。(《临证医案笔记·卷二·痢疾》)

（4）三化汤

刘完素首开攻下治疗中风病之法门，创制三化汤(《素问病机气宜保命集·卷中·中风门》)。三化汤由大黄、厚朴、枳实、羌活各等份，上锉，如麻豆大。每服三两，水三升，煎至一升半，终日服之，不拘时候，以微利为度。本方功用通便祛风。主治中风入腑，邪气内实，热势极盛，二便不通，及阳明发狂谵语。

本方是由小承气汤加羌活而成。析其方义，正如《医方考·卷一·中风门》所云："大黄、厚朴、枳实，小承气汤也。上焦满，治以厚朴；中焦满，破以枳实；下焦实，夺以大黄；曰三化"。《增补内经拾遗方论·卷三·痹病》云："三者，风、滞、痰也。化，变化以清散之也。方用羌活以化风，厚朴、大黄以化滞，枳实以化痰，故曰三化"。三化汤开通腑法治中风之先河，为辛温之风药用于热证之典范。提示临床治疗腑气不通之中风病，既要通腑导滞降浊，又应注意升清。

现代多用本方治疗真中风外感六经形证未解，内有燥屎，大便不通，脘腹痞满之证。当代之通腑化痰汤、星蒌承气汤和大黄瓜蒌汤皆由三化汤衍化而来。

案例

李铎医案（头痛眩晕便燥）：丁，二一，形壮气实，患偏头风，目赤眩晕，大便燥，用三化汤下之而愈。（《医案偶存·卷一·头痛》）

滑伯仁医案（癫狂）：一僧，病发狂谵语，视人皆为鬼。诊其脉，累累如薏苡子，且喘且抟。曰：此得之阳明胃实。《素问》云：阳明主肉，其经血气并盛，甚则弃衣升高，逾垣妄詈。遂以三化汤三四下，复进以火剂（琇按：火剂，子和谓是黄连解毒汤）乃愈。（《名医类案·卷八·癫狂心疾》）

（5）大秦艽汤

大秦艽汤见于《素问病机气宜保命集·卷中·中风论》，由秦艽三两，甘草、川芎、当归、石膏、独活各二两，白芍、羌活、防风，黄芩、白芷、白术、生地、熟地、茯苓各一两，细辛半两组成。该方十六味药，每服一两，水煎去滓，温服无时。如遇天阴，加生姜煎，如心下痞，每两加枳实一钱同煎。凡"中风外无六经之形证，内无便溺之阻隔，知血弱不能养筋，故手足不能运动，舌强不能言语，宜养血而筋自荣，大秦艽汤主之。"所谓"以辛热治风之药，开冲结滞，荣卫宣通而愈……凡用辛热开冲风热结滞，或以寒药佐之尤良，免致药不中病而风热转甚也"。这既阐明了大秦艽汤中诸辛热风药之用意，又解释了伍用生石膏、黄芩、生地之奥秘。如此则用风药以开散结滞，疏通气血，而无湿燥伤阴之虞，亦少助热生火之害；又使诸养血药无滋腻壅滞之苦。

现代用大秦艽汤加减治疗脑血栓、急性缺血性中风、产后关节疼痛、风湿性关节炎、急性痛风性关节炎、荨麻疹、坐骨神经炎、腰椎间盘突出症、格林－巴利综合征、巩膜炎等。

（6）三一承气汤

大黄半两，芒硝半两，厚朴半两，枳实半两，甘草一两。锉如麻豆大，水一盏半，生姜三片，煎至七分，煎二次去渣服。关于三一承气汤的方名，一说认为方中甘草用量占全方三分之一，故名三一承气汤；一说合大、小、调胃承气为一方，故名三一承气汤。刘完素在三一承气汤中重用甘草，急药缓投，化峻剂为平剂，从而扩大了承气汤的应用范围。刘完素用本方治伤寒杂病，内外所伤，日数远近，腹满、咽干、烦渴、谵妄、心下按之硬痛、小便赤涩、大便结滞；或湿热内甚而为滑泄，热甚喘咳，闷乱惊悸，狂癫，目疼，口疮，舌肿，喉痹，痈疡，阳明胃热发斑，脉沉可下者；小儿热极生风，惊搐烦喘，皆塞，斑疹黑陷，小便不通……怫热内成疮癣，坚积黄瘦，卒暴心痛，风痰酒膈，肠垢积滞，久壅风热暴伤，酒食烦心闷乱，脉沉实者；卒中一切暴喑不语，蓄热内甚，阳厥极深，脉反沉细欲绝……里热亢极，阳极似阴，反为寒战，脉微欲绝，或风热燥甚客于下焦，而大小便涩滞不通者；或产妇死胎不下，及两感表里热甚须可下者（《黄帝素问宣明论方·卷六·伤寒门》)。刘完素所用三一承气汤三十二证，是在仲景大承气汤二十五证基础上的发展。有实热、湿热、风热、热毒、阳极似阴等病因病机的各异，需要用攻下法祛除肠胃的热结壅滞，这是相同的，但证候上必须具备痞、满、燥、实或热结旁流，其脉沉实或沉，滑数有力，或阳热内蓄，反见肢冷，而脉沉细欲绝。

本方现代仍应用广泛。临床验案如：吴宗熙治疗积热泄泻案（《全国名医验案类编·火淫病案》卷六）、朱镜洲治疗伏暑下利案（《全国名医验案类编续编·暑淫·少阴伏暑案》卷五）等。临床报道，本方加减治疗胃癌伴幽门梗阻，并可用于静脉尿路造影、骨盆等腹部部位的摄片前清洁肠道。

（7）益元散

本方见于《黄帝素问宣明论方·卷十·泄痢门》，刘完素在《伤寒直格》《伤寒标本心法类萃》中又称天水散、太白散、六一散。后世又称神白散（《三消论》）、双解散（《摄生众妙方》）、滑胎散（《增补内经拾遗方论》）。

本方为滑石六两，炙甘草一两。共研细末，每服三钱，蜜少许（无蜜亦可），温开水调下，日三服。欲冷饮者，冷开水调下；解利伤寒发汗，葱白豆豉汤调下四钱，并三服见效为度。刘完素指出本方能通九窍六腑，生津液，去留结，消蓄水，止渴，宽中，除烦热；补益五脏，大养脾胃之气；安魂定魄；明耳目，壮筋骨，通经脉，和血气，消水谷，保元真，耐劳役饥渴，宣热，久服强志，轻身，驻颜，延寿；能令遍身结滞宣通，气和而愈。用于身热，吐利泄泻，肠澼，下痢赤白，癃闭淋痛，石淋，肠胃中积聚，寒热，心躁，腹胀痛闷；内伤阴痿，五劳七伤，一切虚损，痫痉，惊悸，健忘，烦满，短气，脏伤咳嗽，饮食不下，肌肉疼痛；口疮，牙齿疳蚀，百药酒食邪毒，中外诸邪所伤，中暑，伤寒，疫疠，饥饱劳损，忧愁思虑，恚怒惊恐，汗后遗热，劳复，两感伤寒；妇人下乳催生，产后损益血衰，阴虚热甚，一切热证，吹奶乳痈等。可见，刘完素的学术思想，在本方中得到了高度体现。因此称之为"神验之仙药"，"若以随证验之，此热证之仙药也，不可阙之"（《黄帝素问宣明论方·卷十·泄痢门》）。本方主石淋、去留结、下乳、催生，治瘫痫，都是"滑以去着"的作用，与一般淡渗者不同。在《伤寒直格》卷下益元散条下载："本世传名太白散。"可见，本方原是"世传"之效方，而经刘完素的实践和总结，予以发扬光大。在刘完素的著作中，本方的方名众多，也说明了这一点。此方，刘完素自拟衍化方有加入麻黄二两的神白散，以及鸡苏散、碧玉散、红玉散："若加黄丹，令桃红色，是以名之红玉散；若加青黛，令轻粉碧色，名碧玉散；若加薄荷末一分同研，名鸡苏散，主疗并同，但以回避愚俗之妄侮慢耳"（《黄帝素问宣明论方·卷十·泄痢门》），刘完素用益元散治七十余证，制方运用之活，值得后人效法。

方中滑石寒能胜热，甘不伤脾，而具流走之性，异于石膏之凝滞，能上清水源，下通水道，荡涤六腑之邪热，从小便而泄；甘草甘平，调和内外，止渴生津，用以为佐，保元气而泻虚火，益气而不助邪，逐邪而不伤气，故有"益元"之名，与白虎汤、生脉散并列，为夏令的著名方剂。

李时珍对此方阐发非常精辟："滑石利窍，不独小便也。上能利毛腠之窍，下能利精溺之窍。盖甘淡之味，先入于胃，渗走经络，游溢津气，上输于肺，下通膀胱。肺主皮毛，为水之上源。膀胱司津液，气化则能出。故滑石上能发表，下利水道，为荡热燥湿之剂。发表是荡上中之热，利水道是荡中下之热，发表是燥上中之湿，利水道是燥中下之湿。热散则三焦宁而表里和，湿去则阑门通而阴阳利。刘河间之用益元散，通治表里上下诸病，盖是此意，但未发出尔。"（《本草纲目·卷九·金石部》）

后世六一散类方主要有两类：一类是加入温热补益之品，使扶正力量得到加强，主要用于呕逆泻利等证，如《丹溪心法》卷二之清六丸（又名清六散），以本方加炒红曲活血健脾，卷五之温清丸，加干姜温中降逆；《医方考》卷二之温六丸（又名温六散）亦加干姜，但三药剂量与温清丸稍异，卷四之茱萸六一散，加吴茱萸温中下气；《医学衷中参西录》上册之加味天水散，以本方加山药滋阴固元。另一类加入苦寒清热除湿之品，使祛邪的力量得到加强，主要用于淋证，如《济阴纲目》卷九之加味益元散，以本方加车前子清热利湿；《医方考》卷四之三生益元散，加生侧柏叶、生车前草、生藕节汁清热凉血；《中医方药手册》之滑石黄柏散，加黄柏清热燥湿。另有辰砂益元散，原载《奇效良方》，由滑石六两、甘草一两、朱砂三钱组成，后《医方集解·清暑之剂》更名为益元散。总之，后世医家，尤其是温病学家，将本方加入他方中，广泛用于湿热诸病，并创立了许多行之有效的方剂。

本方清暑利湿，目前主治：暑湿证，身热烦渴，小便不利，或呕吐泄泻。膀胱湿热所致之小便赤涩淋痛以及砂淋等。皮肤湿疹、湿疮、汗疹（痱子）。临床报道，本方加减治疗急性前列腺炎、黄水疮、尿道炎、百日咳、新生儿腹泻、小儿暑泻、泌尿系结石效果好。动物实验表明本方对小鼠有明显的利尿作用。

案例

张从正医案：遂平李仲安，携一仆一佃客至偃城，夜宿邵辅之书斋中，是夜仆逃。仲安觉其时也，骑马与佃客往临颍急追之。时七月，天大热，炎风如箭，埃尘漫天，至辰时而还。曾不及三时，往返百二十里，既不获其人，复宿于邵氏斋。忽夜间闻呻吟之声，但言救我，不知其谁也。火寻之，乃仲安之佃客也。上吐下泻，目上视而不下，胸胁痛，不可动摇，口欠而脱白，四肢厥冷。此正风、湿、暍三者俱合之证也。其婿曾闻其言，乃取六一散以新汲水锉生姜调之，顿服半升，其人复吐，乃再调半升，令徐服之，良久方息。至明，又饮数服，遂能起，调养三日平复。(《儒门事亲·霍乱吐泻死生如反掌说七》)

(8) 桂苓甘露散

本方出自《黄帝素问宣明论方·卷六·伤寒门》，刘完素又称桂苓白术散 (《黄帝素问宣明论方·卷六·伤寒门)、桂苓甘露饮 (《伤寒直格》卷下)。

本方组成为茯苓一两，炙甘草二两，白术半两，泽泻一两，官桂半两，石膏二两，寒水石二两，滑石四两，猪苓半两。共为末，每服三钱，温汤调下，新水亦得，生姜汤尤良。小儿每服一钱，同上法。又一方，却不用猪苓，或日三服，不计时候。

本方即仲景五苓散、钱乙甘露散和六一散合方而成，功善清暑解热，化气利湿，"一若新秋甘露降而暑气潜消矣"(《绛雪园古方选注》卷中)，故命名为"桂苓甘露散"。刘完素以本方治伤寒、中暑、胃风、饮食，中外一切所伤传受，湿热内甚，头痛口干，吐泻烦渴，小便赤涩，大便急痛，湿热霍乱吐下，腹满痛闷，及小儿吐泻惊风，认为"此药下神金丸，止泻痢，无不验也，并解内外诸邪所伤，湿热"。方中滑石与甘草并用即六一散，既清暑热，又利水湿，即古人所说的"治暑之法，清心利小便最好"之意。配石膏、寒水石意在加强清泄暑热之功；伍二苓、泽泻则为增强利水渗湿之力。更以白术健脾，肉桂化气，二药既可化气行水，又防止寒药阻遏阳气。《成方便读》认为，暑湿伤于表者，邪在经络，可以轻而扬之；伤于里者，邪留在脏腑，"非用重剂清热利湿，终归无济"。本方对于暑湿俱盛、邪留在里的重证，其清暑利湿之功颇强。

刘完素用五苓散化气利水，重用三石清暑热之邪，合为清暑祛湿之剂。后世习称为桂苓甘露饮。稍后的张元素拟桂苓白术散，即本方去猪苓，三石减量，加人参、藿香、葛根、木香益气化湿调中，所治略同（见《医学启源·卷中》）。张从正在《儒门事亲》卷十二中称之为桂苓甘露散，此方亦为后世医家所推崇。清代叶天士师刘完素之意，将本方化裁，以三石加杏仁、竹茹、通草、金汁、金银花露，祛湿之力虽减，而清暑之功更著，用治暑热夹湿（见《临证指南医案·暑门》杨案），后被吴瑭命名为三石汤（《温病条辨》卷二），用治暑湿弥漫三焦，邪在气分。现代《全国中药成药处方集》加味甘露散以本方加藿香、朱砂、琥珀，治胃肠诸热、暑湿吐泻等证。

　　本方古代医案多用于具有腹泻症状之病证，如叶天士治疗泄泻案（《临证指南医案·卷六·泄泻》）、王孟英治疗洞泄案（《随息居重订霍乱论·医案篇·梦影》）、叶天士治疗淋证案（《临证指南医案·卷七·淋》）等，亦多用于热伤元气诸证，如陆养愚治疗烦劳热极胁痛案（《陆氏三世医验·烦劳热极胁痛》）。现代临床报道，本方加减治疗小儿湿热泻效果良好。另外实验研究表明，桂苓甘露散对实验性更年期潮热证具有治疗作用。

　　案例

　　江应宿医案（霍乱）：治一妇人。六月中旬，病霍乱吐泻转筋。一医投藿香正气散，加烦躁面赤，揭衣卧地。予诊视，脉虚无力，身热引饮，此得之伤暑，宜辛甘大寒之剂泻其火热。以五苓散加石膏、滑石，吐泻定，再与桂苓甘露饮而愈。（《古今医案按·霍乱》）

　　罗天益医案（霍乱）：提学侍其公，年七十九岁，至元丙寅六月初四日中暑毒，霍乱吐利，昏冒终日，不省人事。时方夜半，请予治之。诊其脉，洪大而有力，一息七八至，头热如火，足寒如冰，半身不遂，牙关紧急。予思《内经·五乱》篇中云：清气在阴，浊气在阳，营气顺脉，卫气逆行，乱于胸中，是谓大悗云云，乱于肠胃，则为霍乱。于是霍乱之名，自此而生。盖因年高气弱，不任暑气，阳不维阴则泻，阴不维阳则吐，阴阳不相维，则既吐且泻矣。前贤见寒多以理中丸，热多以五苓散为定法治之。今暑气极盛，阳明得时，况因动而得之，中暑明矣，非甘辛大寒之剂，则不能泻其暑热，坠浮焰之火而安神明矣。遂以甘露散甘辛大寒，泻热补气，加白茯苓以分阴阳，约重一两，冰水调灌，渐渐省事而诸证悉去。后慎言语、节饮食三日，以参术调中汤之剂增减服之，理正气，逾十日后，方平复。（《卫生宝鉴·卷十六·泄痢门》）

（9）升麻汤

见于《素问病机气宜保命集·卷下·大头论》，又名清震汤。组成为升麻一两，苍术一两，荷叶一个全者。上为细末，每服五钱，水一盏，煎七分，温服食后，或烧全荷叶一个，研细调煎药服，亦妙。主治雷头风。方中升麻清热解毒，升阳透表；苍术燥湿健脾，发汗解肌；荷叶升胃中清气，助辛温升散，药上行而发散。合而起"清宣升散、燥湿健脾"之功。

本方现代应用于治疗胸闷头重、脑鸣、咳嗽、胃炎、头痛、痤疮、急性鼻窦炎、中耳炎等。临床报道，本方加减治疗酒渣鼻、血管性头痛、偏头痛效果良好。

案例

林珮琴医案（雷头风）：薛，憎寒发热头痛，脑如雷鸣，一夕顶发块礧甚多，延及项后，都成疙瘩。俗医以为外症，用敷药罔效。诊其脉浮大，审知为雷头风。按东垣先生论此症状，类伤寒，病在三阳，不可过用寒凉重剂，诛伐无过，故刘河间立清震汤治之。用升麻三钱，苍术（米泔浸，炒）四钱，青荷叶一枝，薄荷三钱。如法，二服立消。此痰火上升，故成结核肿痛。用苍术除湿痰，薄荷散风火，升麻、荷叶引入巅顶，升发阳气，自得汗而肿消。（《类证治裁·卷五·头风》）

范文甫医案（胸闷头重）：孙君胸闷头重，舌淡红，苔白腻，面上一团湿邪滞气，脉象濡弱，此湿陷也。升麻9g，荷叶1张，茅术30g。嘱煎药时先于药罐内放水一碗，然后将全张荷叶叶面向上，叶蒂向下，塞入罐中，置二药于荷叶之中，内外加水煎之。二诊：症已大瘥，前方再服一帖。门人问曰：清震汤药仅三味，师常用之，何见效甚速？答曰："茅术健脾燥湿；升麻升阳辟邪；荷叶清香解郁消暑，李时珍谓其具有生发之气，并助脾胃。药仅三味，用治湿阻脾阳之证，效如桴鼓。"（《近代名医学术经验选编·范文甫专辑》）

（10）金铃子散

见于《素问病机气宜保命集·卷中·心痛论》。金铃子、玄胡（各一两），上为细末，每服三钱，酒调下。治热厥心痛，或发或止，久不愈者。方中金铃子疏肝气，泄肝火，延胡索行血中气滞，气中血滞。二味相配，一泄气分之热，一行血分之滞，使肝火得清，气机通畅，则诸痛自愈。

本方用于各种疼痛性病证，如心绞痛、痛经、胆囊炎、胆石症、漏肩风、胃脘痛、睾丸鞘膜积液等。临床报道，本方加减治疗乳腺增生、前列腺增生、带状疱疹后遗神经痛、室性早搏、消化性溃疡、糖尿病、慢性胆囊炎、反流性食管炎效果良好。

案例

叶天士医案（心下痛）：刘，三九，心下痛，年余屡发，痛缓能食，渐渐目黄溺赤，此络脉中凝瘀蕴热，与水谷之气交蒸所致。若攻下过急，必变胀满，此温燥须忌。议用河间金铃子散，合无择谷芽枳实小柴胡汤法。金铃子、延胡、枳实、柴胡、半夏、黄芩、黑山栀、谷芽。（《临证指南医案·疸》）

（11）当归龙荟丸

当归龙荟丸，原名龙脑丸，见于《黄帝素问宣明论方》卷四。此书四库全书本作"当归龙胆丸"。《丹溪心法》卷四始名当归龙荟丸，遂成通行方名。组成为当归、龙胆草、大栀子、黄连、黄柏、黄芩各一两，芦荟、青黛、大黄各半两，木香一分，麝香半钱。上为末，炼蜜为丸，如小豆大，小儿如麻子大。生姜汤下，每服二十丸。功用：清泻肝胆实火。主治肝胆实火证。头晕目眩，神志不宁，谵语发狂，或大便秘结，小便赤涩。

本方为肝胆实火证而设。方中龙胆草大苦大寒，专泻肝胆实火。栀子泻三焦而导热从小便而解，大黄、芦荟通腑泻热，引热从大便而出，助龙胆草泻肝之力，使邪有出路。黄芩、黄连、黄柏、青黛泻火解毒。更用木香行气，麝香开窍醒神。当归养血补肝，以防诸苦寒性燥之药损伤阴血。诸药合用，共清肝胆之实火。

本方应用，古代医案可见：朱丹溪治疗胁痛案（《名医类案·卷十八·胁痛》）、朱丹溪治下疳疮伴泻案（《格致余论·治病必求其本论》），孙一奎治噤口痢案（《孙氏医案·三吴治验》）、孙一奎治郁证案（《孙氏医案·新都治验》）等，病患多有胁痛症状。

案例

朱丹溪医案（胁痛）：寿四郎右胁痛，小便赤少，脉少弦不数。此内有久积痰饮，因为外感风寒所遏，不能宣散，所以作痛。以龙荟丸三十五粒，细嚼姜皮，以热汤下。服后胁痛已安，小便尚赤少，再与白术三钱，陈皮、白芍各二钱，木通一钱半，条芩一钱，甘草五分，姜三片，煎热饮之。(《续名医类案·卷十八·胁痛》)

孙一奎医案（噤口痢）：温巽桥子妇，发热恶心，小腹痛。原为怒后进食，因而成积。左脚酸痛，已十日矣。有南浔女科，始作瘟疫治，呕哕益加；又作疟治，粒米不能进，变为滞下，里急后重，一日夜三十余行。女科技穷，乃曰：病犯逆矣。下痢身凉者生，身热者死；脉沉细者生，洪大者死。今身热脉大，而又噤口，何可为哉？因请东宿诊。两手皆滑大，尺部尤搏指。孙曰：证非逆，误认为疫、为疟，治者逆也。虽多日不食，而尺脉搏指。经云：在下者，引而竭之。法从下，可生也。即与当归龙荟丸一钱五分服下，去稠积半盆，痛减大半。不食已十四日，至此始进粥一瓯。但胸膈仍饱闷，不知饥。又与红六神丸二钱，胸膈舒而小腹软。惟两胯痛，小腹觉冷，用热砖熨之，子户中白物绵绵下，小水短涩。改用五苓散，加白芷、小茴香、白鸡冠花、柴胡服之。至夜满腹作疼，亟以五灵脂醋炒为末，酒糊丸，白汤送下三钱，通宵安寝。次日，精神清健，饮食大进，小水通利矣，而独白物仍下。再用香附（炒黑存性）、枯矾各一两，麦糊丸。空心益母草煎汤送下二钱。不终剂而白物无，病痊愈矣。（《古今医案按·卷三·痢》）

谢映庐医案（肩胛腋痛）：汪纶诏，患左肩胛疼痛，自肩入腋至胁，觉有一筋牵引作痛，昼夜叫喊无少休息，凡攻风逐痰，历尝不应。延余视时病已极，然虽痛闷不能言，脉尚不停，且弦大洪数之至，明明肝火为病。曾记丹溪云：胛为小肠经也，胸胁胆经也。此必思虑伤心，心脏尚未即病，而腑先病，故痛起自肩胛，是小肠经已先病也。及虑不能决，又归之于胆，故牵引胸胁作痛，是胆经又病也。乃小肠火乘胆木，子来乘母，谓之实邪。与以人参、木通煎汤吞当归龙荟丸，应手而愈。（《谢映庐医案·卷四·诸痛门》）

张三锡医案（腰胁痛）：一人痛引腰胁，不可俯仰，脉弦数有力，知肝火郁结也。投龙荟丸五十粒，顿愈。（《医学六要·卷五·治法汇》）

（12）柴胡四物汤

见于《素问病机气宜保命集·妇人胎产论第二十九（带下附）》。川芎、熟地黄、当归、芍药各一两半，柴胡八钱，人参、黄芩、甘草、半夏曲各三钱，上为粗末，同四物煎服。治日久虚劳，微有寒热，脉沉而浮。方中柴胡、芍药疏肝解郁，养肝体而助肝用；熟地黄、当归助芍药滋阴养血而补肝，可防柴胡之辛散而伤阴血；川芎助柴胡之疏泄，又可助当归活血，使血虚血热而不留瘀；黄芩苦寒清血分之热；人参、炙甘草、半夏合用可调和脾胃，资生化之源。

本方现代应用于痛经、便秘、黄褐斑、经期郁冒证等病证的治疗。临床报道，本方加减治疗产后发热效果良好。

（13）大川芎丸

见于《黄帝素问宣明论方·卷二·诸证门》。川芎一斤，天麻四两，研为末，炼蜜为丸，每两作十丸，每服一丸，细嚼，茶酒下，食后。主治首风，旋晕眩急，外合阳气，风寒相搏，胃膈痰饮，偏正头疼，身拘倦。本方主要治因沐浴洗头后感受风邪，风阳上扰，可急性发作头晕目眩，内扰于胃，水湿运化失常而成痰饮，阻滞脉络，不通则痛，则见头疼，身体拘挛、倦怠。本方主要用川芎味辛性温，辛香走窜，上达头目，长于祛风止痛，为诸经头痛之要药，尤善治少阳、厥阴二经头痛，主要表现为头两侧痛或是巅顶痛，天麻能祛风止痛，长于治疗风邪引起的眩晕、偏正头痛、肢体麻木、半身不遂。以茶、酒服下，取茶之苦寒清上降下之性，既能上清头目，又能制约风药过于温燥和升散。酒性辛烈，能助药力通行全身经脉，兼能活血散瘀。

本方现代临床报道治疗偏头痛、冠心病心绞痛效果良好。

（14）内疏黄连汤

见于《素问病机气宜保命集·疮疡论》。方用黄连、芍药、当归、槟榔、木香、黄芩、山栀子、薄荷、桔梗、甘草各一两，连翘二两，上除槟榔、木香二味为细末外，其余并锉。每服一两，水一盏半，煎至一盏，先吃一二服，次每服加大黄一钱，再服加二钱，以利为度。治疮疡、痈疽热毒在里者。方中的大黄、黄芩、黄连、山栀子以泻火解毒，清热燥湿，荡涤积滞，凉血散瘀；连翘、薄荷清热解毒，消痈散结；木香、槟榔理气止痛消滞；桔梗开提肺气，祛痰排脓；当归、白芍补血活血，养阴滑肠；甘草和中解毒，调和诸药。本方具有通二便、清肠热之功。

本方用于腹痛、发背、杨梅疮、缠腰火丹等病证的治疗。临床报道，本方加减治疗肛窦炎效果良好。

（15）胃风汤

见于《黄帝素问宣明论方·卷二·诸证门》。组成为人参、白茯苓、川芎、官桂、当归、白芍药、白术各等份。上为末，每服二钱，水一大盏，入粟米百余粒，同煎至七分，去滓，热服，空心食前。此药与大豆蔻丸为表里也。治风冷乘虚入客肠胃，水谷不化，腹胁虚满痛，及肠胃泄毒，或下瘀血。胃风者，胃虚而风邪乘之也。胃气虚弱，运化功能失常，故可见水谷不化，木克脾土，故可致腹部及胁肋部胀满疼痛，风邪入于肠络，血脉瘀阻，故可下瘀血。风属肝木，能克脾土，故用参、术、茯苓以补脾气而益胃；当归、川芎以养肝血而调荣；芍药泻肝而能和脾。肉桂散风而能平木，故能止泄泻而疗风湿。

本方现代用于溃疡性结肠炎的治疗。临床报道，本方加减治疗腹泻型肠易激综合征，其效果优于痛泻要方。

四、国外流传

刘完素的学术在他的著作问世不久就被中原南宋的医家接受，以后其著作相继远传朝鲜和日本。据考证，早在1442年由金礼蒙等所编之《医方类聚》，就已辑入《黄帝素问宣明论方》和《儒门事亲》等著作的内容，可见刘完素、张从正学说在明代中叶已流传朝鲜。在日本，金元四大家的学说，于15世纪末开始传入，以李杲、朱丹溪的学说传入较早，刘完素的学说是在吸收明代医学时，同时传入。从《素问玄机病原病》版本来看，有日本宽永六年（1629）梅寺刻本、日本延宝五年（1677）聚文堂刊本、日本元禄三年（1690）秋田屋五郎兵卫刻本，说明至少在16世纪初，刘完素的学说已传入日本。刘完素的学说在日本的影响，没有李杲、朱丹溪的学说影响广泛。日本汉方医后世派中的一贯堂学派创始人森道伯（1867—1931），根据自己数十年的实践和体会，总结出病人有三种不同类型的病态体质，即瘀血证体质、脏毒证体质、解毒证体质，并根据体质类型加以治疗相应疾病。其中，脏毒证体质治疗主方为《黄帝素问宣明论方》的防风通圣散。一贯堂用此方剂其内容组成与原方完全一致，只是每味药的用量较小。所谓脏毒证体质，是指体内有食毒、风毒、水毒、梅毒四毒合成，蓄积、留滞的体质。从望诊所见，皮肤多呈黄白色，壮年之后饮酒者，面部多呈红色，其他部位皮肤仍为偏白之色。若有皮肤明显发红，说明有瘀血。体格多比较强壮，呈脂肪型或肌肉型，与瘀血证体形相类似。脉诊所见，多呈弦、洪、实象；由于具体证候不同，而兼浮、数、紧象。腹诊检查可见，全腹肌硬满，特别是以脐为中心更为明显，或腹部虽胀满，按之濡软，无触之紧满。脏毒证体质的人，青、壮年期比较健康，壮年以后死亡率较高。因壮年以后由于食毒、水毒等引起脑出血、动脉硬化、肾脏疾患的危险因素较多。从易患疾病来看，青、壮年期应注意热性传染病，如伤寒，急性纤维性大叶性肺炎等。阑尾炎患者多属于此种体质，丹毒患者几乎全部属于此种体质。由食毒所致的青年脚气病和胃肠病，多属于此种体质。壮年期还易发神经痛、脊髓炎、肾脏疾患、糖尿病、神经衰弱症、习惯性便秘症、疖、痈、痔疾、喘息等病。壮年以后，除易患上述疾病外，还易患动脉硬化、肾萎缩等病症。脏毒证体质，主要用防风通圣散治疗，故又称防风通圣散证。

矢数道明（1905—2002）认为，防风通圣散发散太阳表证，攻下阳明里热，清热和解半表半里之少阳证，用于病邪充斥三焦表里内外者，以攻伐消除之。本方在日本现代临床用于形体肥胖者的习惯性便秘、高血压、预防中风、脑出血、慢性肾炎、头疮、丹毒、秃发证、发狂、酒渣鼻、痔疮、梅毒、诸皮肤病、蓄脓症、糖尿病、脚气、性病等。

矢数道明曾用防风通圣散治疗多种疾患，现附一例治疗顽固性头痛伴便秘案：76岁老年妇女。此人50年来为顽固性头痛所苦恼。前头右侧痛，左颊亦痛。50年间连续服用止痛药。约8年前出现高血压，收缩压有时高达200mmHg左右。1个月前，左侧颜面神经轻度麻痹，出现语言障碍，便秘，约7日1行。营养状况一般，面色无大变化。脉弦有力，腹部略膨胀，心下部有抵抗。此时血压170/90mmHg。虽为老人，但不典型，据腹证为隐性防风通圣散证，因为便秘重，故与本方合二陈汤加减。不需买药，完全像似新生一般，不仅顽固性头痛消失，言语障碍亦恢复，两个月后血压为147/70mmHg。此患者大约1个月服用防风通圣10次，心情很好，要求续服之。这样的实证虽然少见，但用本方之证甚多。

综上所述，金元时代著名医家刘完素一生苦读精研、勤于实践，继承《内经》理论，重视火热病证，在运气、伤寒、藏象、病机、治则治法等方面创立新说；著有《素问玄机原病式》《黄帝素问宣明论方》《素问病机气宜保命集》《伤寒标本心法类萃》《三消论》等，开创了金元时期中医学"新学肇兴"局面。他详论运气格局推演模式，取小运主气阐发医理，发展亢害承制论，从而阐发了运气学说；认为伤寒为热病，伤寒病机为阳气怫郁，阴阳训表里不训寒热，进一步发展了伤寒学说。在脏象理论方面，创新性地提出玄府气液通畅论、脏腑内生六气说、脾胃为一身之本论，发展了心肾相交、脾肾互济理论。在病机理论方面，阐发五运主病，六气为病、阳气怫郁论、燥气论等。在临证诊疗方面，对内、妇、儿、五官、老年病等疾病诊疗多有学术创新，为后世医家所推崇。其创制的方剂，如防风通圣散、芍药汤等，沿用至今。刘完素的学术思想对河间学派、易水学派、攻邪学派、丹溪学派、温病学派、温补学派均产生了较大的影响，促进了中医基础理论与临床医学的长足发展与进步。

刘完素

参考文献

［1］金·刘完素撰.素问玄机原病式 [M].北京：人民卫生出版社，1956.

［2］金·刘完素.伤寒直格、伤寒标本心法类萃 [M].北京：人民卫生出版社，1982.

［3］金·刘完素；孙洽熙，孙峰整理.素问病机气宜保命集 [M].北京：人民卫生出版社，2005.

［4］金·刘完素著；李仁述编.保童秘要 [M].上海：上海中医药大学出版社，1996.

［5］金·张子和.儒门事亲卷十三刘河间先生三消论 [M].上海：上海卫生出版社，1958.

［6］金·刘完素著；宋乃光编.刘完素医学全书 [M].北京：中国中医药出版社，2006.

［7］黄帝内经素问 [M].北京：人民卫生出版社，1963.

［8］春秋·秦越人编撰.难经 [M].北京：科学技术文献出版社，1996.

［9］春秋·李耳.道德经 [M].北京：中国纺织出版社，2007.

［10］汉·董仲舒.春秋繁露 [M].上海：上海古籍出版社，1989.

［11］汉·张仲景撰；于志贤，张智基点校.金匮要略 [M].北京：中医古籍出版社，1997.

［12］晋·葛洪著；顾久译注.抱朴子内篇全译 [M].贵阳：贵州人民出版社，1995.

［13］隋·巢元方撰；黄作阵点校.诸病源候论 [M].沈阳：辽宁科学技术出版社，1997.

［14］唐·王冰撰注；彭建中点校.灵枢经 [M].沈阳：辽宁科学技术出版社，1997.

［15］宋·韩祗和著.伤寒微旨论 [M].北京：中华书局，1985.

［16］宋·庞安时撰；邹德琛，刘华生点校.伤寒总病论 [M].北京：人民卫

生出版社，1989.

[17] 宋·张载著.正蒙会稿（一、二册）[M].北京：中华书局，1985.

[18] 宋·朱熹；吕祖谦纂.近思录集释（上）[M].长沙：岳麓书社，2010.

[19] 金·成无己著；田思胜等校注.注解伤寒论[M].北京：中国医药科技出版社，2011.

[20] 金·张子和撰；邓铁涛，赖畴整理.儒门事亲[M].北京：人民卫生出版社，2005.

[21] 金·李杲原著；杨金萍，李涤尘点校.内外伤辨惑论[M].天津：天津科学技术出版社，2003.

[22] 元·王好古著.王好古医学全书[M].北京：中国中医药出版社，2004.

[23] 元·朱震亨著；胡春雨，马湃点校.局方发挥[M].天津：天津科学技术出版社，2003.

[24] 元·朱震亨著.金匮钩玄[M].北京：人民卫生出版社，1980.

[25] 元·朱震亨著；石学文点校.格致余论[M].沈阳：辽宁科学技术出版社，1997.

[26] 元·朱震亨著；彭建中点校.丹溪心法[M].沈阳：辽宁科学技术出版社，1997.

[27] 元·王履编著.医经溯洄集[M].南京：江苏科学技术出版社，1985.

[28] 元·脱脱等撰.金史[M].北京：中华书局，1975.

[29] 元·李汤卿撰.心印绀珠经[M].北京：中医古籍出版社，1985.

[30] 明·楼英著.医学纲目[M].上海市：上海古籍出版社，1953.

[31] 明·王纶著，明·薛己注；王新华点校.明医杂著[M].南京：江苏科学技术出版社，1985.

[32] 明·薛己著；陈松育点校.内科摘要[M].南京：江苏科学技术出版社.1985.

［33］明·薛己等撰；张慧芳，伊广谦校注.薛氏医案.北京：中国中医药出版社，1997.

［34］明·薛己撰；郭君双整理；清·破头黄真人撰；曹炳章评阅；宋咏梅整理.口齿类要　喉科秘诀 [M].北京：人民卫生出版社，2006.

［35］明·陆养愚，陆肖愚，陆祖愚主编.陆氏三世医验 [M].北京：中国中医药出版社，2011.

［36］明·江瓘原著；苏礼等整理.名医类案.北京：人民卫生出版社，2005.

［37］明·孙一奎撰；叶川，建一校注.赤水玄珠（附《医旨绪余》《孙氏医案》）[M].北京：中国中医药出版社，1996.

［38］明·李时珍著.本草纲目第1、2册 [M].北京：人民卫生出版社，1977.

［39］明·秦昌遇撰；张志枫点校.幼科医验 [M].上海：上海科学技术出版社，2004.

［40］明·王肯堂辑.证治准绳（上）[M].北京：人民卫生出版社，2001.

［41］明·张三锡编纂；王大妹，陈守鹏点校.医学六要 [M].上海：上海科学技术出版社，2005.

［42］明·聂尚恒撰.奇效医述 [M].北京：中医古籍出版社，1984.

［43］明·张介宾著.景岳全书 [M].北京：中国中医药出版社，1994.

［44］明·张介宾编著；郭洪耀，吴少祯校注.类经 [M].北京：中国中医药出版社，1997.

［45］明·吴有性著；图娅点校.温疫论 [M].沈阳：辽宁科学技术出版社，1997.

［46］明·李中梓撰；包来发，郑贤国校注.删补颐生微论 [M].北京：中国中医药出版社，1998.

［47］清·喻嘉言.寓意草 [M].上海：上海科学技术出版社，1959.

［48］清·朱世扬撰；陈嘉训点校.诚求集 [M].北京：人民卫生出版社，
2005.

［49］清·张璐著；李静芳，建一校注.张氏医通 [M].北京：中国中医药出
版社，1995.

［50］清·陈士铎著.石室秘录 [M].北京：中国中医药出版社，1991.

［51］清·陈梦雷编纂.古今图书集成第 8 册方舆汇编职方典 [M].北京：中
华书局；成都：巴蜀书社，1985.

［52］清·陈梦雷等编.古今图书集成医部全录（第 12 册）[M].北京：人民
卫生出版社，1962.

［53］清·叶天士著；清·华岫云编订.临证指南医案.北京：华夏出版
社.1995.

［54］清·尤怡著述；王新华点注.医学读书记 [M].南京：江苏科学技术出
版社，1983.

［55］清·顾松园.顾松园医镜（下）[M].郑州：河南人民出版社，1961.

［56］清·张廷玉等撰.明史 [M].长春：吉林人民出版社，1995.

［57］清·徐大椿著.徐大椿洄溪医案（附医学源流论）[M].北京：人民军
医出版社，2011.

［58］清·徐灵胎.慎疾刍言 [M].南京：江苏科学技术出版社，1984.

［59］清·黄庭镜著；卢丙辰，张邓民点校.目经大成 [M].北京：中医古籍
出版社，1987.

［60］清·魏之琇编；黄汉儒等点校.续名医类案 [M].北京：人民卫生出版
社，1997.

［61］清·俞震纂辑.古今医案按 [M].上海：上海科学技术出版社，1959.

［62］清·张金吾.金文最 [M].北京：中华书局，1990.

［63］清·永瑢，纪昀等主编；周仁等整理.四库全书总目提要 [M].海口：海南出版社，1999.

［64］清·陆以湉著；张向群校注.冷庐医话 [M].北京：中国中医药出版社，1996.

［65］清·王士雄著；图娅点校.温热经纬 [M].沈阳：辽宁科学技术出版社，1997.

［66］清·王士雄撰；陆芷青，刘时觉点校.王孟英医案 [M].上海：上海科学技术出版社，1989.

［67］清·王士雄纂.陈明见点校.随息居重订霍乱论 [M].北京：人民卫生出版社，1993.

［68］清·林珮琴著；孔立校注.类证治裁 [M].北京：中国中医药出版社，1997.

［69］清·谢映庐著.谢映庐医案 [M].上海：上海科学技术出版社，2010.

［70］清·张聿青著.张聿青医案 [M].上海：上海科学技术出版社，1963.

［71］清·张山雷.疡科纲要 [M].上海：上海卫生出版社，1958.

［72］张锡纯著；河北新医大学《医学衷中参西录》修订小组修订.医学衷中参西录.石家庄：河北人民出版社，1957.

［73］（日）丹波元胤编.中国医籍考 [M].北京：人民卫生出版社，1956.

［74］（日）丹波元坚.杂病广要 [M].北京：人民卫生出版社，1965.

［75］（日）冈西为人编.宋以前医籍考 [M].北京：人民卫生出版社，1958.

［76］郭奇远编.全国名医验案类编（续编）[M].大东书局，中华民国二十五年七月初版.

［77］蒲辅周著；高辉远等整理；中医研究院主编.蒲辅周医案 [M].北京：人民卫生出版社，1972.

［78］杨家骆主编.中国目录学名著第 3 集辽金元艺文志上 [M].北京：世界

书局，1976.

[79] 陈达夫 . 中医眼科六经法要 [M]. 成都：四川人民出版社，1978.

[80] 郭霭春，李紫溪编 . 河北医籍考 [M]. 石家庄：河北人民出版社，1979.

[81] 杨文儒，李宝华编著 . 中国历代名医评介 [M]. 西安：陕西科学技术出版社，1980.

[82] 任应秋 . 中医各家学说参考资料（上）[M]. 北京中医学院师资班，1981.

[83] 权依经 . 古方新用 [M]. 兰州：甘肃人民出版社，1981.

[84] 李聪甫，刘炳凡编著 . 金元四大医家学术思想之研究 [M]. 北京：人民卫生出版社，1983.

[85] 范永升 . 素问玄机原病式新解 [M]. 杭州：浙江科学技术出版社，1984.

[86] 任应秋著 . 任应秋论医集 [M]. 北京：人民卫生出版社，1984.

[87] 唐由之主编 . 中国医学百科全书·中医眼科学 [M]. 上海：上海科学技术出版社，1985.

[88] 任应秋主编 . 中医各家学说 [M]. 上海：上海科学技术出版社，1986.

[89] 浙江省中医药研究所，浙江省兰溪县医科所编 . 近代名医学术经验选编 . 范文甫专辑 [M]. 北京：人民卫生出版社，1986.

[90] 范行准著 . 中国医学史略 [M]. 北京：中医古籍出版社，1986.

[91] 中国中医研究院中国医史文献研究所主编 . 中医人物词典 [M]. 上海：上海辞书出版社，1988.

[92] 徐岩春，傅景华编著 . 倡火热论的刘完素 [M]. 北京：中国科学技术出版社，1989.

[93] 董建华主编 . 中国现代名中医医案精华 1[M]. 北京：北京出版社，1990.

[94] 章真如著；郑翔，韩乐兵整理 . 章真如中医临床经验集 [M]. 北京：科

学普及出版社, 1993.

［95］潘桂娟, 樊正伦. 日本汉方医学 [M]. 北京: 中国中医药出版社, 1994.

［96］李茂如. 历代史志书目著录医籍汇考 [M]. 北京: 人民卫生出版社, 1994.

［97］骆安邦著; 周来兴等整理. 骆安邦论医集 [M]. 福州: 福建科学技术出版社, 1996.

［98］陈明等编著. 刘渡舟临证验案精选 [M]. 北京: 学苑出版社, 1996.

［99］唐由之, 肖国士编. 中医眼科全书 [M]. 北京: 人民卫生出版社, 1996.

［100］李经纬等主编. 中医大辞典 [M]. 北京: 人民卫生出版社, 1995.

［101］程爵棠主编. 中国当代中医专家临床经验荟萃 1[M]. 北京: 学苑出版社, 1997.

［102］王新华, 潘秋翔编. 中医历代医话精选 [M]. 南京: 江苏科学技术出版社, 1998.

［103］丁光迪编著. 金元医学评析 [M]. 北京: 人民卫生出版社, 1999.

［104］鲁兆麟等主编. 中国古今医案类编 伤寒病类 [M]. 北京: 中国建材工业出版社, 2001.

［105］鲁兆麟等主编. 中国古今医案类编 经络肢体及杂病类. 北京: 中国建材工业出版社, 2001.

［106］谢观著; 余永燕点校. 中国医学源流论 [M]. 福州: 福建科学技术出版社, 2003.

［107］肖林榕编. 中医临床思维 [M]. 北京: 中国医药科技出版社, 2004.

［108］严世芸主编. 中医医家学说及学术思想史 [M]. 北京: 中国中医药出版社, 2004.

［109］冉雪峰著. 冉雪峰医著全集·方药 [M]. 北京: 京华出版社, 2004.

［110］秦伯未编. 清代名医医话精华 [M]. 北京: 人民卫生出版社, 2007.

［111］鲁兆麟主编.中医各家学说专论 [M].北京：人民卫生出版社，2009.

［112］姜春华编著.历代中医学家评析 [M].上海：上海科学技术出版社，2010.

［113］高会霞.理学与社会 [M].长春：长春出版社，2011.

［114］杨威，白卫国.五运六气研究 [M].北京：中国中医药出版社，2011.

［115］何廉臣编写.全国名医验案类编 [M].太原：山西科学技术出版社，2011.

［116］周计春.一生志完素，终至通玄处——刘完素故里寻踪 [J].中医药文化，2012，（5）:20-21.

［117］鲁湾，钟丕瑜."专气"养生的刘完素 [J].科学养生，2011，（8）:1.

［118］王缙，和中浚，马成杰.浅探刘完素"主火论"的学术背景 [J].江西中医学院学报，2010，22（3）:15-17.

［119］赵士斌，李会敏.刘完素与其医著考 [J].河北中医药学报，2002，17（2）:45-46.

［120］符友丰.刘河间、张洁古生年考 [J].中医文献杂志，1995，（2）:21-22，27.

［121］廖育群.金元四大医家——刘完素、张从正、李杲、朱震亨 [J].科学学研究，1988，6（2）:95-108.

［122］杨景柱.刘河间为金元四大家之首刍议 [J].江苏中医杂志，1987，19（12）:38-40.

［123］傅景华，徐岩春.刘完素 [J].山西中医，1987，3（1）:38.

［124］郑一民.燕赵医家——刘完素 [J].河北中医，1984，6（1）:57-58.

［125］张鸣钟.刘完素的名、字、号 [J].陕西中医，1982，3（1）:21.

［126］俞慎初.河间学派开山——刘完素 [J].福建中医药，1982，13（4）:50-52.

［127］张述峰.刘完素与张洁古 [J].云南中医学院学报，1981，4（4）:29.

［128］具有革新思想的医学家刘完素 [J].新医药学杂志，1974，3（12）:8.

［129］张福岩.刘完素 [J].中医杂志，1960，6（7）:65.

［130］叶晓光.对《素问玄机原病式·热类论》之思索 [J].中医学报，2011，155（4）:428–429.

［131］边文静.《素问病机气宜保命集》作者与学术思想研究 [D].河北医科大学，2011.

［132］郝媌.《素问玄机原病式》"火热理论"研究述要 [J].江西中医学院学报，2010，22（4）:12–13.

［133］姚增全，果会玲.《素问玄机原病式》学术思想探讨 [J].河南中医，2009，29（4）:343–344.

［134］周国琪，李海峰.试论《素问玄机原病式》的辨证特点及贡献 [J].中国中医基础医学杂志，2009，15（11）:801–802.

［135］王燕，李杰，周铭心.从《宣明论方》方剂计量学分析刘完素寒温用药特点 [J].中华中医药杂志，2009，24（11）:1426–1429.

［136］徐重明，汪自源.论《宣明论方》辨治积聚的学术思想 [J].贵阳中医学院学报，2009，31（6）:60–61.

［137］王改仙，高颜华，周铭.刘完素《三消论》浅识 [J].中国中医药现代远程教育，2009，76（8）:6.

［138］牛亚华.元刊本《校正素问精要宣明论方》及其文献价值 [J].中医文献杂志，2008，（5）:5–7.

［139］张爱民，曹宁，程洁.刘完素《伤寒直格》学术思想浅析 [J].陕西中医，2007，28（8）:1083–1085.

［140］王燕，周铭心.从《宣明论方》用药范围构成分析刘完素医学流派思想 [A].中华中医药学会方剂学分会.中华中医药学会方剂学分会

2007 年年会论文集 [C]. 中华中医药学会方剂学分会，2007:3.

[141] 杨辰华.《素问玄机原病式》玄府气液理论与临床价值 [J]. 四川中医，2006，24（10）:33-34.

[142] 李向英，李文莉.《素问玄机原病式》火热论学术观点及其影响 [J]. 山东中医杂志，2005，24（9）:524-525.

[143] 丁元庆.《素问玄机原病式》有关火热与脑病的探讨 [A]. 中华中医药学会内科分会.2005 全国中医脑病学术研讨会论文汇编 [C]. 中华中医药学会内科分会，2005:3.

[144] 杨雪梅，王玉兴.《素问玄机原病式》与脏腑辨证 [J]. 天津中医药，2004，21（3）:218-220.

[145] 刘志梅，赵益梅，张成博，田思胜. 刘完素《伤寒直格》学术思想探讨 [J]. 山东中医药大学学报，2004，21（5）:365-367.

[146] 马梅青. 试述刘完素《伤寒直格》的学术特点 [J]. 山西中医学院学报，2003，4（3）:11-12.

[147] 闫珂.《素问玄机原病式》的文献研究 [D]. 山东中医药大学，2003.

[148] 杨英豪，周振来，魏群. 完善《素问》病机说恪守真经续新篇——《素问玄机原病式》学习体会 [J]. 河南中医药学刊，1999，14（5）:1-2.

[149] 陈钢. 李斯炽教授《素问玄机原病式探讨》的学术特色 [J]. 甘肃中医学院学报，1997，14（1）:9-10.

[150] 张宗栋，张薛.《内经运气要旨论》之谜 [J]. 云南中医学院学报，1995，18（2）:47.

[151] 张宗栋.《内经运气要旨论》小考 [J]. 中华医史杂志，1995，（1）:24.

[152] 张友堂.《素问玄机原病式》中易学理论初探 [J]. 国医论坛，1993，8（3）:11-12.

[153] 宜同飞. 刘完素重要著作考证述略 [J]. 中医函授通讯，1993，（1）:44-

45.

[154] 鲍晓东.《素问病机气宜保命集》的作者辨析 [J]. 浙江中医学院学报，1991，15（5）:36–38.

[155] 王秀华.《宣明论方》62 证考 [J]. 黑龙江中医药，1987，9（6）:13, 3.

[156] 程宝书.《素问病机气宜保命集》著者之考辨 [J]. 中医药学报，1984，12（4）:48–51.

[157] 陈克正. 对"《素问病机气宜保命集》著者之考辨"一文的补充和商榷意见 [J]. 中医药学报，1985，13（5）:33–35.

[158] 李仁述. 刘完素《宣明论方》是六十二证 [J]. 河南中医，1984，4（4）:15.

[159] 徐国仟.《注解伤寒论》《伤寒明理论》《伤寒直格》《伤寒六书》介绍 [J]. 中医杂志，1984，25（8）:71–72.

[160] 傅再希.《素问病机气宜保命集》的作者问题 [J]. 江西中医药，1981，12（1）:59–60.

[161] 宗全和. 从《素问玄机原病式》看刘完素的学术思想 [J]. 山东中医学院学报，1981，5（1）:41–45.

[162] 金寿山. 关于《素问病机气宜保命集》的作者问题 [J]. 上海中医药杂志，1963，9（8）:38–40.

[163] 李斯炽.《素问玄机原病式》的探讨（一）[J]. 成都中医学院学报，1958，（1）:2–8.

[164] 李斯炽.《素问玄机原病式》的探讨（续完）[J]. 成都中医学院学报，1959，2（1）:4–15.

[165] 刘维，律英华. 从《素问玄机原病式》辨治干燥综合征 [J]. 中华中医药杂志，2013，28（2）:415–417.

[166] 刘康. 浅谈刘完素对中医内科急症的贡献 [J]. 光明中医，2013，28

（5）:1014–1016.

[167] 费占洋，祖丽胡玛尔·艾尼瓦尔，郝宇，汤巧玲，贺娟. 刘完素对《内经》亢害承制理论的阐释与应用 [J]. 吉林中医药，2013，33（7）:744–746.

[168] 秦玉龙. 刘完素论治咳嗽的经验及其对后世的影响 [J]. 上海中医药杂志，2013，47（2）:25–26，30.

[169] 马孟昌. 一代宗师刘完素及其内丹理论 [J]. 现代养生，2013，（3）:22–23.

[170] 毕海金. 刘河间及其学说对温病学派产生和发展的影响 [J]. 西部中医药，2012，25（12）:1–3.

[171] 朱星，王明强. 河间学派三大家产科学术思想探微 [J]. 西部中医药，2012，25（2）:50–52.

[172] 张再康，张紫微. 河间学派和易水学派形成发展过程中的异同比较 [J]. 中医杂志，2012，53（15）:1339–1340.

[173] 徐立宇，钦丹萍. 刘完素脾胃观及影响之窥 [A]. 中华中医药学会脾胃病分会. 中华中医药学会脾胃病分会第二十四次全国脾胃病学术交流会论文汇编 [C]. 中华中医药学会脾胃病分会，2012:1.

[174] 杨辰华. 刘完素开通玄府治疗消渴病学术思想解析 [A]. 中华中医药学会糖尿病分会. 第十四次全国中医糖尿病大会论文集 [C]. 中华中医药学会糖尿病分会，2012:3.

[175] 张觉人，陈怡西，余刘科，刘仲霖，余莉萍，甘盼盼. 刘完素老年病治疗观临床思考 [J]. 辽宁中医药大学学报，2012，14（3）:12–14.

[176] 陈曦. 论刘完素对气化理论的认识与发挥 [J]. 中国中医基础医学杂志，2012，18（4）:351–352，355.

[177] 王燕，周铭心. 运用方剂计量学探讨刘完素方药运用特色 [J]. 中国实

验方剂学杂志，2011，17（5）:275-278.

[178] 医学家刘完素话养生 [J]. 中国社区医师，2011，（21）:25.

[179] 姚春鹏，姚丹. 刘完素医易思想初探 [J]. 周易研究，2011，（2）:88-93.

[180] 杨卫东，柳亚平，张晓琳，汪剑. 上善若水下愚如火—刘完素著作中蕴涵的心理学思想 [J]. 中医药信息，2011，28（3）:1-3.

[181] 吴元洁，王正. 刘完素水肿论治特色浅探 [J]. 中医杂志，2011，52（15）:1341-1342.

[182] 秦玉龙. 从《黄帝素问宣明论方》看刘完素对附子的运用 [J]. 江西中医学院学报，2011，23（2）:13-16.

[183] 吴利利. 从防风通圣散论刘完素治疗火热病思想 [J]. 中医学报，2011，26（5）:570，574.

[184] 王晓戎，刘鲁明. 试从刘完素"火热论"探讨胰腺癌病机与证治思路 [J]. 辽宁中医药大学学报，2010，12（3）:52-54.

[185] 欧阳利民，王丽. 刘完素"亢害承制论"的临床意义 [J]. 四川中医，2010，28（5）:56-57.

[186] 杨威，朱二苓. 刘完素之五运六气为医教大道论 [J]. 现代中医药，2010，30（4）:72-74.

[187] 孟庆云. 刘完素医学思想研究 [J]. 江西中医学院学报，2010，22（3）:1-7.

[188] 王燕，周铭心. 刘完素治疗情志病用药特色方剂计量学分析 [J]. 陕西中医，2010，31（9）:1223-1225.

[189] 孔祥勇. 刘完素火热论学术思想探析 [J]. 吉林中医药，2010，30（12）:1015-1016.

[190] 关建军，张晓英，王权龙. 刘完素宣通气液学术思想探析 [J]. 河北中医，2010，32（11）:1714-1715.

［191］高健生，接传红，张丽霞，罗旭昇，陈皆春.刘完素"玄府学说"论"神"及"七情皆从火化"对中医眼科学的指导意义[A].中华中医药学会全国第九次中医、中西医结合眼科学术年会论文汇编[C].中华中医药学会，2010:4.

［192］伍映芳，李云英.从火热论看耳鼻喉科疾病读《中医各家学说之刘完素的火热论》有感[A].中华中医药学会耳鼻喉科分会.中华中医药学会耳鼻喉科分会第十六次全国学术交流会论文摘要[C].中华中医药学会耳鼻喉科分会，2010:1.

［193］杨辰华.刘完素玄府气液理论与2型糖尿病病机及治疗的相关性探讨[J].中医研究，2009，22（1）:3-6.

［194］姚晓岚，陈淼，梁伟云，俞欣玮.刘完素"玄府气液说"初探[J].上海中医药大学学报，2009，23（1）:17-19.

［195］焦振廉.试论河间学派发生及其嬗变的相关因素[J].江西中医学院学报，2009，21（6）:29-31，35.

［196］刘完素与六一散[J].中国社区医师，2009，（18）:20.

［197］王燕，马燕，周铭心.刘完素治疗中风病方药特色方剂计量学分析[J].中医杂志，2009，50（10）:945-947.

［198］王燕，马燕，周铭心.刘完素学术思想传承轨迹方剂计量学分析[J].江苏中医药，2009，41（9）:59-60.

［199］王燕，李杰，周铭心.从《宣明论方》方剂计量学分析刘完素寒温用药特点[J].中华中医药杂志，2009，24（11）:1426-1429.

［200］王英，尤可.刘完素中风论治探析[J].中国中医急症，2009，18（11）:1856-1857.

［201］卢红蓉，李海玉.刘完素六气病机模式论[J].辽宁中医药大学学报，2009，11（11）:185-186.

［202］王晓戎，刘鲁明.试从刘完素"火热论"探讨胰腺癌病机与证治思路[A].中华中医药学会肿瘤分会.2009年首届全国中西医肿瘤博士及中青年医师论坛论文集[C].中华中医药学会肿瘤分会，2009:4.

［203］程雅君.纯正道医、高尚先生——金代医家刘完素道医思想辨析[J].宗教学研究，2009，（4）:53-61.

［204］叶瑜，马艳春，李成文.刘完素防治中风经验探讨[A].中华中医药学会.中华中医药学会第二届中医方证基础研究与临床应用学术研讨会论文集[C].中华中医药学会，2008:4.

［205］叶瑜，马艳春，李成文.刘完素防治中风经验探讨[J].中医药学报，2008，36（6）:76-77.

［206］谷建军.刘完素"肺本清，虚则温"释义[J].江西中医学院学报，2008，20（6）:12.

［207］王剑锋，武士锋，李成文，张志杰.刘完素临证用方特色探讨[J].河南中医学院学报，2008，23（1）:76-78.

［208］张焱.刘完素对《内经》理论的研究运用与发展[J].中国中医基础医学杂志，2008，14（2）:81-82.

［209］高妍.刘完素诊治消渴之经验探讨[J].甘肃中医，2008，21（4）:7-8.

［210］崔淑兰，褚亚红，梁荣恒.浅析刘完素的火热论及其治法特点[J].江西中医药，2008，39（4）:14-15.

［211］江玉，王明杰.叶天士络病学说与刘河间玄府理论[J].四川中医，2008，26（6）:30-31.

［212］高健生，接传红，张丽霞，罗旭昇，陈皆春.刘完素"玄府学说"及其对中医眼科学的指导意义[J].中医杂志，2008，49（7）:584-587.

［213］温长路.论刘完素在金元医学创新中的领军地位[J].河北中医，2008，30（7）:762-764.

[214] 陈蕾蕾.浅析刘完素"三焦呕吐"论 [J].江苏中医药,2008,40（11）:17-18.

[215] 吴慧娟,申莉鑫.刘完素与朱丹溪火热证治异同 [J].河南中医,2008,28（11）:23-24.

[216] 吴伟,李俊哲,李荣,吴辉,黄衍寿.从刘完素"寒凉派"学术思想思考冠心病热毒病机 [A].中华中医药学会心病分会.中华中医药学会心病分会第十次全国中医心病学术年会暨吉林省中医药学会心病第二次学术会议论文精选 [C].中华中医药学会心病分会,2008:4.

[217] 王燕.运用方剂计量学探讨刘完素"火热论"学术思想 [D].新疆医科大学,2008.

[218] 王燕,周铭心.从《宣明论方》用药范围构成分析刘完素医学流派思想 [A].中华中医药学会方剂学分会.中华中医药学会方剂学分会2007年年会论文集 [C].中华中医药学会方剂学分会,2007:3.

[219] 朱星,黄政德.浅谈刘完素的脾胃观 [J].时珍国医国药,2007,18（5）:1082.

[220] 杨丽娜,朱邦贤.刘完素外感疾病学术思想研究概况 [J].上海中医药杂志,2007,41（8）:77-79.

[221] 潘玲,曾倩,陈聪,孙立婷,刘明,王米渠.论刘完素对情志病病机的新认识 [J].现代中西医结合杂志,2006,15（10）:1275-1276,1369.

[222] 杨辰华.刘完素玄府气液理论与消渴病治疗思路 [J].辽宁中医杂志,2006,33（9）:1094-1095.

[223] 杨静,朱星.刘完素脾胃学术思想探微 [J].中国中医基础医学杂志,2006,12（10）:769.

[224] 周叔平.浅谈刘河间的妇科病三期分治法 [J].中医杂志,2006,47

（12）:950.

［225］石鹤峰，杨辰华．刘完素玄府气液理论与消渴病治疗思路 [A]．中国中西医结合学会内分泌专业委员会．全国中西医结合内分泌代谢病学术会议论文汇编 [C]．中国中西医结合学会内分泌专业委员会，2006:3.

［226］武夫．刘完素补前人所未及——五运六气大家刘完素生平评述 [J]．中华养生保健，2004，（1）:10-11.

［227］李子云．著名医学家刘完素话养生 [J]．现代养生，2006，（7）:36.

［228］秦玉龙．刘完素对杂病学的贡献 [J]．天津中医药，2005，22（6）:483-486.

［229］蔡永敏．刘完素诊治消渴病经验探析 [J]．光明中医，2003，18（4）:39.

［230］于建航，陈龙，金瑞瑞．浅谈刘完素辨治泻痢的经验 [J]．甘肃中医，2003，16（3）:24-25.

［231］孟繁洁．刘完素燥论阐微 [J]．中国医药学报，2004，19（4）:200-202，196.

［232］付滨，高常柏，孟琳．刘河间水肿理论的学术特点 [J]．天津中医学院学报，2004，23（2）:72-74.

［233］毛德西．刘完素对《素问》病机十九条的发挥 [J]．河南中医，2004，24（10）:5-7.

［234］宋俊生，熊曼琪．刘完素对外感热病证治的贡献 [J]．广州中医药大学学报，2004，21（6）:479-481.

［235］秦玉龙．刘完素应用白术经验评析 [J]．江西中医药，2004，35（11）:57-61.

［236］孟繁洁，王秀莲．刘完素"开郁"法之探讨 [J]．浙江中医杂志，2002，37（9）:6-7.

［237］姜迎萍，刘浩．刘完素治热四法初探［J］.国医论坛，2002，17（6）:16.

［238］涂怀浩．试论刘河间湿与火热病机及对腹胀水肿病的临床指导作用［J］.内蒙古中医药，2002，（5）:29.

［239］尚力．宋代理学对刘河间学术思想的影响［J］.医古文知识，2002，（1）:4-6.

［240］秦玉龙，甄仲．从《黄帝素问宣明论方》看刘完素对肉桂的运用［J］.中医药通报，2002，1（4）:6-8.

［241］李旺，张淑萍．刘完素燥证论治探析［J］.浙江中医杂志，2001，36（5）:27.

［242］刘景超，赵云芳．刘完素"六气化火"析［J］.河南中医药学刊，2001，16（4）:4-5.

［243］蔡洁莹，于雷．刘完素论四物汤之我见［J］.交通医学，2001，15（3）:336.

［244］孟繁洁，秦玉龙．从《宣明论方》看刘完素对人参的运用［J］.山西中医，2001，17（3）:52-53.

［245］王卫群，杨惠琴．对刘完素"亢害承制论"的认识［J］.新疆中医药，2001，19（4）:1-2.

［246］赵慧玲．刘完素及其针灸学术思想探析［J］.中国针灸，1999，19（6）:54-56.

［247］黄政德．河间学派三大家论治中风探析［J］.湖南中医学院学报，1999，25（2）:32-33.

［248］沈芝萍．试谈刘完素之养生经验［J］.体育文史，1998，（6）:73.

［249］王景．刘完素"推陈致新"学术思想及其应用［J］.天津中医学院学报，1998，17（4）:4-5.

［250］任春荣，于克慧．刘完素与妇科［J］.陕西中医函授，1998，（2）:6-7.

［251］袁冬生.试论刘完素的医学哲学思想 [J].中医文献杂志，1998，（2）:8-10.

［252］万元庆.论刘完素对中风病的贡献 [J].中医文献杂志，1998，（3）:5-6.

［253］李春雨，朱延红.刘完素"火热论"的形成对中医学发展的影响 [J].中国中医基础医学杂志，1997，3（6）:10-11.

［254］于玲.刘完素学术成就给我们的启示 [J].医学与哲学，1995，16（10）:553-555.

［255］郭瑞华.刘完素妇科学术思想特色 [J].吉林中医药，1995，15（1）:1-2.

［256］黄英志.论刘河间辨治消渴的学术主张与贡献 [J].成都中医学院学报，1994，17（3）:5-9.

［257］周世明.刘完素"老年阴虚阳实论"小议 [J].湖北中医杂志，1992，14（3）:32-33.

［258］田思胜，徐国仟.刘完素伤寒学术思想研究 [J].山东中医学院学报，1992，16（2）:6-10.

［259］刘晓庄.刘河间"郁结"理论初探 [J].江西中医学院学报，1992，4（1）:2-4.

［260］肖家翔.刘完素论治眼病的见解及其影响 [J].河南中医，1992，12（2）:76-77.

［261］任渭丽，董兴武.刘河间、王安道论"亢害承制"[J].陕西中医函授，1991，（6）:15-17.

［262］王华庚.刘完素三寻袋蜘蛛 [J].中国药房，1990，1（2）:50.

［263］冉华丽.刘完素的中风刺法初探 [J].江苏中医，1989，21（7）:21-23.

［264］梅梦英.浅析刘完素玄府气液论 [J].湖北中医杂志，1989，11（4）:30.

［265］李俊杰，史定文.略论刘完素学术思想及其贡献 [J].河南中医，1988，（6）:40-41.

[266] 陈和亮. 刘完素学术思想近三十年研究概况 [J]. 上海中医药杂志,1988,22（10）:42-45.

[267] 徐岩春. 关于刘完素寒凉为主的治疗方法 [J]. 河北中医,1988,10（3）:16-18.

[268] 傅景华,孙振东. 关于刘完素五运六气理论之探讨 [J]. 河北中医,1988,10（2）:1-2.

[269] 曹九福. 刘河间治疗外感热病的用药特点 [J]. 天津中医,1988,5（3）:28.

[270] 任渭丽. 浅谈刘完素的火热论 [J]. 陕西中医函授,1988,（6）:50-52.

[271] 黄政德. 河间学派形成原因探讨 [J]. 湖南中医学院学报,1988,8（1）:1-3.

[272] 徐岩春. 刘完素的治学方法与思路 [J]. 河北中医,1987,9（3）:32-34.

[273] 万碧芳. 刘完素"亢害承制"理论探析 [J]. 湖北中医杂志,1987,9（4）:51.

[274] 王敏淑. 浅谈刘河间的"主火论" [J]. 中医杂志,1987,28（9）:67-68.

[275] 杨青,杨珣. 河间学派对祖国医学发展的贡献 [J]. 宁夏医学杂志,1987,9（1）:22-24.

[276] 徐岩春,傅景华. 河间学派与各家学说 [J]. 河北中医,1986,8（5）:39-40,29.

[277] 肖国士. 刘河间与玄府学说 [J]. 贵阳中医学院学报,1985,7（4）:9-11.

[278] 丁光迪. 读破大论开拓新路——试论刘河间发展仲景伤寒学说 [J]. 上海中医药杂志,1985,19（9）:5-8.

[279] 梅梦英. 浅议刘完素"亢害承制"论 [J]. 湖北中医杂志,1985,7（5）:54.

[280] 李坤吉. 略论刘完素"目病属火" [J]. 杏林学刊,1985,（1）:59-61.

［281］于卫东.论刘完素"火热论"的形成及其影响 [J].滨州医学院学报，1985，（1）:19-21.

［282］孙继芬.河间学派辅导材料 [J].陕西中医函授，1985，（1）:12-21.

［283］王明杰.刘完素"玄府"说浅识 [J].河北中医，1984，6（4）:7-9.

［284］李仁述.刘完素大小运气议 [J].中医药学报，1984，12（2）:31，27.

［285］程宝书.金元医家刘完素学术思想之特点 [J].黑龙江中医药，1983，5（2）:59-61.

［286］丁光迪.刘河间方药用量用法探讨 [J].河北中医，1983，5（4）:12-14.

［287］魏稼.刘河间的针灸学术思想 [J].吉林中医药，1983，3（3）:1-3.

［288］范永升，徐荣斋.刘完素"胃阴说"初探 [J].吉林中医药，1983，3（3）:10-11.

［289］陈照甫.论刘河间的脏腑六气病机说 [J].上海中医药杂志，1982，16（6）:37-38，36.

［290］范永升，徐荣斋.刘完素对老年病学的贡献 [J].浙江中医学院学报，1982，6（6）:10-12.

［291］谭学林.刘完素"阳热怫郁"以宣清通同用的探讨 [J].中医杂志，1982，23（4）:9-12.

［292］杨宇.刘完素"阳热怫郁"说浅析 [J].中医杂志，1982，23（10）:12-13.

［293］左言富.凉膈散等并非刘完素创制 [J].中医杂志，1982，23（12）:74.

［294］李经纬.对刘完素学术思想的看法 [J].新中医，1981，13（3）:21-23.

［295］徐荣斋，范永升.试阐刘完素的舌有窍论 [J].新中医，1981，13（12）:18-19.

［296］范永升，何任.刘完素燥气论的探讨 [J].黑龙江中医药，1981，3（4）:4-6，3.

［297］宗全和.从《素问玄机原病式》看刘完素的学术思想 [J].山东中医学

院学报，1981，5（1）:41–45.

[298] 范永升，徐荣斋 . 刘完素火热论的探讨 [J]. 河南中医，1981,1(5):1–3.

[299] 沈凤阁 . 浅谈刘河间对温病学的贡献 [J]. 江苏中医杂志，1980，12
（6）:4–5.

[300] 刘树农 . 刘河间学说管窥 [J]. 上海中医药杂志，1963，9（2）:34–36.

[301] 一帆 . 刘完素的学术特点 [J]. 福建中医药，1962，7（2）:39.

[302] 王明杰 . 眼科开通玄府明目八法 . 泸州医学院学报 .1985，8（4）:
269–271.

汉晋唐医家（6名）

张仲景　王叔和　皇甫谧　杨上善　孙思邈　王　冰

宋金元医家（18名）

钱　乙　成无己　许叔微　刘　昉　刘完素　张元素
陈无择　张子和　李东垣　陈自明　严用和　王好古
杨士瀛　罗天益　王　珪　危亦林　朱丹溪　滑　寿

明代医家（25名）

楼　英　戴思恭　王　履　刘　纯　虞　抟　王　纶
汪　机　马　莳　薛　己　万密斋　周慎斋　李时珍
徐春甫　李　梴　龚廷贤　杨继洲　孙一奎　缪希雍
王肯堂　武之望　吴　崑　陈实功　张景岳　吴有性
李中梓

清代医家（46名）

喻　昌　傅　山　汪　昂　张志聪　张　璐　陈士铎
冯兆张　薛　雪　程国彭　李用粹　叶天士　王维德
王清任　柯　琴　尤在泾　徐灵胎　何梦瑶　吴　澄
黄庭镜　黄元御　顾世澄　高士宗　沈金鳌　赵学敏
黄宫绣　郑梅涧　俞根初　陈修园　高秉钧　吴鞠通
林珮琴　章虚谷　邹　澍　王旭高　费伯雄　吴师机
王孟英　石寿棠　陆懋修　马培之　郑钦安　雷　丰
柳宝诒　张聿青　唐容川　周学海

民国医家（7名）

张锡纯　何廉臣　陈伯坛　丁甘仁　曹颖甫　张山雷
恽铁樵